免疫检查点抑制剂相关不良反应200例病例精评

张　力　编著

清華大學出版社
北　京

内容简介

免疫检查点抑制剂是肿瘤治疗的重大突破，但临床医师在使用过程中观察到了复杂多变的免疫相关不良反应。免疫相关不良反应通常是可控的，但在某些情况下也可能是致命的。尽管各个专业团体已经制定了各自的免疫相关不良反应管理指南，但仍不能覆盖所有的免疫相关不良反应。本书研究了已发表的123篇文献共200余例病例报告，通过对这些病例的毒性谱、特殊患者的安全性、免疫相关不良反应后的再挑战性以及治疗不良反应的药物等研究，希望对读者有所帮助。

图书在版编目（CIP）数据

免疫检查点抑制剂相关不良反应200例病例精评 / 张力编著 .— 北京：清华大学出版社，2020.11

（2021.1重印）

ISBN 978-7-302-56215-3

Ⅰ.①免⋯ Ⅱ.①张⋯ Ⅲ.①免疫抑制剂—药物副作用—病案—分析 Ⅳ.① R979.5

中国版本图书馆CIP数据核字（2020）第148992号

责任编辑：周婷婷
封面设计：吴　晋
责任校对：赵丽敏
责任印制：杨　艳

出版发行：清华大学出版社
网　址：http：//www.tup.com.cn，http：//www.wqbook.com
地　址：北京清华大学学研大厦A座　**邮　编**：100084
社 总 机：010-62770175　**邮　购**：010-62786544
投稿与读者服务：010-62776969，c-service@tup.tsinghua.edu.cn
质量反馈：010-62772015，zhiliang@tup.tsinghua.edu.cn
印 刷 者：三河市铭诚印务有限公司
装 订 者：三河市启晨纸制品加工有限公司
经　销：全国新华书店
开　本：185mm×260mm　**印　张**：19.5　**插　页**：4　**字　数**：450千字
版　次：2020年11月第1版　**印　次**：2021年1月第2次印刷
定　价：118.00元

产品编号：089288-01

编 委 名 单

主　编　张　力

副主编（以姓氏拼音为序）

邸明一　倪　军　斯晓燕　宋　鹏

编　者（以姓氏拼音为序）

崔丽英　崔晓霞　邸明一　段　炼　方理刚　管宇宙
郭潇潇　何春霞　李　亦　李　玥　李雪梅　刘　谦
刘明生　刘小伟　陆旻雅　倪　军　牛婧雯　钱家鸣
邱　维　沈东超　史佳宇　施举红　斯晓燕　宋　鹏
谭　颖　王　迁　王　铮　王汉萍　王林杰　王孟昭
徐英春　杨　旭　张　力　张　丽　张　文　张美芬
张晓彤　赵　潺　赵海涛　赵静婷　郑　可　周道斌
周佳鑫　朱惠娟　庄俊玲

编写组秘书　崔晓霞

序　言

北京协和医院呼吸与危重症医学科肺癌中心团队，与时俱进，发扬协和“严谨求精”的精神，在免疫检查点抑制剂整体改变癌症治疗现状的一开始就关注其不良反应，收集了几乎所有SCI公开发表的病例报告，花费了大量时间。通过认真学习并加以总结，形成规律，为这一场在人类医学史上从未有过的癌症治疗革命带来的一组新型疾病的诊断和治疗的传播进行了一项开拓性的工作。充分发挥了百年协和综合实力超强的特点，为医学的进步和发展贡献协和人的力量！望在此基础上深入进行大数据的积累和转化性研究。

张奉春

2020年9月

前　言

自 2011 年免疫检查点抑制剂单克隆抗体成功治疗了晚期肺癌及黑色素瘤以来，已经从总体上改变了癌症治疗的格局，并且使晚期癌症患者长期生存成为可能。然而，以程序性死亡蛋白 -1 抑制剂、程序性死亡蛋白配体 -1 抑制剂和细胞毒性 T 淋巴细胞相关蛋白 4 抑制剂为代表的免疫治疗相关不良反应（irAEs）的发生越来越多。这些 irAEs 表现是独一无二的，与传统的抗肿瘤治疗的不良反应几乎完全不同，通常有延迟和超急性的发病特点。其毒性反应谱可以涉及任何器官系统，轻中度的可治疗、可逆转，但也有一些是严重的，可导致损伤甚至死亡。汤铭曰："苟日新，日日新，又日新"，关于 irAEs 的临床病例报道越来越多，但其囿于无法进行大规模前瞻性研究的现状。对于肿瘤专业和非肿瘤专业的医师来说这一领域的知识都是崭新的，都要将自己归零，从头学起。尤其对偏重于肿瘤内科研究的医师，对其知识储备和临床技能是一个极大的挑战。学习的起点除了学习现有的相关指南，解决大部分较为常见和轻中度 irAEs 以外，个案的积累学习也非常重要，尤其是对公开发表的病例报告进行详细学习和解读更为重要。

北京协和医院呼吸与危重症医学科肺癌中心团队在 2019 年 5 月进行了免疫检查点抑制剂相关不良反应的文献检索。收集了 200 余例的病例报告，对每一个病例进行了精读、讨论和点评。由此编写了本书，旨在解答为什么患者接受免疫检查点抑制剂治疗不能达到令人满意的效果。我们已经深刻地认识到问题的答案在于科学的复杂性已经从根本上改变了医学领域，曾经靠一个工匠式的医师拟定一个治疗方案就可以挽救患者的年代已经一去不复返了。我们必须向航天工程师学习，让各个部分的零件配合默契，在为患者提供救助和慰藉时，联合医学的综合实力通过多学科合作的方式于细微之处让患者的整个系统张弛有度，达到患者对免疫检查点抑制剂疗效的最优预期。

本书是临床医师从对 irAEs 的初识到有了较为深入的了解之后的报道，因此为了让读者了解这一认识过程，全书根据文献发表的时间顺序进行了编排，又考虑到 irAEs 的治疗带有明显的器官系统诊断和处理的规律性，所以病例索引部分标注了器官系统以便于阅读。此外，考虑到 irAEs 处理方法的前沿性，将较为特殊的治疗处理手段也进行了标注，便于读者了解借鉴。

本书的准备时间较为仓促，加之对 irAEs 的理解有限，不足之处请海涵雅正！您的理解和支持，必将是我们心无旁骛、跬步不停的动力！

张　力

2020 年 7 月

目　录

1

抗 CTLA-4 抗体 Ipilimumab：临床反应和免疫相关不良反应的病例研究（消化系统）（Infliximab）（回肠造口术）

【附】 WEBER J. Review: anti-CTLA-4 antibody Ipilimumab: case studies of clinical response and immune-related adverse events[J]. Oncologist, 2007, 12(7): 864-872.

2007 年 *Onocologist* 刊登了一篇包括 3 例易普利姆玛（Ipilimumab）相关性消化系统免疫相关不良反应（irAEs）的病例。病例 1，男性，82 岁，转移性恶性黑色素瘤术后复发，一线 Ipilimumab（10mg/kg，每周 3 次）单药，3 剂 Ipilimumab 后 1 周，患者出现水样泻（每日 7 次）伴便血、发热，结肠镜检查显示弥漫性结肠炎伴点状出血，暂停 Ipilimumab，静脉应用甲泼尼龙 125mg，每日 2 次，逐渐减量，1 周后调整为静脉应用甲泼尼龙 60mg，每日 1 次，逐渐减量至 30mg，每日 1 次；甲泼尼龙逐渐减量期间，腹泻缓解。病例 2，男性，65 岁，恶性黑色素瘤，一线 Ipilimumab（10mg/kg，每周 3 次），2 剂 Ipilimumab 后出现Ⅱ度腹泻，伴丙氨酸转氨酶（ALT，736U/L）、天冬氨酸转氨酶（AST，664U/L）及胆红素（2.9mg/dL）升高。暂停 Ipilimumab，口服甲泼尼龙，转氨酶下降（ALT 64U/L，AST 34U/L）、腹泻缓解。病例 3，男性，49 岁，恶性黑色素瘤术后复发转移，一线 Ipilimumab（10mg/kg，每周 3 次）单药，1 剂 Ipilimumab 后出现进展性腹泻（10 次 / 天），给予口服布地奈德、地芬诺酯、阿托品以及洛哌丁胺治疗；腹泻稍有缓解；给药后 2 周，腹泻加重伴痉挛性腹痛，腹部立位 X 线提示轻度肠梗阻，给予静脉应用类固醇激素联合英夫利昔单抗（Infliximab）（5mg/kg），5 天后症状缓解，类固醇逐渐减量至停后出院。出院后 1 周腹痛恶化伴恶心、呕吐，体格检查提示腹肌紧张，腹部影像学：横结肠严重扩张，给予大剂量应用类固醇静脉注射联合 Infliximab（5mg/kg），禁食水，给予胃肠减压、肠外营养。治疗 7 天后，X 线提示无改善，腹部 CT 显示肠壁水肿，横结肠严重扩张；后行回肠造口术 + 横结肠减压术。继续肠外营养，逐步恢复经口进食，类固醇逐渐减少至停，术后 12 周行回肠还纳术，复查 CT 原发病稳定，患者一般情况恢复良好。

【精评】 本文的 3 例个案表明抗细胞毒性 T 淋巴细胞相关蛋白 4（抗 CTLA-4）抑制剂相关不良反应的表现及治疗情况。其一，irAEs 可快速发生，病例 2 首次应用 Ipilimumab 后 3 天结肠镜检查正常，腹泻发生后复查结肠镜可见弥漫性结肠炎及隐窝脓肿。其二，irAEs 出现症状后需早期开始类固醇治疗并逐渐缓慢减量，应避免类固醇减量过快，其中Ⅲ度结肠炎应静脉给药。初始剂量 60mg，激素减量周期应为

30 ～ 45 天。过快减量可导致症状反复，需要 Infliximab，如病例 3。其三，早期识别，早期治疗十分重要。Ⅰ度腹泻（大便 4 次 / 天）可以用对症治疗（地芬诺酯、阿托品和洛哌丁胺）。Ⅱ度腹泻（大便基线增加 4 次 / 天）可首先对症治疗；但是，如果症状严重，则可以加入口服类固醇并进行诊断性内窥镜检查。在内窥镜检查中观察到血便和严重结肠炎的患者应住院并开始静脉注射类固醇。严重腹泻（Ⅲ度或Ⅳ度：每天大便超过 7 次，超过基线或腹泻导致生命危险）需要立即高剂量静脉应用类固醇治疗控制初始症状。激素依赖或无效病例应尽早开始 Infliximab 治疗。病程中若出现肠梗阻，尽管使用大剂量激素联合 TNF-α 抑制剂及支持治疗，但仍有回肠造口术或部分 / 完全结肠切除术的机会。

参考文献

LI Y, WANG H, GUO X, et al. Clinical diagnosis and treatment of immune-related adverse events in digestive system related to immune checkpoint inhibitors[J]. Chinese journal of lung cancer, 2019, 22(10): 661-665.

（倪　军　宋　鹏　张　力）

2

转移性黑色素瘤对 Ipilimumab 治疗反应的动力学异质性：病例报告（假进展）

【附】YVONNE M SAENGER, JEDD D WOLCHOK. The heterogeneity of the kinetics of response to Ipilimumab in Metastatic melanoma: patient cases[J]. Cancer Immunity, 2008, 8: 1.

Yvonne M. Saenger 等报道了 4 例使用 Ipilimumab 治疗转移性黑色素瘤疗效的不同药物动力学异质性的病例。第 1 例是在使用 Ipilimumab 第 7 周时肿瘤相关疼痛完全缓解，可见病灶变小；第 10 周时乳酸脱氢酶（LDH）水平已降至正常范围，皮肤病变活检未见黑色素瘤的证据，只有淋巴细胞和充满色素的巨噬细胞；第 12 周的影像学评估示大腿皮下及皮肤转移灶和盆腔淋巴结显著消退；疗效持续至第 24 周。其疗效的动力学特征与细胞毒性药物化疗类似。第 2 例患者在 Ipilimumab 给药的诱导期，患者出现症状和影像学疾病进展（progressive disease，PD）（直到第 12 周），肝转移灶的大小和数量增加，内脏淋巴结和肾脏肿块的大小增加，同时出现了新发的脾大。但在第 12 周左右患者全身症状开始消退。患者的淋巴细胞计数从第 6 周开始急剧增加，与其免疫重建一致。第 16 周，患者临床表现改善，腹痛消失，复查影像学疾病稳定（stable disease，SD）。患者继续用药，所有可测量的病灶逐渐完全消退，且患者在第 1 次服用 Ipilimumab 后的 1 年内仍然具有良好的功能状态和原发病持续的完全缓解（complete response，CR）。本例中，尽管影像学表明疾病进展明显，但患者对躯体症状减轻的描述以及 LDH 的急剧下降，支持继续用药，后续药物疗效满意。第 3 例在 Ipilimumab 给药的第 10 周，患者的临床检查提示 PD，腋窝肿物增大出现不适。而第 12 周时腋窝和腹壁可触及的肿瘤缩小，考虑最初的肿瘤增大是由炎症引起的。在第 31 周患者达到部分缓解（partial response，PR）且 PR 持续至第 48 周。参加研究的第 1 例 60 岁男性患者在 2005 年末诊断为黑色素瘤，当时患者的腋窝淋巴结中有很高的瘤负荷，且在计算机断层扫描（CT）中发生可疑肝转移灶。在使用替莫唑胺过程中，疾病进展并行姑息性淋巴结清扫术。随后患者使用替莫唑胺、顺铂和长春碱治疗，出现肝脏和腹部淋巴结转移，疾病进展。在第 12 周，完成 4 剂 Ipilimumab 的诱导治疗后，影像学显示该患者的肝脏病灶已经消退，而其他病灶稳定或缩小。但新发腋窝淋巴结病灶，活检证实黑色素瘤转移，继续 Ipilimumab 治疗至第 39 周开始缩小。这种在新病灶出现时另一些病灶缩小或稳定的疗效模式在传统治疗方法中是相对罕见的。第 4 例为 Ipilimumab 治疗后，影像学接近 CR，且出现了免疫重建综合征，主要表现为气道中持续 2 ~ 3 周出现肉芽样反应且自行好转。该患者持续处于近 CR 的状态，与第

1例相似，也说明了淋巴重建与Ipilimumab的临床疗效之间的相关性。

【精评】Ipilimumab疗效动力学存在很大的异质性。免疫反应的复杂性和患者个体状态对免疫系统的影响使得预测起效时间较为困难。如在治疗的最初几周/几个月内肿瘤总体负荷没有明显增加，接受维持治疗或可使患者从中受益。另一个需要考虑的因素是所观察到PD的真实性。由于Ipilimumab活性导致的T细胞浸润和免疫介导的炎症不能在影像学上与生长中的肿瘤相区分，在接受Ipilimumab治疗最初出现的免疫应答可能被误认为是PD。同样，新病灶的出现可能反映了先前存在但在影像学上不可见的微转移，由于Ipilimumab介导的炎症反应而体积增加。组织病理学分析将帮助确定影像学PD的真实性。明显的影像学PD可能是炎症，也可能是因为出现新的、具有不同抗原性的病灶。这需要临床医生仔细评估确定终止治疗的时间，即使有证据表明存在新的病变。此外，除了进展的判断外，本文首次报道了一个全新的观察结果：存在淋巴细胞减少的患者中使用Ipilimumab治疗出现了淋巴重建。本文提到的Ipilimumab对淋巴细胞恢复的作用可能成为提示药物抗肿瘤活性的生物标志物。淋巴细胞恢复的时间通常与临床抗肿瘤疗效显现同步。淋巴重建的机制，特别是在先前用替莫唑胺治疗过患者中重建的确切机制，仍有待进一步研究。

参考文献

[1] MAKER A V, PHAN G Q, ATTIA P, et al. Tumor regression and autoimmunity in patients treated with cytotoxic T lymphocyteassociated antigen 4 blockade and interleukin 2: a phase Ⅰ/Ⅱ study[J]. Ann Surg Oncol, 2005, 12: 1005-1016.

[2] HAMID O, URBA W, YELLIN M, et al. Kinetics of response to Ipilimumab (MDX-010) in patients with stage Ⅲ/Ⅳ melanoma [J]. J Clin Oncol, 2007, 25(18): 8525.

[3] PHAN G Q, YANG J C, SHERRY R M, et al. Cancer regression and autoimmunity induced by cytotoxic T lymphocyte-associated antigen 4 blockade in patients with Metastatic melanoma[J]. Proc Natl Acad Sci USA, 2003, 100: 8372- 8377.

[4] THERASSE P, ARBUCK S G, EISENHAUER E A, et al. New guidelines to evaluate the response to treatment in solid tumors. European Organization for Research and Treatment of Cancer, National Cancer Institute of the United States, National Cancer Institute of Canada[J]. J Natl Cancer Inst, 2000, 92: 205-216.

（邸明一　倪　军　张　力）

3

Ipilimumab 治疗黑色素瘤后出现的炎性肠神经病变伴严重便秘（消化系统）

【附】BHATIA S, HUBER B R, UPTON M P, et al. Inflammatory enteric neuropathy with severe constipation after Ipilimumab treatment for melanoma: a case report[J]. J Immunother, 2009, 32(2): 203-205.

2009 年 Bhatia Shailender 等人报道了 1 例 Ipilimumab 相关便秘病例。患者，男性，62 岁，恶性黑色素瘤，一线 Ipilimumab（10mg/kg，每周 3 次）单药治疗。第 1 次给药 1 周后进行乙状结肠镜筛查未发现结肠炎的任何证据。第 2 次给药两周后，患者新发便秘。第 3 次给药 Ipilimumab 1 周后，便秘加重至 3 级（干扰日常生活或有人工通便指征的顽固性便秘）。纤维素、多库酯钠、快速灌肠剂、乳果糖以及聚二乙醇治疗，便秘不缓解，同时新发逐渐加重的左下腹疼痛。因猝死未按计划行结肠镜检查。尸检提示猝死的原因是由潜在的肥厚型心肌病伴间质纤维化和严重的冠状动脉粥样硬化导致的心律失常。在扩张的结肠中充满粪便，结肠壁活检提示与肌层神经系统相关的明显的单核淋巴细胞炎性浸润。Movat 五色染色和 Masson 三色染色显示炎症未累及血管及上皮细胞，但累及整个大肠的神经纤维和肌间神经丛。炎性浸润物的免疫组化：主要是 T 淋巴细胞和少量的 B 淋巴细胞；FoxP3 的免疫组化染色显示浸润物种散在分布调节性 T 细胞（Treg 细胞）；苏木精和伊红染色及 HMB45/50 免疫组化证实非黑色素瘤累及。

【精评】便秘是临床常见症状之一，一般不认为其属于 irAEs，很少因便秘进行内镜检查，因此在临床试验中被低估了。因普通结肠镜活检无法检到肌间神经丛，因此临床上免疫介导性便秘常被漏诊。同时，此文提醒对于顽固性严重便秘患者应给予充分关注，积极完善肠镜检查，排除免疫检查点抑制剂（ICIs）相关自主神经病变等不良事件，同时及时治疗，包括口服通便药物甚至行对症减压手术。

参考文献

KENNEDY L B, SALAMA A K S. A review of cancer immunotherapy toxicity[J]. CA Cancer J Clin, 2020, 70(2): 86-104.

（倪 军 宋 鹏 张 力）

4

Ipilimumab 诱导的免疫相关性肾功能衰竭：病例报告（泌尿系统）

【附】 FORDE P M, ROCK K, WILSON G, et al. Ipilimumab-induced immune-related renal failure-a case report[J]. Anticancer Res, 2012, 32: 4607-4608.

FORDE 等报道了 1 例患有转移性黑色素瘤的 59 岁男性接受了 Ipilimumab 治疗 4 个周期后出现疲劳、呼吸困难和血清肌酐升高的病例。在随后的 72 小时内，患者血清肌酐水平迅速上升至 4.75mg/dL 的峰值，伴有尿量减少。尿液显微镜检查显示有颗粒状管型与急性肾小管坏死。腹部 CT 显示双侧肾脏皮质肿胀（右肾直径 80.5mm，左肾直径 68.8mm），36 小时后开始用 2mg/kg 的甲泼尼龙进行高剂量类固醇治疗。患者 24 小时内肾功能异常迅速改善，尿量恢复，并在 1 周内完全恢复肾功能到正常水平。患者不用接受透析。由于免疫抑制治疗效果迅速，不用再对患者进行肾组织活检。重复 CT 显示肾脏大小恢复至基础水平（右肾直径 64.3mm，左肾直径 53.3mm）。

【精评】 Ipilimumab 导致的急性肾功能衰竭较为少见，本例患者加用甲泼尼龙症状迅速好转，因此没有行肾脏穿刺明确病理。临床上建议对于类似患者，尽量穿刺明确病理，以指导进一步的治疗。

参考文献

CHIN K, IBRAHIM R, BERMAN, et al. Treatment guidelines for the management of immune-related adverse events in patients treated with Ipilimumab, an anti-CTLA4 therapy[J]. Ann Oncol, 2008, 19(Suppl 8): 239-246.

（宋　鹏　邸明一　张　力）

5

1例隐匿性肠神经疾病揭示的Ipilimumab诱导的吉兰-巴雷综合征：Ipilimumab诱导的结肠炎的鉴别诊断（神经肌肉）（Infliximab，他克莫司，血浆置换）

【附】 GAUDY-MARQUESTE C, MONESTIER S, FRANQUES J, et al. A severe case of Ipilimumab-induced guillain-barre' syndrome revealed by an occlusive enteric neuropathy: a differential diagnosis for Ipilimumab-induced colitis[J]. J Immunother, 2013, 36(1): 77-78.

Gaudy-Marqueste等报道了1例罕见的以消化道症状为首发表现的Ipilimumab诱发的多发性神经根神经炎致死的病例。患者因黑色素瘤接受2周期Ipilimumab治疗后出现腹胀和恶心，后逐渐出现肠梗阻。腹部CT示结肠和小肠扩张伴气液平面，原发病稳定。通过结肠镜解除阻塞。肠壁活检示黏膜轻度水肿和大量淋巴滤泡，诊断Ipilimumab诱发的免疫性结肠炎。排除了甲状腺炎和垂体炎。予甲泼尼龙（375mg）冲击治疗和1次Infliximab注射（5mg/kg）。患者结肠镜检查后出现了呼吸衰竭伴严重感染表现，病情恶化，伴急性贫血、低血压、意识模糊。再一次结肠镜检查不再显示任何结肠炎的征象，但显示结肠已经完全无张力。患者呼吸衰竭恶化及神经功能缺损迅速发展，出现四肢对称性无力、轻度感觉减退、腱反射消失以及运动觉受损。脑脊液（CSF）分析显示蛋白质水平升至1.6g/L（正常＜0.4g/L），无细胞学变化。肌电图显示急性全身性对称性感觉运动神经病变。由于肢体水肿严重，无法区分是轴突性还是脱髓鞘性病变。诊断为多发性神经根神经炎。予他克莫司（0.15mg/kg）与静脉注射冲击剂量类固醇（甲泼尼龙1g/d）治疗，持续5天无改善，行血浆置换，但患者因多脏器衰竭死亡。

【精评】患者由于四肢对称性无力的快速发作伴轻微意识障碍，CSF分析显示蛋白质水平升高而细胞计数没有增加，肌电图为急性全身对称性感觉运动神经病变，拟诊吉兰-巴雷综合征。回顾患者病程中出现的消化系统及呼吸系统症状考虑均为吉兰-巴雷综合征的表现：腹胀和结肠无张力是多发性神经根神经炎累及肠道自主神经系统的首发症状。但由于结肠活检取样过浅，无法发现免疫介导的肌间神经丛受累。目前对这种消化系统的炎性神经病变的发病机制知之甚少。分子拟态可能在免疫细胞的募集中起作用，并且炎症过程可能导致功能性损伤，表现为胃肠动力障碍。最初局限于肌间神经丛的淋巴细胞/浆细胞浸润可导致进行性神经元变性。由未知的抗神经元自身抗体介导的免疫过程可导致神经病变的进行性延伸。临床医生需重点将其与免疫介导的结肠炎相鉴别。当患者以腹胀、结肠无张力甚至是肠梗阻而不是腹泻为主要症状时，应仔细检查以发现神经功能障碍。迅速开始血浆置换或静脉注射免疫球蛋白，以避免更广泛的神经元变性，因为通常用于免疫相关结肠炎中的大剂量静脉注射类固醇在这种神经病变中没有效果。

参考文献

[1] BHATIA S, HUBER B R, UPTON M P, et al. Inflammatory enteric neuropathy with severe constipation after Ipilimumab treatment for melanoma: a case report[J]. J Immunother, 2009, 32: 203-205.

[2] HUGHES R A, SWAN A V, van KONINGSVELD R, et al. Corticosteroids for Guillain-Barre' syndrome[J]. Cochrane Database Syst Rev, 2006, 2: CD001446.

[3] WILGENHOF S, NEYNS B. Anti-CTLA-4 antibody-induced Guillain-Barre' syndrome in a melanoma patient[J]. Ann Oncol, 2011, 22: 991-993.

[4] BOMPAIRE F, MATEUS C, TAILLIA H, et al. Severe meningoradiculo-nevritis associated with Ipilimumab[J]. Invest New Drugs, 2012, 30: 2407-2410.

[5] LATRONICO N, BOLTON C F. Critical illness polyneuropathy and myopathy: a major cause of muscle weakness and paralysis[J]. Lancet Neurol, 2011, 10: 931-941.

（邸明一　倪　军　张　力）

6

1 例新型生物制剂引发严重小肠结肠炎的病例报告（消化系统）（Ipilimumab）（手术）

【附】HAYAS HASEER KOYA, MBBS, DONA VARGHESE, et al. A Case of severe enterocolitis secondary to a novel biological agent[J]. Internal Medicine, SUNY Upstate Medical University, Syracuse, NY, 2013, 108(1): 1368.

Hayas Haseer Koya 等报道了 1 例在转移性黑色素瘤患者中使用 Ipilimumab 后出现重症小肠结肠炎的病例。患者在使用 Ipilimumab 4 个疗程后出现糊状、不带血的水样便 4 周，伴恶心、呕吐、下腹痛。体格检查显示弥漫的下腹触痛，没有腹膜炎体征。实验室检查示继发于脱水的急性肾前性肾损伤。便检除外感染。乙状结肠镜示降结肠连续黏膜溃疡，未见活动性出血，活检示中度活动的结肠炎 / 直肠炎伴溃疡。甲泼尼龙治疗期间胸部 X 线片发现膈下游离气体，腹盆 CT 见弥漫扩张的小肠和大肠肠袢，腹部游离气体。剖腹探查发现乙状结肠和末段回肠穿孔，手术切除了末段回肠、盲肠和左侧结肠，并吻合末端回肠和横结肠。组织病理学分析发现重度透壁的急性炎症伴广泛坏死。尽管进行了积极的支持治疗，患者还是死亡了。

【精评】本例患者出现严重的 irAEs，导致肠穿孔。关于免疫检查点抑制剂引起的免疫相关结肠炎的治疗包括水电解质补充等支持措施，糖皮质激素及 Infliximab 等，在药物治疗无效时可行回肠或盲肠切除术。对于这例患者，早期使用 Infliximab 或可改善最终预后。

参考文献

ALVAREZ M, OTANO I, MINUTE L, et al. Impact of prophylactic TNF blockade in the dual PD-1 and CTLA-4 immunotherapy efficacy and toxicity[J]. Cell Stress, 2019, 27, 3(7): 236-239.

（邸明一　倪　军　张　力）

7

Ipilimumab治疗相关不良反应系列病例报告（内分泌系统）

【附】 MARLIER J, COCQUYT V, BROCHEZ L, et al. Ipilimumab, not just another anti-cancer therapy: hypophysitis as side effect illustrated by four case-reports[J]. Endocrine, 2014, 47(3): 878-883.

2014年Marlier Joke等人报道了4例Ipilimumab相关垂体功能异常病例。病例1，男性，31岁，恶性黑色素瘤术后，Ipilimumab辅助治疗。4剂Ipilimumab治疗后出现疲劳、肌肉无力和疼痛。激素调查显示正常的甲状腺功能，正常的性腺功能和足够的胰岛素样生长因子1（insulin-like growth factor，IGF-1）水平，但检测不到促肾上腺皮质激素（adreno-cortico-tropic-hormone，ACTH）、皮质醇和低脱氢异雄酮硫酸盐（DHEA-S）水平，这是ACTH轴孤立性衰竭的典型特征。停用Ipilimumab并开始用氢化可的松替代治疗6个月后，仍未恢复ACTH的生成，目前患者仍需要替代疗法。病例2，男性，81岁，恶性黑色素瘤术后复发转移，一线达卡巴嗪，二线含铂双药，三线Ipilimumab（3mg/kg，每周3次）单药。3剂Ipilimumab后出现进行性嗜睡和躁动，伴轻微的头痛。没有发热、腹泻、心悸或脱发，否认失声或声音恐惧症。胸腹部CT：弥漫性肺和肝转移及双侧大量支气管淋巴结。颅脑MRI：未见垂体炎征象。激素检验：甲状腺功能减退和继发性肾上腺皮质功能不全。停用Ipilimumab并开始用氢化可的松和左甲状腺素进行替代治疗，临床症状迅速改善。Ipilimumab治疗后3个月因原发病进展死亡。在整个生存期间均需要替代治疗。病例3，男性，78岁，恶性黑色素瘤，一线达卡巴嗪，二线Ipilimumab（3mg/kg，每周3次）单药，2剂Ipilimumab后2个月出现单侧顶叶性头痛以及畏声、畏光。激素检验符合继发性肾上腺功能低下和甲状腺功能障碍的垂体炎。停用Ipilimumab，开始氢化可的松、甲状腺素替代治疗。迄今为止，在诊断为垂体炎后7个月，患者仍需要用氢化可纳松和左甲状腺素进行替代治疗。病例4，男性，56岁，恶性黑色素瘤术后，Ipilimumab（10mg/kg，每周3次）单药辅助治疗。首剂后2个月出现严重的头痛、虚弱和性欲减退。激素检验：甲状腺、肾上腺、性腺功能衰竭，垂体MRI：符合垂体炎，未见脑转移。停用Ipilimumab并开始激素替代（左甲状腺素，氢化可的松和脱氢表雄酮）治疗。目前，患者仍在进行激素替代治疗。

【精评】 目前irAEs出现于疗效之前存在争议，在有或没有irAEs的患者中，应用Ipilimumab的疾病存活率和效果益处相似。尽管存在严重不良事件的风险，Ipilimumab仍被认为是一种可行的治疗方法。目前认为ICIs引起免疫性垂体炎的受累腺体存在顺序性，肾上腺轴最先受累，随后甲状腺轴，最后性腺轴，生长激素最不易受累。这种顺序性存在需后续基础试验及大规模临床试验的支持。

参考文献

HAMMERS H J, PLIMACK E R, INFANTE J R, et al. Safety and Efficacy of Nivolumab in Combination With Ipilimumab in Metastatic Renal Cell Carcinoma: The CheckMate 016 Study[J]. J Clin Oncol, 2017, 35(34): 3851-3858.

（倪　军　宋　鹏　张　力）

8

Ipilimumab诱导的转移性黑色素瘤患者自身免疫性全血细胞减少症（血液系统）（造血生长因子、IVIg）

【附】 PAULINE DU RUSQUEC, MELANIE SAINT-JEAN, ANABELLE BROCARD, et al. Ipilimumab-induced autoim ncytopenia in a case of Metastatic melanoma[J]. J Immunother, 2014, 37: 348-350.

Pauline du Rusquec 等人报道 1 例 77 岁的转移性黑色素瘤患者在第 4 次注射 Ipilimumab（抗 CTLA-4 抗体）治疗 8 天之后出现自身免疫性全血细胞减少症（贫血、血小板减少和中性粒细胞减少症）的病例。该患者的全血细胞减少症对高剂量的口服糖皮质激素（1mg/kg）和造血生长因子的治疗无效，最终在静脉注射免疫球蛋白（IVIg）后得以缓解。

【精评】 血液系统不良反应是 Ipilimumab 治疗的一项迟发性毒副反应，在既往的文献中有过两例类似的报告，其治疗均使用了 IVIg。Ipilimumab 具有延迟效应，其不良反应也是如此；由于 IVIg 的平均血浆半衰期为 2 ~ 4 周，这可能是全血细胞减少复发的原因。对于对皮质类固醇耐药的患者，尽早使用 IVIg 或许可以使患者获益。

参考文献

[1] DI GIACOMO A M, DANIELLI R, CALABRO L, et al. Ipilimumabexperience in heavily pretreated patients with melanoma in anexpanded access program at the University Hospital of Siena(Italy)[J]. Cancer Immunol Immunother, 2011, 60: 467-477.

[2] AKHTARI M, WALLER E K, JAYE D L, et al. Neutropenia in a patienttreated with ipilimumab (anti-CTLA-4 antibody) [J]. J Immuno-ther, 2009, 32: 322-324.

[3] GORDON I O, WADE T, CHIN K, et al. Immune-mediated red cellaplasia after anti-CTLA-4 immunotherapy for Metastaticmelanoma[J]. Cancer Immunol Immunother, 2009, 58: 1351-1353.

（宋　鹏　邸明一　张　力）

9

Ipilimumab 治疗期间和之后的严重血液毒性的系列病例报告（血液系统）

【附】ESTER SIMEONE, ANTONIO MARIA GRIMALDI, ASSUNTA ESPOSITO, et al. Serious haematological toxicity during and after Ipilimumab treatment a case series[J]. J Med Case Rep, 2014, 8: 240.

Ester Simeone 等报道了 3 例黑色素瘤患者接受 Ipilimumab 治疗后发生了各种等级的血液系统不良反应，表现为贫血和（或）白细胞减少症（中性粒细胞减少症）。第 1 例为使用 4 周期 Ipilimumab 后出现了疲乏和轻度呼吸困难。血液学检查提示血红蛋白水平明显偏低（60g/L）。血常规示白细胞及血小板正常，血细胞比容 16%，网织红细胞升高（相对计数 0.2%，绝对计数 1.9K/μL）；血清铁正常（215μg/mL），血清铁蛋白升高（900ng/mL），总胆红素升高（2.5mg/dL，间接胆红素也升高，为 1.5mg/dL）和乳酸脱氢酶升高（580U/L）；外周血涂片：存在球形红细胞，白细胞和血小板正常；直接库姆斯（Coombs）试验阳性。诊断自身免疫性溶血性贫血。停用 Ipilimumab，输注洗涤红细胞，并在输血之前使用大剂量甲泼尼龙（一次 125mg，每天 2 次）。患者血红蛋白迅速恢复并维持稳定。第 2 例为恶性黑色素瘤患者接受 3 周期 Ipilimumab 后，出现了严重的白细胞减少症和中性粒细胞减少症（白细胞计数 1.0×10^9/L，中性粒细胞比例 1%）伴发热（39℃）。血液学检查提示无感染，并未见其他异常。予抗生素、粒细胞－巨噬细胞集落刺激因子（GM-CSF）和高剂量甲泼尼龙（静脉注射，2mg/kg，每天 2 次）治疗，10 天后症状出现好转和消退。甲泼尼龙 8 周内减停。血常规维持稳定。第 3 例为接受 4 个疗程 Ipilimumab 后出现严重贫血（血红蛋白 70g/L）和白细胞减少症（白细胞 0.9×10^9/L，中性粒细胞 32%），不伴发热。骨髓活检示淋巴细胞浸润，未见黑色素瘤细胞或其他瘤细胞。外周血涂片未见幼稚细胞、纤维化或正常的细胞构成。尽管 CD4 和 CD8 淋巴细胞在骨髓和外周血中升高，白细胞和红细胞计数尚正常。实验室检查未见细胞学改变，也未见溶血。予口服皮质醇 [1mg/（kg·d），剂量根据不良反应治疗算法得出]1 周，并予 GM-CSF 治疗。血液学检查恢复正常，甲泼尼龙 4 周内减停，血液学指标稳定。

【精评】ICIs 引起的血液相关不良反应与自身免疫相关，其毒性谱可能涉及所有的血细胞类型。对于 ICIs 治疗期间或治疗后出现血液相关不良反应的患者，第一步是通过骨髓活检、自身免疫试验（抗核抗体、抗心磷脂抗体、抗甲状腺球蛋白抗体）、溶血试验（网织红细胞、Coombs 试验）、CT 扫描和粪隐血分析排除其他可能原因，包括转移性受累、其他原发肿瘤等。具体复查流程如图 9-1 所示。血红蛋白（Hb）急剧减少，血细胞比容和红细胞水平降低，网织红细胞增加，间接胆红素升高和直接 Coombs 试验阳性等临床表现均提示自身免疫性贫血。治疗方面推荐用皮质醇，在 4 级或严重毒性的情况下予静脉注射高剂量甲泼尼龙 1 ~ 2mg/kg，每天 2 次，在 3 级毒性的情况下予每天 1mg/kg 口服甲泼尼龙。皮质醇还可与抗生素、GM-CSF 和输血联用。

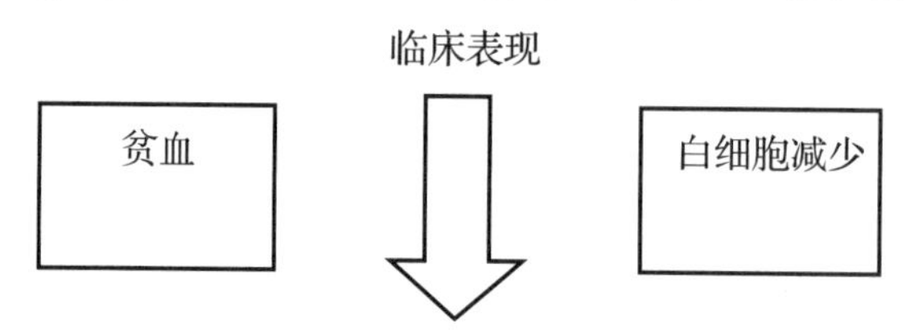

病史（自身免疫性疾病、败血症、肾功能异常）

实验室检查：血液学检查（网织红细胞计数），生物化学、血培养

外周血涂片

肿瘤评估除外肿瘤进展（CT、便潜血、结肠镜、EGDS）

自身免疫指标：ANA，pANCA，抗 ASMA

骨髓活检（除外肿瘤骨髓侵犯）

图 9-1　疑似自身免疫性贫血和白细胞减少的检查

EGDS：食管十二指肠镜检查；ANA：抗核抗体；pANCA：抗中性粒细胞胞浆抗体；抗 ASMA 抗体：抗平滑肌抗体。

参考文献

[1] WEBER J S, KAHLER K C, HAUSCHILD A. Management of immune-related adverse events and kinetics of response with Ipilimumab[J]. J Clin Oncol, 2012, 30: 2691-2697.

[2] GORDON I O, WADE T, CHIN K, et al. Immune-mediated red cell aplasia after anti-CTLA-4 immunotherapy for Metastatic melanoma[J]. Cancer Immunol Immunother, 2009, 58: 1351-1353.

[3] AKHTARI M, WALLER E K, JAYE D L, et al. Neutropenia in a patient treated with Ipilimumab (anti-CTLA-4 antibody) [J]. J Immunother, 2009, 32: 322-324.

[4] RIBAS A, KEFFORD R, MARSHALL M A, et al. Phase III randomized clinical trial comparing tremelimumab with standard-of-care chemotherapy in patients with advanced melanoma[J]. J Clin Oncol, 2013, 31: 616-622.

[5] WEBER J S, DUMMER R, de PRIL V, et al. MDX010-20 Investigators: Patterns of onset and resolution of immune-related adverse events of special interest with Ipilimumab: detailed safety analysis from a phase 3 trial in patients with advanced melanoma[J]. Cancer, 2013, 119: 1675-1682.

[6] LUTZKY J, WOLCHOK J, HAMID O, et al. Association between immune-related adverse events (irAEs) and disease control or overall survival in patients (pts) with advanced melanoma treated with 10mg/kg Ipilimumab in three phase II clinical trials[J]. J Clin Oncol, 2009, 27(Suppl): 9034.

[7] DI GIACOMO A M, GRIMALDI A M, ASCIERTO P A, et al. Correlation between efficacy and toxicity in pts with pretreated advanced melanoma treated within the Italian cohort of the Ipilimumab expanded access programme (EAP)[J]. J Clin Oncol, 2013, 31(Suppl): 9065.

（邸明一　倪　军　张　力）

10

Ipilimumab 诱导的自身免疫性结肠炎病例系列（消化系统）（Infliximab）（手术）

【附】KLAIR J, GIROTRA M, KAUR A, et al. Ipilimumab-induced autoimmune colitis: a case series of an emerging clinical entity: 1376[J]. The American Journal of Gastroenterology, 2014, 109: S407.

Klair J 报道了 3 例黑色素瘤患者使用 Ipilimumab 所引起消化系统 irAEs 的病例。3 例患者主要症状均为腹痛、腹泻，结肠镜检查见中度结肠炎表现，活检均为自身免疫性结肠炎。但 3 例患者的治疗及转归存在不同，一例在接受激素治疗后好转，另一例激素治疗无效后加用 Infliximab 后好转，而第 3 例患者激素无效，并发盲肠穿孔，伴升结肠及横结肠坏死，行右半结肠切除术及回肠造口术。

【精评】Ipilimumab 介导的自身免疫性结肠炎在接受其治疗的黑色素瘤患者中常见。Ipilimumab 引起的消化系统症状包括肝毒性（3% ~ 9%），腹泻（44%）及严重腹泻（18%），结肠炎（5%）和肠穿孔（< 1%）。结肠活检多为自身免疫性结肠炎，即固有层增厚伴有混合炎性浸润，局灶性隐窝炎及隐窝脓肿，上皮细胞凋亡及组织细胞在受损腺体处聚集少见，无病毒包涵体。结肠炎作为常见的 irAEs 应在 ICIs 使用过程中受到足够的重视，及时预防，避免出现病例 3 中的穿孔等严重并发症。

参考文献

[1] TIDWELL C, GUTNIK S. Treatment of Immune Checkpoint Inhibitor Induced Colitis with Infliximab[J]. S D Med, 2019, 72(10): 454-458.

[2] ALVAREZ M, OTANOI, MINUTE L, et al. Impact of prophylactic TNF blockade in the dual PD-1 and CTLA-4 immunotherapy efficacy and toxicity[J]. Cell Stress, 2019, 27, 3(7): 236-239.

（邱明一　倪　军　张　力）

早期识别转移性黑色素瘤患者的 Ipilimumab 相关性自身免疫性垂体炎：病例研究和治疗建议（内分泌系统）

【附】TIU C, PEZARO C, DAVIS I D, et al. Early recognition of Ipilimumab-related autoimmune hypophysitis in patients with Metastatic melanoma: Case studies and recommendations for management[J]. Asia Pac J Clin Oncol, 2015, 11(2): 190-194.

2015 年 TIU C 等人报道了 2 例 Ipilimumab 相关性自身免疫性垂体炎病例。病例 1，男性，58 岁，恶性黑色素瘤术后复发转移，一线达卡巴嗪，二线 Ipilimumab（3mg/kg，每周 3 次）3 剂之后出现皮肤毒性，4 级 Ipilimumab 治疗后常规血液检查符合继发性甲状腺功能减退症 [TSH 降低至 0.08mU/L（参考范围 0.5 ~ 5.5mU/L）；T4 6.1pmol/L（参考范围 11.0 ~ 21.0pmol/L），T3 2.3pmol/L（参考范围 3.2 ~ 6.4pmol/L）]。进一步生化检查证实垂体功能衰竭伴继发性肾上腺衰竭 [肾上腺皮质激素 12nmol/L（参考范围 170 ~ 550nmol/L）和 ACTH < 0.2pmol/L（参考范围 1.6 ~ 13.9pmol/L）] 和继发性性腺功能减退 [总睾酮 < 0.1nmol/L（参考范围 6.7 ~ 25.8nmol/L），FSH 正常偏低 3.7IU/L（参考范围 1.5 ~ 9.7IU/L），LH 1.2（参考范围 1.8 ~ 9.2）]。尿量监测和 7 小时禁水试验未提示中枢性尿崩症。脑核磁共振成像（MRI）显示自身免疫性垂体炎。肝功能检查提示肝炎 [胆红素 21μmol/L（参考范围 4 ~ 20μmol/L）；ALP 136U/L（参考范围 10 ~ 40U/L）；GGT 95（参考范围 5 ~ 50）；ALT 114（参考范围 5 ~ 40）；AST 59（参考范围 10 ~ 40）]，无进行性肝转移的影像学证据。考虑自身免疫性垂体炎和自身免疫性肝炎，暂停 Ipilimumab，给予氢化可的松、甲状腺素和睾酮替代治疗。病例 2，男性，48 岁，恶性黑色素瘤术后复发转移，一线 Ipilimumab（3mg/kg），4 剂后出现头痛、潮热、性欲下降，常规血液检查提示继发性甲状腺功能减退症 [TSH 降低至 0.07mU/L（参考范围 0.5 ~ 4.2mU/L）；T4 10.3pmol/L（参考范围 12.0 ~ 22.0pmol/L）]；T3 4.2pmol/L（参考范围 3.2 ~ 6.4pmol/L）。进一步检测显示继发性性腺功能减退 [睾酮降低至 0.1nmol/L（参考范围 6.7 ~ 25.8nmol/L）]；FSH 3.5 U/L（参考范围 1.5 ~ 12.4U/L）；LH 0.5（参考范围 1.7 ~ 8.6）和继发性肾上腺皮质功能不全 [肾上腺皮质激素 134nmol/L；ACTH 26.0ng/L（< 46.0）]。脑 MRI 显示垂体炎。暂停 Ipilimumab，给予氢化可的松、甲状腺素、睾酮替代治疗。

【精评】正常垂体组织中观察到 CTLA-4 表达，这表明 CTLA-4 抑制剂诱发垂体炎可能是由垂体中抗 CTLA-4 抗体与 CTLA-4 结合所致。因此，垂体炎主要发生在

Ipilimumab 单药或联合治疗的患者中，发病率呈剂量依赖性，3mg/kg Ipilimumab 剂量下垂体炎发病率为 1% ~ 3%；10mg/kg 剂量下发病率为 16%。中位发病时间为治疗后第 8 ~ 9 周或第 3 次 Ipilimumab 治疗后。垂体炎可能危及生命，但很容易治疗，因此早期诊断和密切监测至关重要。

参考文献

[1] KENNEDY L B, SALAMA A K S. A review of cancer immunotherapy toxicity[J]. CA Cancer J Clin, 2020, 70(2): 86-104.

[2] ASCIERTO P A, DEL VECCHIO M, ROBERT C, et al. Ipilimumab 10 mg/kg versus Ipilimumab 3 mg/kg in patients with unresectable or Metastatic melanoma: a randomised, double-blind, multicentre, phase 3 trial[J]. Lancet Oncol, 2017, 18(5): 611-622.

（倪　军　宋　鹏　张　力）

12

Ipilimumab 治疗恶性黑色素瘤可能存在的缺陷（内分泌系统）

【附】KOPECKY J, KUBECEK O, GABALEC F, et al. Possible pitfalls of Ipilimumab therapy in malignant melanoma-a case report[J]. Klinicka onkologie, 2015, 28(6): 444-449.

2015 年 Kopecky J 等人报道了 1 例 Ipilimumab 相关性垂体炎。患者，女性，68 岁，恶性黑色素瘤，一线干扰素，二线达卡巴嗪，三线 Ipilimumab（3mg/kg，每周 3 次）单药。2 剂后检测发现 TSH 存在降低的趋势，游离 T3 和 T4 维持在正常范围内。4 周期 Ipilimumab 治疗之后，开始给予甲巯咪唑片（1 片，每周 3 次）治疗亚临床甲状腺功能亢进。Ipilimumab 治疗 3 个月后，患者出现恶心和呕吐，伴头痛、不适、虚弱。入院查体：结膜充血，严重眼睑水肿，左下肢静止性淋巴水肿，上躯干及部分肢体轻度斑丘疹，头颅 CT：无脑转移，激素检测：血清皮质醇测不出，ACTH $<$ 12.7ng/L，低钠血症；低促性腺激素水平（LH 12.5U/L，FSH 19.5U/L）；低 TSH（0.11mU/L）和正常游离激素（FT3：7.8pmol/L，FT4：16.5pmol/L）。头颅 MRI：非特异性幕上小沉积物；甲状腺超声：多发性甲状腺肿。停用 Ipilimumab、甲巯咪唑（他巴唑），予泼尼松 50mg/d，并予妥布地塞米松滴剂 + 新霉素 / 多粘菌素 / 地塞米松（Maxitrol）软膏局部治疗结膜炎，上述治疗 1 个月后症状缓解。

【精评】Ipilimumab 引起罕见但严重的不良反应是内分泌系统疾病（如垂体炎、肾上腺皮质功能不全和自身免疫性甲状腺功能减退症）。多于治疗晚期出现（Ipilimumab 治疗开始后 7 ~ 8 周，第 12 周和第 24 周之间发病率最高）。此类不良反应可表现为相关内分泌疾病并与许多其他疾病相似，在 Ipilimumab 治疗结束后仍应警惕。特别需引起注意的是，TSH 下降可能为中枢性甲状腺功能减退，药物治疗不当可能导致黏液性水肿昏迷，所有治疗需在内分泌专业医师的指导下进行。

参考文献

[1] BARROSO-SOUSA R, BARRY W T, GARRIDO-CASTRO A C, et al. Incidence of Endocrine Dysfunction Following the Use of Different Immune Checkpoint Inhibitor Regimens: A Systematic Review and Meta-analysis[J]. JAMA Oncol, 2018, 4(2): 173-182.

[2] OSORIO J C, NI A, CHAFT J E, et al. Antibody-mediated thyroid dysfunction during T-cell checkpoint blockade in patients with non-small-cell lung cancer[J]. Ann Oncol, 2017, 28(3): 583-589.

（倪　军　宋　鹏　张　力）

13

1例接受Pembrolizumab治疗转移性黑色素瘤患者患大疱性类天疱疮的病例（皮肤）

【附】CARLOS G, ANFORTH R, CHOU S, et al. A case of bullous pemphigoid in a patient with Metastatic melanoma treated with Pembrolizumab[J]. Melanoma Res, 2015, 25(3): 265-268.

2015年Carlos Giuliana等人报道了首例帕博利珠单抗（Pembrolizumab）相关大疱性类天疱疮（bullous pemphigoid，BP）个案。患者，男性，75岁，转移性恶性黑色素瘤（BRAF野生型），一线达卡巴嗪，二线Ipilimumab单药，三线Pembrolizumab单药。3剂Pembrolizumab治疗后出现臀部皮肤重度瘙痒、脱屑性红斑，局部激素外用后皮损范围延展到全身（背部、胸部、大腿、小腿），伴严重瘙痒，30天后患者上下肢，尤其是膝盖和肘部，出现了广泛的红斑性丘疹和斑块，此外还有一些完整和破裂的囊泡和大疱。左臀部皮肤活检病理：表皮具有轻度海绵状突起，不规则棘皮症和局部淋巴细胞及嗜酸性粒细胞浸润，而在真皮中存在轻度至中度的浅表血管周围慢性炎症，伴有嗜酸性粒细胞浸润。左大腿皮肤活检病理：水疱有嗜酸性粒细胞浸润，上覆表皮出现早期退行性变化和角化不全。在乳头状真皮中存在中度炎症，与多个淋巴细胞和嗜酸性粒细胞结果一致。免疫荧光显微镜显示在真皮表皮交界处存在IgG的非连续线状沉积（+），真皮表皮交界处有C3的连续线状沉积（++）。符合大疱性类天疱疮病理表现。给予逐渐减量的口服泼尼松治疗，1周后临床症状即快速改善，3周后因脑转移，更换为地塞米松，皮损及瘙痒持续缓解。

【精评】大疱性类天疱疮可表现为瘙痒、非特异性斑丘疹，逐步出现疱疹。皮损病理直接免疫荧光显示基底膜袋IgG和C3的线样沉积，抗BP230抗体可阳性。该病例皮损、病理均符合典型BP，激素治疗后明显改善。对于激素难治性病例有文献报道利妥昔单抗（Rituximab）和奥马珠单抗（Amalizumab）治疗成功的个案报道。

参考文献

[1] RUOCCO E, WOLF R, CACCAVALE S, et al. Bullous pemphigoid: associations and management guidelines: facts and controversies[J]. Clin Dermatol, 2013, 31: 400-412.

[2] VENNING V A, TAGHIPOUR K, MOHD MUSTAPA M F, et al. British Association of Dermatologists' guidelines for the management of bullous pemphigoid 2012[J]. Br J Dermatol, 2012, 167: 1200-1214.

（倪 军 宋 鹏 张 力）

14

Ipilimumab 治疗继发性眼眶炎综合征的 1 例报告（眼毒性）

【附】HENDERSON A D, THOMAS D A. A case report of orbital inflammatory syndrome secondary to Ipilimumab[J]. Ophthalmic Plast Reconstr Surg, 2015, 31(3): 68-70.

Henderson Amanda D. 等人报道 1 例Ⅰ期黑色素瘤患者，第 3 周期 Ipilimumab 治疗结束后，患者再次出现头痛的症状，并且开始出现眼部症状（图 14-1）。开始服用口服泼尼松。此时的实验室检查表明患者患有甲状腺功能减退症，因此患者开始服用左甲状腺素。眼部症状发作后，患者面部和颈部的 MRI 显示其双侧眼外肌显著增大，并且出现腱性插入和双侧突眼。此外，MRI 显示神经垂体内的囊性变化。被诊断为使用 Ipilimumab 治疗后继发性眼眶炎综合征和垂体炎。患者继续使用泼尼松治疗并逐渐降低泼尼松用量，缓解其眼肌麻痹的症状。由于 Ipilimumab 继发的垂体炎导致患者肾上腺功能不全，该患者一直服用口服类固醇。

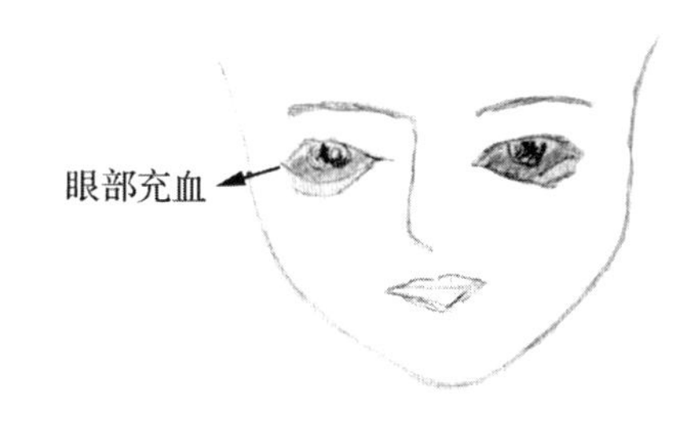

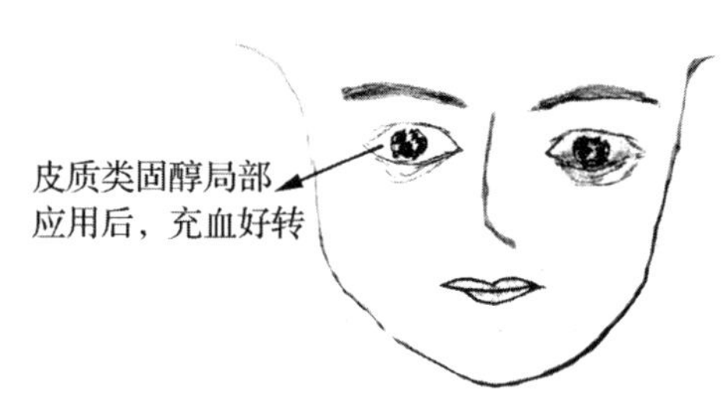

图 14-1　眼部症状

【精评】非特异性眼眶炎综合征是一组特发性疾病，其临床表现是急性或亚急性非感染性眼眶炎，可能是弥散性或主要局限于某一特异靶组织。共同的临床过程是疼痛、眼球突出和对全身应用皮质类固醇有迅速效应。程序性细胞死亡蛋白 -1（PD-1）所致的眼眶炎综合征非常罕见，肿瘤专科医生识别较为困难，遇到类似患者应及时请眼科医生会诊以明确治疗方法。

参考文献

LECOUFLET M, VERSCHOORE M, GIARD C, et al. Orbital myositis associated with Ipilimumab[J]. Ann Dermatol Venereol, 2013, 140: 448-451.

（宋　鹏　邱明一　张　力）

15

Ipilimumab 和免疫介导的不良反应：1 例抗 CTLA-4 药物诱导回肠炎的报告（消化系统）(手术)

【附】VENDITTI OLGA, DE LISI, DELIA CARICATO, et al. Ipilimumab and immune-mediated adverse events a case report of anti-CTLA4 induced ileitis [J]. BMC Cancer, 2015, 15: 87.

Venditti Olga 报道了 1 例黑色素瘤患者使用 Ipilimumab 治疗后出现结肠炎的病例。患者接受 3 周期 Ipilimumab 治疗后出现发热、乏力、恶心及 I 度腹泻，血培养阴性。静脉注射皮质类固醇激素 2mg/kg 后症状部分缓解，仍有发热，暂停使用 Ipilimumab。口服类固醇 2 周后患者症状加重，出现 3 级虚弱，2 级恶心和呕吐，Ⅲ度腹泻和脱水。体格检查结果显示皮肤和黏膜的水合作用很差，弥漫性腹痛，尤其是右髂窝；血液检查显示贫血和低蛋白血症。予皮质类固醇（2mg/kg）和白蛋白部分有效，但患者出现消化道出血，腹部 CT（图 15-1）示结肠黏膜充血和黏膜下水肿。结肠镜见直肠壶腹和乙状结肠中的红细胞，没有黏膜充血和水肿（图 15-2）。回肠末端活组织检查证实存在浅表损伤，并且出现富含淋巴细胞和粒细胞的强烈炎性浸润，散发性隐窝脓肿延伸至肌层黏膜。因消化道出血行次全结肠切除术，切除结肠末端和回肠末端，小肠出现坏死，穿孔长度至少 40cm（图 15-3）。病理报告显示广泛的浅表溃疡和全层炎性浸润，富含淋巴细胞、粒细胞和嗜酸性粒细胞，与急性浆膜炎和血管破裂有关（图 15-4）。在结肠肠管中未观察到这些变化，其中已经发现正常的结肠黏膜和腺体没有炎性浸润或溃疡。患者继续用 2mg/kg 静脉注射进行类固醇治疗，手术后没有腹泻或胃肠道出血反应。

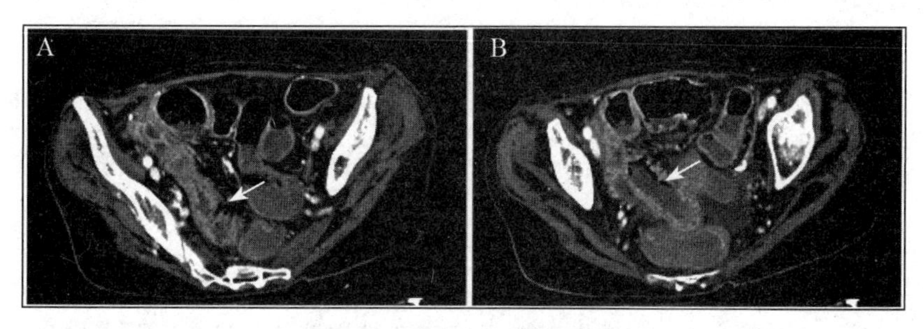

图 15-1　静脉期 CT 轴向图像

A. 显示了回肠末端前水平的标记壁厚度（箭头）；B. 显示回肠壁较厚，空气（箭头）的存在，这是肠气病的典型征象，肠腔增宽。这些发现表明回肠壁存在坏死。

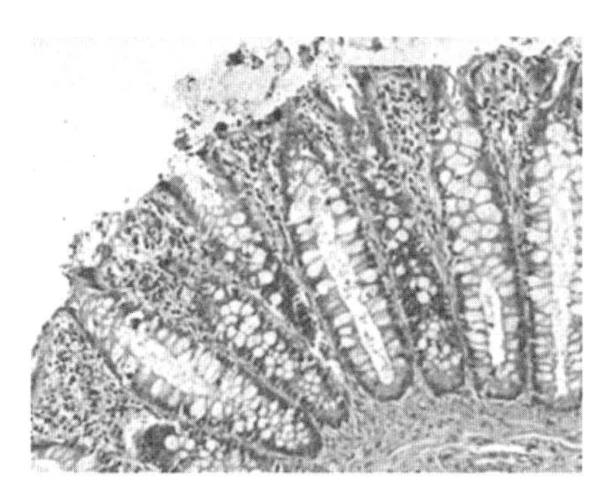

图 15-2　结肠镜下活检（见文后彩图）

病理报告描述正常结肠黏膜碎片与结肠腺体，没有炎症浸润或溃疡。

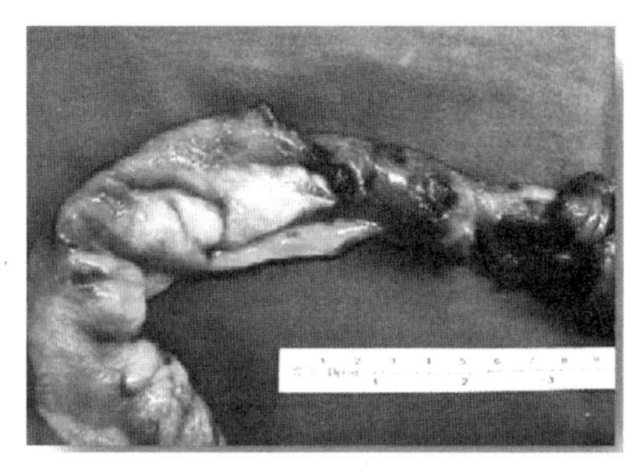

图 15-3　图中显示了手术切除的肠道（见文后彩图）

小肠出现坏死并在几个点穿孔长度至少 40cm。

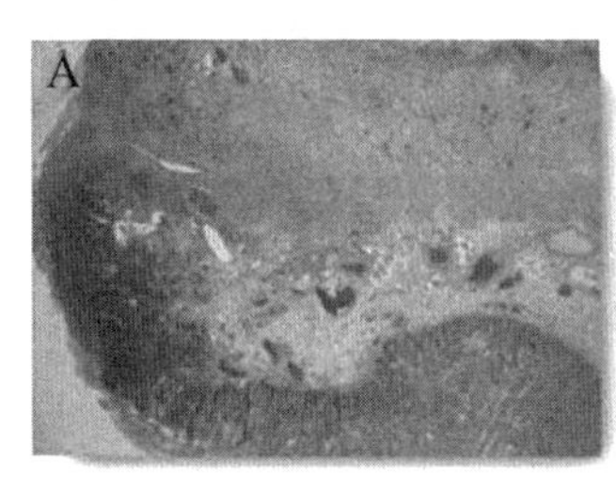

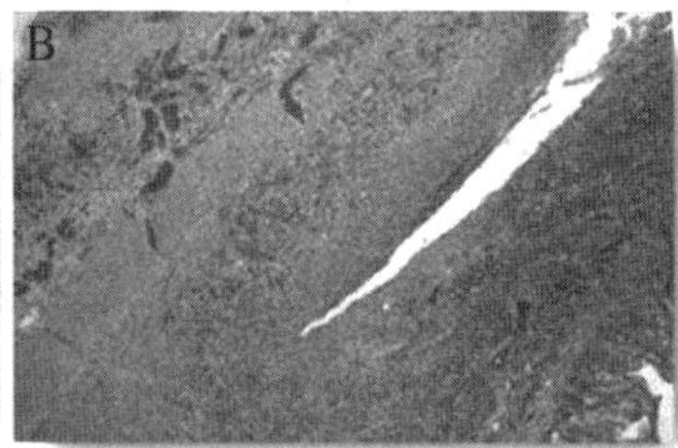

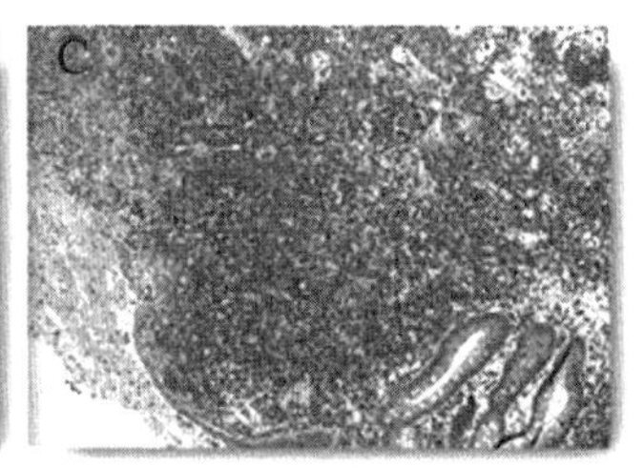

图 15-4　切除的回肠末端活检（见文后彩图）

病理表现为广泛的浅表溃烂（B）和富含淋巴细胞、粒细胞和嗜酸性粒细胞的全厚度炎性浸润，与急性浆膜炎和血管破裂（A 和 C）有关。

【精评】由 Ipilimumab 诱导的免疫系统的失调可能产生严重且致命的免疫介导的不良反应。最常见的 irAEs 是小肠结肠炎，肝炎，皮炎（包括中毒性表皮坏死松解症），神经和内分泌系统疾病。尽管临床表现类似于炎性肠病（IBD），但病变分布和病理特征不同于克罗恩病（CD）和溃疡性结肠炎（UC）。用 Ipilimumab 治疗的患者大多数异常组织学发现位于远端。此外这例患者经手术治疗消化道出血症状迅速控制，结合激素治疗结肠炎有效，因此对于重症消化道免疫不良反应如结肠炎等，必要时的手术治疗是获益的。

参考文献

[1] HODI F S, O'DAY S J, MCDERMOTT D F, et al. Improved survival with Ipilimumab in patients with Metastatic melanoma[J]. N Engl J Med, 2010, 363: 711-723.

[2] GEBOES K. Histopathology of Crohn's disease and ulcerative colitis. In: Satsangi J, Sutherland L, editors. Inflammatory Bowel Disease[M]. 4th ed. London: Harcourt, 2003: 210-228.

[3] BEAVEN S W, ABREU M T. Biomarkers in inflammatory bowel disease[J]. Curr Opin Gastroenterol, 2004, 20: 318-327.

[4] BERMAN D, PARKER S M, SIEGEL J, et al. Blockade of cytotoxic T-lymphocyte antigen-4 by Ipilimumab results in dysregulation of gastrointestinal immunity in patients with advanced melanoma[J]. Cancer Immun, 2010, 10: 11.

[5] SANDERSON K, SCOTLAND R, LEE P, et al. Autoimmunity in a phase I trial of a fully human anti-cytotoxic T-lymphocyte antigen-4 monoclonal antibody with multiple melanoma peptides and Montanide ISA 51 for patients with resected stages III and IV melanoma[J]. J Clin Oncol Off J Am Soc Clin Oncol, 2005, 23: 741-750.

[6] BREUNIS W B, TARAZONA SANTOS E, CHEN R, et al. Influence of cytotoxic T lymphocyte-associated antigen 4 (CTLA4) common polymorphisms on outcome in treatment of melanoma patients with CTLA-4 blockade[J]. J Immun (Hagerstown Md 1997), 2008, 31: 586-590.

（邸明一　倪　军　张　力）

16

Ipilimumab 相关结肠炎：来自乔治敦大学医院的病例报告（消化系统）（Infliximab）

【附】PAWAN RASTOGI, MOHAMED SULTAN, ALINE J C, et al. Ipilimumab associated colitis an ipi Colitis case series at Med Star Georgetown University hospital[J]. World J Gastroenterol, 2015, 21(14): 4373-4378.

Pawan Rastogi 等回顾性分析了 2012 年 12 月 ~ 2013 年 12 月接受 Ipilimumab 治疗并出现胃肠道症状的 19 例患者。其中 7 例有需要住院评估的胃肠道症状。7 例患者（4 例男性，3 例女性）平均年龄为 58 岁（范围 38 ~ 71 岁），腹泻症状从轻度到重度（Ⅰ ~ Ⅳ度）。多数患者主诉腹泻、发热、皮疹、腹痛或者恶心，症状发生于开始使用 Ipilimumab 后的 3 ~ 18 周（平均 7 周；服用 1 ~ 4 剂 Ipilimumab 后）。结肠镜检查结果与结肠炎的表现一致，包括黏膜红斑、溃疡、血管纹理消失、肉芽组织和黏膜质脆。组织活检的常见病理学发现是肉芽肿、隐窝炎和隐窝脓肿。症状缓解的时间不固定（开始治疗后 1 天到 4 周不等）。所有测量过 C 反应蛋白（c-reactive protein，CRP）的病例，其 CRP 水平均升高，在 2 个病例中连续测量，记录到治疗后 CRP 水平恢复正常。7 例患者中有 2 例接受了 Infliximab 输注以治疗结肠炎。

【精评】由于没有明确的预防策略，也没有预测和预后因素，医生必须根据患者的症状和结肠镜检查结果评估疾病严重程度并调整治疗措施。在将腹泻归因于 Ipilimumab 之前，应注意鉴别感染性疾病、肠道缺血等。对于糖皮质激素治疗无效的病例通常会使用抗 TNF 药物（如 Infliximab）进行治疗。尽早使用 Infliximab 或可带来更大获益。

参考文献

ALVREZ M, OTANO I, MINUTE L, et al. Impact of prophylactic TNF blockade in the dual PD-1 and CTLA-4 immunotherapy efficacy and toxicity[J]. Cell Stress, 2019, 27, 3(7): 236-239.

（邱明一　倪　军　张　力）

17

Ipilimumab 所致血小板减少症：个案报告和文献综述（血液系统）

【附】KOPECKY JINDRICH, TROJANOVA PETRONELA. Treatment possibilities of Ipilimumab-induced thrombocytopenia—case study and literature review[J]. Japanese Journal of Clinical Oncology, 2015, 45(4) : 381-384.

Kopecky Jindrich 等报道了 1 例使用 Ipilimumab 治疗黑色素瘤出现药物诱导的免疫介导的血小板减少症的病例。患者在用药前接受常规检查无异常，第 2 次用药前常规检测发现Ⅳ度血小板减低，患者未见出血征象。除 Ipilimumab 外患者同时接受高动脉血压（钙剂和 β 受体阻滞剂，血管紧张素转换酶抑制剂和保钾利尿剂组合）和高脂血症（阿托伐他汀）的治疗，并且他因过去的短暂性脑缺血发作服用阿司匹林。骨穿排除骨髓肿瘤浸润，诊断为 Ipilimumab 引起的免疫性血小板减少性紫癜。终止 Ipilimumab 治疗，予血小板输注，高剂量皮质类固醇静脉治疗有效。患者血小板恢复后因病情进展，换用细胞毒药物化疗。

【精评】孤立性血小板减少症很少与 Ipilimumab 有关，并且没有这种并发症的标准治疗方法。与使用药物相关的大多数血小板减少症是由针对所施用药物的特定结构的抗体引起的。最常见的情况是在给药后 1 ~ 2 周观察到。诊断基于临床表现和最终排除其他可能的原因，如微血管病性溶血性贫血，血栓性血小板减少性紫癜或弥散性血管内凝血。免疫性血小板减少性紫癜的治疗基于皮质类固醇，最初使用甲泼尼龙冲击治疗和泼尼松龙的维持治疗 [1 ~ 2mg/（kg · d）]。约 70% 的患者对泼尼松龙治疗有反应，但持久反应发生率仅为 10% ~ 15%，需要长期口服治疗。大多数研究和临床实践认为对治疗有反应定义为血小板数量增加 30×10^9/L 和（或）绝对血小板水平超过 50×10^9/L。对皮质类固醇治疗的反应通常发生在治疗前的 1 ~ 2 周。如果在治疗 4 ~ 6 周内没有反应或者反应不是永久性的，则血小板减少症被认为是皮质类固醇的难治性疾病。可使用其他免疫抑制药物，如环孢素，静脉注射免疫球蛋白（1g/kg）。尚无针对 Ipilimumab 诱导的血小板减少症后重新开始治疗的相关经验，因此在这方面有待更多的病例数据支持。

参考文献

[1] MOMTAZ P, LACOUTURE M E, CHAPMAN P B. Current choices and strategies in the treatment of Metastatic[J]. Melanoma Letter Spring, 2014, 32: 1.

[2] HODI F S, O'DAY S J, MCDERMOTT D F, et al. Improved survival with Ipilimumab in patients with Metastatic melanoma[J]. N Engl J Med, 2010, 363: 711-723.

[3] WEBER J S, KAHLER K C, HAUSCHILD A. Management of immune-related adverse events and kinetics of response with Ipilimumab[J]. J Clin Oncol, 2012, 30: 2691-2697.

[4] AHMAD S, LEWIS M, CORRIE P, et al. Ipilimumab-induced thrombocytopenia in a patient with Metastatic melanoma[J]. J Oncol Pharm Pract, 2012, 8: 287-292.

[5] ASTER R H, CURTIS B R, MCFARLAND J G, et al. Drug induced immune thrombocytopenia: pathogenesis, diagnosis and management[J]. J Thromb Haemost, 2009, 7: 911-918.

[6] STASI R, EVANGELISTA M L, STIPA E, et al. Idiopathic thrombocytopenic purpura: current concept in pathophysiology and management[J]. Thromb Haemost, 2008, 99: 4-13.

[7] CHENG Y, WONG R S, SOO Y O, et al. Initial treatment of immune thrombocy topenic purpura with high-dose dexamethasone[J]. N Engl J Med, 2003, 349: 831-836.

[8] PROVAN D, STASI R, NEWLAND A C, et al. International consensus report on the investigation and management of primary immune thrombocytopenia[J]. Blood, 2010, 115: 168-186.

（邱明一　倪　军　张　力）

18

抗 CTLA-4 诱导的自身免疫性垂体炎：病例报告和文献综述（内分泌系统）

【附】MAJCHEL D, KORYTKOWSKI M T. Anticytotoxic T-lymphocyte antigen-4 induced autoimmune hypophysitis: a case report and literature review[J]. Case Rep Endocrinol, 2015 (2015): 570293.

新发现的靶向 T 细胞受体：CTLA-4 的人单克隆抗体与 irAEs 相关。典型的淋巴细胞性垂体炎是一种罕见的疾病，其本质上是一种自身免疫疾病。CTLA-4 这种新型的免疫调节剂被用于治疗某些恶性肿瘤，例如黑色素瘤，且已被证实可增加垂体炎的发生率。这一反应为其不良反应的一部分。本文献中描述了 1 例由 Ipilimumab 治疗诱发的垂体炎病例。

病例介绍：患者，女性，31 岁。间歇性颞部痛 9 天，于外院接受腹股沟淋巴结清扫术合并右侧足跟Ⅲ B 黑色素瘤切除术。术后，患者参加了一项开放临床研究，并被随机分为高剂量 Ipilimumab（10mg/kg）治疗组。在其病例被展示时，她已经接受 3 剂治疗，每剂治疗间隔 3 周。她于做 ER 检测的前 2 周接受了最近一次治疗。前两次治疗唯一的不良反应是瘙痒症。在急诊科，她自述出现了无辐射性头痛，服用非甾体药物后得到缓解。在入院的前两天，头痛加剧（强度为 8/10），持续非甾体药物未能缓解。患者的病例显示 9 周内体重增加 6.81kg 和既往喉咙痛和心悸史。无视力变化，未发生乳糜泻、温度不耐受、焦虑或抑郁等。患者唯一使用的其他药物是曼月乐宫内节育器（IUD）。在体格检查中，患者无发热，血压正常（126/83mmHg），脉搏为 92 次 / 分钟，呼吸频率为 16 次 / 分钟。意识清醒无异常。视野测试结果正常。除了最近的手术造成的右腹股沟和右足跟瘢痕外，其他体征检查正常。

最初的实验室检查结果表明：患者除出现了轻微的白细胞增多（12.9×10^9/L）外，其余血常规与生化检查结果均无异常。其他激素检查正在进行中，尽管在入院前 2 周就已经发现其 TSH 激素释放受到抑制并且游离 T4 升高（表 18-1）。鉴于其症状的严重程度以及抗 CTLA-4 治疗对垂体的可能影响，决定对患者进行垂体 MRI 检测。检测结果表明腺体大小处于正常值上限：与 2 个月前进行的检查相比，大小从 15mm × 3mm 增加到 21mm × 9mm（图 18-1）。基于这些检查结果，做出了假性淋巴炎的诊断，并开始使用高剂量静脉注射甲泼尼龙对患者进行治疗。

Ipilimumab 和 Tremelimumab 本质为人单克隆抗体，其通过抑制 B7 与 CTLA-4 的结合起作用，从而防止免疫应答的失活。当 T 细胞受体（TCR）通过主要组织相容性复

表 18-1 实验室检查

	参考值	16 天 PTA	实测值
ACTH /（pg/mL）	9 ~ 46	—	38
皮质醇 /（μg/dL）	N/A	—	7
TSH /（μIU/mL）	0.3 ~ 5.0	0.053	0.046
游离 T_4 /（ng/dL）	0.8 ~ 1.8	2.31	1.26
FSH /（mIU/mL）	0.3 ~ 10.5	—	1.5
LH /（mIU/mL）	N/A	—	0.8
催乳素 /（ng/mL）	0.6 ~ 20	—	18.7

注：ACTH：促肾上腺皮质激素；TSH：促甲状腺素；FSH：卵泡刺激素；LH：黄体生成素；PTA：血小板T细胞活化抗原。

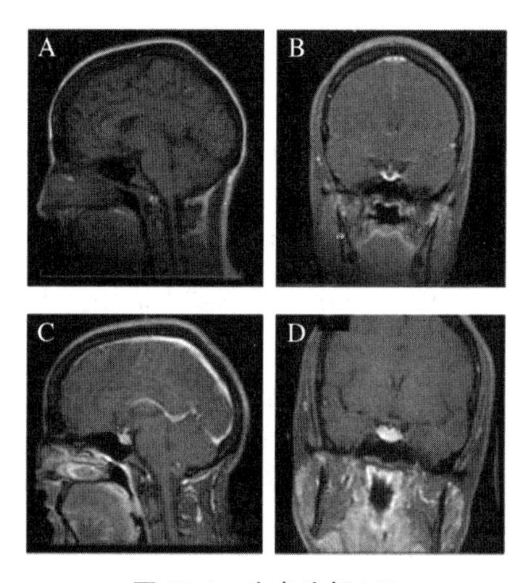

图 18-1 患者头部 MR

垂体的矢状位（A）和冠状位（B）图像未增强，垂体萎缩。2个月后，在演示时，矢状位（C）和冠状位（D）造影后图像显示垂体增大，垂体和漏斗呈弥漫性增强，无局灶性病变。

合物（MHC）与抗原呈递细胞（APC）呈递的抗原结合时，T细胞开始活化（图 18-2）。在 APC 上发现的配体 B7 与 T 细胞上的受体结合（CD28），这是 T 细胞活化和诱导免疫应答所需的第二个信号。48 ~ 72 小时后，CTLA-4 受体上调并迁移至 T 细胞表面。B7 优先结合 CTLA-4 受体，导致 T 细胞失活和免疫应答的下调。在 CTLA-4 抑制剂存在下，其净效应为活化 T 细胞的持续增殖、抗肿瘤活性增加及 irAEs 发生率升高。

持续的 T 细胞活化和免疫应答的传播不仅对肿瘤细胞有影响，同时也会对宿主正常的器官系统造成不良影响，称之为 irAEs。irAEs 的发生有一定的顺序性：一般而言，于 3 ~ 4 周发生皮肤反应，6 ~ 7 周发生胃肠道（GI）和肝脏反应，以及 9 周发生内分泌系统异常反应。这里所涉及的内分泌疾病包括发生率约为 5% 的垂体炎，甲状腺功能紊乱（甲状腺功能减退或甲状腺功能亢进）：发病率为

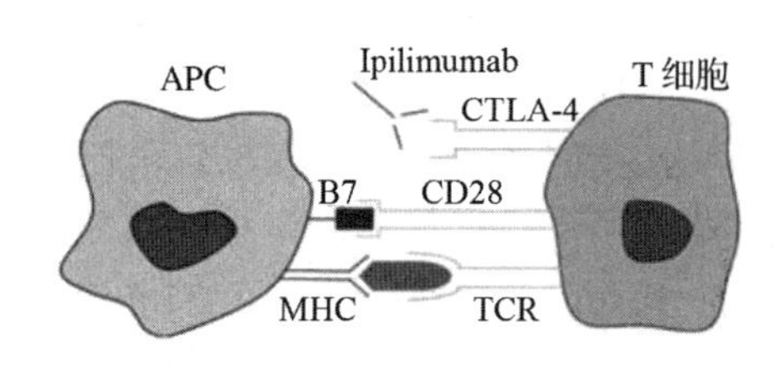

图 18-2 T 细胞活化

0 ~ 4%，原发性肾上腺皮质功能不全：发病率为 0.3% ~ 1.5%。这些毒性反应可根据严重程度按 1 ~ 5 的等级进行分级（表 18-2）。大多数 irAEs 发生在 12 周诱导期，但也可能在停止治疗后数周至数月发生。来自Ⅰ~Ⅲ期试验的汇总分析表明，高达 72% 的患者在较高剂量范围内发生 irAEs，本例患者即属于此类别（表 18-3）。

表 18-2 与免疫检查点抑制剂相关的内分泌系统不良事件分级

内分泌系统不良事件	分度	描述
甲状腺功能减退	1	无症状；仅临床或诊断观察；无须干预
	2	有症状；甲状腺替代治疗；限制日常生活活动
	3	症状严重；自我生活活动受限；需住院治疗
	4	威胁生命的症状；需紧急干预
	5	死亡
甲状腺功能亢进	1	无症状；仅临床或诊断观察；无须干预
	2	有症状；甲状腺抑制治疗指示；限制日常生活活动
	3	症状严重；自我生活活动受限；需住院治疗
	4	威胁生命的症状；需紧急干预
	5	死亡
肾上腺功能减低	1	无症状；仅临床或诊断观察；无须干预
	2	中度症状；需医学干预
	3	症状严重；需住院治疗
	4	威胁生命的症状；需紧急干预
	5	死亡
垂体炎	1	无症状或轻微症状；仅临床或诊断观察；无须干预
	2	中度症状，最小、局部或非侵入性；说明的干预；限制年龄相当的生活活动
	3	严重或临床意义的症状，但非立即威胁生命的症状；需住院或延长住院；失能；自我护理受限
	4	威胁生命的症状；需紧急干预
	5	死亡

注：根据美国国家癌症研究所的不良事件通用术语标准进行分级。

表 18-3 Ipilimumab 10mg/kg 剂量下不良事件发生率

不良事件	任何分度 /%	严重（3 ~ 4 度）/%
皮肤	47 ~ 68	0 ~ 4
胃肠道	31 ~ 46	8 ~ 23
肝炎	3 ~ 9	3 ~ 7
垂体炎	4 ~ 6	1 ~ 5

发生抗 CTLA-4 相关内分泌疾病的患者可能出现诸多非特异性症状，如疲劳、虚弱、头痛、恶心、行为改变、视力障碍、记忆力减退、性欲减退、厌食、失眠、感冒或热不耐受等。特别是垂体或肾上腺功能不全的患者。仍需要特异性较高的指标来对出现任何这些症状的患者进行内分泌评估和治疗干预。

对于患者的评估应包括早晨（早上 8 点）皮质醇水平（如果可获得），促肾上腺皮质激素（ACTH）和促 ACTH 刺激测试来评估垂体功能。下丘脑－垂体－甲状腺轴的测试包括测量游离 T4，促甲状腺激素（TSH），在某些情况下的游离 T3 的含量。在性腺功能减退症状或闭经的情况下应对性腺轴进行测量，包括卵泡刺激素（FSH），促黄体激素（LH），催乳素，睾酮（男性）和雌二醇（女性）。本文所描述的垂体功能障碍序列是指 ACTH 分泌受损，随后是 TSH，再之后是 FSH、LH 和生长激素（GH）的缺乏。催乳素的变化可低可高。而尿崩症少有发生，并且当发生尿崩症时，应高度怀疑肿瘤对垂体柄的浸润。

尽管患者没有甲状腺功能亢进或垂体功能减退症的症状，但在这种情况下，依旧有甲状腺炎和垂体炎相关的激素检查结果。考虑对严重头痛患者进行垂体激素功能的评估和成像。激素测试结果显示皮质醇水平低（在下午 4 点抽取），ACTH 正常。由此可以预估，患有严重到需要进行 ER 检测的头痛的患者将会具有更高的皮质醇含量。不幸的是，尽管在进行促 ACTH 刺激试验之前开始用类固醇治疗，患者的 TSH 含量仍然很低，但游离 T4 含量正常。这一检查结果表明患者的甲状腺炎可能已经得到了缓解。在游离 T4 激素水平升高时偶尔出现心悸的报告为这一假设提供了支持。

疑似垂体炎患者的 MRI 表现通常是非特异性的，包括垂体的弥散性扩大，除非患者有早期的影像学研究可用于比较，否则可能会漏诊。其他成像特征包括腺体的均匀或非均匀增强，有或无炎症浸润延伸到垂体柄。值得注意的是，MRI 上出现的正常腺体并不能排除垂体炎的发生。

随着用这些新颖的免疫调节剂治疗癌症的疗法的普及，对垂体炎症相关病例的报道也有相应的增加（表 18-4）。考虑到这些自身免疫性不良反应出现的频率和一致性，许多医生主张对所有使用抗 CTLA-4 治疗内分泌疾病的患者进行筛查，包括测量早晨血清皮质醇水平，电解质（检测低钠血症或高钾血症作为肾上腺炎的指标），TSH 和游离 T4 含量。在对 1 名患有结节性恶性黑色素瘤的 77 岁男性的研究中发现，在患者出现其他临床或实验室异常之前，对其转移性病变进行评估的 18F-FDG PET/CT 中偶然发现了垂体炎。然而，该成像技术使用的原始目的并非筛选这一内分泌疾病。

表 18-4　抗 CTLA-4 致垂体炎病例报告

作者，出版年	研究类型	*n*	评论
Min et al. 2014	Retrospective cohort	25	Evaluated time to onset, frequency of resolution, and the effect of high-dose corticosteroids on clinical outcome
Albarel et al. 2015	Retrospective (observational)	15	Charcterized hypophysitis in terms of clinical signs,hormonal profile, and imaging at time of diagnosis and during long-terem follow-up
Chodakiewitz et al. 2014	Case series	3	Descriptive
Nallapaneni et al. 2014	Case report	1	Describes a patient who developed uveitis and hypophysistis with anterior and posterior pituitary involvement without MRI findings

续表

作者，出版年	研究类型	*n*	评论
Faje et al. 2014	Retrospective review	17	Descriptive
Ryder et al. 2014	Retrospective	19	Descriptive
Marlier et al. 2014	Case series	4	Descriptive
Anderson and Bhatia, 2013	Case report	1	Descriptive
Lammert et al. 2013	Case series	7	Discusses screening and management of hypophysitis in patients with Metastatic cancer
Corsello et al. 2013	Literature revies	N/A	Review of existing literature on endocrine side effects induced by immune checkpoint inhibitors
Van der Hiel et al. 2013	Case report	1	Descriptive
Lotem et al. 2013	Descriptive	N/A	Description of CTLA-4 blockade as immunotherapy for malignant melanoma
Andrews and Holden, 2012	Descriptive	N/A	Describes characteristics and management of immune related adverse effects related to ipilimumab
Thomsen et al. 2012	Case series	2	Descriptive
Weber et al. 2012	Descriptive	N/A	Describes management of immune-related adverse events and kinetics of response with ipilimumab
Juszczak et al. 2012	Case report and review	1	Descriptive
Torino et al. 2012	Descriptive	N/A	Describes CTLA-4 induced hypophysitis as a new cause of a previously rare disease
Bronstein et al. 2011	Case series	2	Describes radiologic manifestations of immune-related adverse events in patients with metastatic melanoma receiving anti-CTLA-4 antibody therapy
Barnard et al. 2012	Case report	1	Hypophysitis presenting with hyponatremia
Kahler and Hauschild, 2011	Descriptive	N/A	Reviews mechanisms of action with update on clinical trials and recommendatios for managing side effects of anti-CTLA-4 antibody therapy
Boasberg et al. 2010	Descriptive	N/A	Describes mechanism of action, immune response criteria,and side effect profile of anti-CTLA-4 agents
Dillard et al. 2010	Case series	2	Patients with prostate cancer who develop hypopituitarism during treatment with ipilimumab
Kaehler et al. 2009	Case report	1	Descriptive
Carpenter et al. 2009	Case series	3	MRI findings in 3 patients with ipilimumab induced hypophysitis
Yang et al. 2007	Case series	2	2 patients with metastatic renal cell cancer and ipilimumab associated hypophysitis

典型的淋巴细胞性垂体炎在组织学上似乎是一种自身免疫性疾病。而这一点对于抗 CTLA-4 垂体炎而言并未得到充分证实。因为许多患者并未进行活组织检查。然而，大多数 Ipilimumab 相关性垂体炎的临床和放射学特征与经典形式一致，包括其对糖皮质激素这一标准治疗的反应。

一旦患者被诊断为抗 CTLA-4 垂体炎，建议使用类固醇治疗。建议的治疗方案包括 1 ~ 2[mg/（kg·d）] 的泼尼松或每 6 小时服用 4mg 的地塞米松并持续 1 周，在随后的 4 周疗程中逐渐减少药量。高剂量糖皮质激素治疗似乎不会降低 CTLA-4 阻断所产生的抗肿瘤作用。事实上，已有研究表明 irAEs 的发展与 CTLA-4 抗体治疗有一定的关联。同时患者可能还需要接受甲状腺或性腺激素替代治疗，并进行密切随访，以确定激素缺乏症是否得到解决。症状消退所需的时间和连续氢化可的松替代疗法需要的时间约为 20 周，但可能更长，在某些情况下甚至延至终生。

如果垂体炎保持在 1 ~ 2 级，那么 Ipilimumab 治疗应持续，且治疗结束后垂体可以无损恢复。而对于 3 ~ 4 级 irAEs，建议停止使用这些药物进行治疗。在本文中，患者开始类固醇治疗一周后进行的 MRI 复检显示其垂体大小恢复，所以才恢复了 Ipilimumab 治疗。

淋巴细胞性垂体炎之前被认为是导致垂体功能障碍的一个罕见致病原因。然而，随着免疫调节化学治疗剂的引入，这种疾病的发病率已经增加。其中，抗 CTLA-4 类免疫调节剂（Ipilimumab）具有提高患者免疫相关内分泌疾病易感性的作用。自身免疫性垂体炎是使用这些药物所诱导的几种内分泌疾病之一。对于内分泌科学家而言，熟悉这种可能的不良反应的变化是十分重要的。因为它作为一种可能早期诊断和治疗的方法，在某些情况下是可以挽救生命的。

【精评】本文报道 1 例恶性黑色素瘤患者经 Ipilimumab 治疗期间确诊双轴受累的垂体炎（肾上腺轴、甲状腺轴），给予激素补充治疗。此例患者发现时为甲状腺功能亢进状态，但随着甲状腺炎症发生发展，逐渐演变为甲状腺功能减退。一般临床上针对垂体炎患者补充氢化可的松，但本文给予静脉甲泼尼龙治疗，此亦为指南推荐。

参考文献

[1] KAHLER K C, HAUSCHILD A. Treatmentandsideeffectman- agement of CTLA-4 antibody therapy in metastatic melanoma[J]. Journal of the German Society of Dermatology, 2011, 9(4): 277-286.

[2] GONZALEZ-SANCHIS A, VICEDO-GONZALEZ A, BRUALLA-GONZALEZ L, et al. Looking for complementary alternatives to CTCAE for skin toxicity in radiotherapy: quantitative determinations[J]. Clin Transl Oncol, 2014, 16(10): 892-897.

[3] CORSELLO S M, BARNABEI A, MARCHETTI P. Endocrine side effects induced by immune checkpoint inhibitors[J]. The Journal of Clinical Endocrinology & Metabolism, 2013, 98(4): 1361-1375.

[4] ANDREWS S, HOLDEN R. Characteristics and management of immune-related adverse effects associated with Ipilimumab, a new immunotherapy for metastatic melanoma[J]. Cancer Man-agement and Research, 2012, 4(1): 299-307.

[5] WEBER J S, KAHLER K C, HAUSCHILD A. Management of immune-related adverse events and kinetics of response with Ipilimumab[J]. Journal of Clinical Oncology, 2012, 30(21): 2691-2697.

[6] DILLARD T, YEDINAK C G, ALUMKAL J, et al. Anti-CTLA-4 antibody therapy associated

autoimmune hypophysi- tis: serious immune related adverse events across a spectrum of cancer subtypes[J]. Pituitary, 2010, 13(1): 29-38.

[7] LAMMERT A, SCHNEIDER H J, BERGMANN T, et al. Hypophysitis caused by Ipilimumab in cancer patients: hormone replacement or immunosuppressive therapy[J]. Experimental and Clinical Endocrinology and Diabetes, 2013, 121(10): 581-587.

[8] CARPENTER K J, MURTAGH R D, LILIENFELD H, et al. Ipilimumab-induced hypophysitis: MR imaging findings[J]. The American Journal of Neuroradiology, 2009, 30(9): 1751-1753.

[9] VAN DER HIEL B, BLANK C U, HAANEN J B, et al. Detection of early onset of hypophysitis by 18F-FDG PET/CT in a patient with advanced stage melanoma treated with Ipilimumab[J]. Clinical Nuclear Medicine, 2013, 38: 182-184.

[10] BARNARD Z R, WALCOTT B P, KAHLE K T, et al. Hyponatremia associated with Ipilimumab-induced hypophysitis[J]. Medical Oncology, 2012, 29(1): 374-377.

[11] MIN L, HODI F S, GIOBBIE-HURDER A, et al. Systemic high dose corticosteroid treatment does not improve the outcome of Ipilimumab-related hypophysitis: a retrospective cohort study[J]. Clinical Cancer Research, 2015, 21(4): 749-755.

[12] ALBAREL F, GAUDY C, CASTINETTI F, et al. Long-term follow-up of Ipilimumab-induced hypophysitis, a common adverse event of the anti-CTLA-4 antibody in melanoma[J]. European Journal of Endocrinology, 2015, 172(2): 195-204.

[13] CHODAKIEWITZ Y, BROWN S, BOXERMAN J L, et al. Ipilimumab treatment associated pituitary hypophysitis: clinical presentation and imaging diagnosis[J]. Clinical Neurology and Neurosurgery, 2014, 125: 125-130.

[14] NALLAPANENI N N, MOURYA R, BHATT V, et al. Ipilimumab-induced hypophysitis and uveitis in a patient with metastatic melanoma and a history of Ipilimumab-induced skin rash[J]. Journal of the National Comprehensive Cancer Network, 2014, 12(8): 1077-1081.

[15] FAJE A T, SULLIVAN R, LAWRENCE D, et al. Ipilimumab-induced hypophysitis: a detailed longitudinal analysis in a large cohort of patients with metastatic melanoma[J]. The Journal of Clinical Endocrinology & Metabolism, 2014, 99(11): 4078-4085.

[16] RYDER M, CALLAHAN M, POSTOW M, et al. Endocrine-related adverse events following Ipilimumab in patients with advanced melanoma: a comprehensive retro- spective review from a single institution[J]. Endocrine-Related Cancer, 2014, 21(2): 371-381.

[17] MARLIER J, COCQUYT V, BROCHEZ L, et al. Ipilimumab, not just another anti-cancer therapy: hypophysitis as side effect illustrated by four case-reports[J]. Endocrine, 2014, 47(3): 878-883.

[18] ANDERSON L, BHATIA V. Ipilimumab immune-related adverse reactions: a case report[J]. South Dakota Medicine, 2013, 66(8): 315-317.

[19] LOTEM M, MERIMS S, FRANK S, et al. Ctla-4 blockade: a new hope for the immunotherapy of malignant melanoma[J]. Harefuah, 2012, 151(10): 585-604.

[20] THOMSEN H H. Lymphocytic hypophysitis due to ipilimumap therapy[J]. Ugeskr Laeger, 2012, 174(26): 1829-1830.

[21] JUSZCZAK A, GUPTA A, KARAVITAKI N, et al. Ipilimumab: a novel immunomodulating therapy causing autoimmune hypophysitis: a case report and review[J]. European Journal of Endocrinology, 2012, 167(1): 1-5.

[22] TORINO F, BARNABEI A, DE VECCHIS L, et al. Hypophysitis induced by monoclonal antibodies to cytotoxic T lymphocyte antigen 4: challenges from a new cause of a rare disease[J]. Oncologist, 2012, 17(4): 525-535.

[23] BRONSTEIN Y, NG C S, HWU P, et al. Radiologic manifestations of immune-related adverse events in patients with metastatic melanoma undergoing anti-CTLA-4 antibody therapy[J]. The American Journal of Roentgenology, 2011, 197(6): 992-1000.

[24] BOASBERG P, HAMID O, O'DAY S. Ipilimumab: unleashing the power of the immune system through CTLA-4 blockade[J]. Seminars in Oncology, 2010, 37(5): 440-449.

[25] KAEHLER K, EGBERTS C, LORIGAN F, et al. Anti-CTLA-4 therapy-related autoimmune hypophysitis in a melanoma patient[J]. Melanoma Research, 2009, 19(5): 333-334.

[26] YANG J C, HUGHES M, KAMMULA U, et al. Ipilimumab (anti- CTLA4 antibody) causes regression of metastatic renal cell cancer associated with enteritis and hypophysitis[J]. Journal of Immunotherapy, 2007, 30(8): 825-830.

（倪　军　宋　鹏　张　力）

19

病例报告：Ipilimumab 诱导的垂体炎可能不会影响所有垂体细胞系（内分泌系统）

【附】KOTWAL A, RAO S, HAAS R A. Ipilimumab-induced hypophysitis may not affect all pituitary cell lines: a case report[J]. Journal of Endocrinology and Metabolism, 2015, 5(5): 299-303.

垂体炎是一种罕见的自身免疫系统疾病，是 Ipilimumab 治疗过程中的不良反应。既往研究显示，Ipilimumab 诱发的垂体炎（IH）发病率为 0 ~ 17%。由于会出现继发性肾上腺皮质功能不全，如果不及时识别和管理，可能会危及生命。本次案例为患者在接受 Ipilimumab 治疗恶性黑色素瘤时诱发了垂体炎。在开始 Ipilimumab 治疗第 3 周期后不久，患者出现了头痛、复视、疲劳、恶心、潮热、厌食和性欲降低。MRI 发现患者脑垂体增大，且为不均匀强化。基于临床特征得出初步诊断，MRI 及实验室证据显示中枢性性腺功能减退和肾上腺功能不全，其他激素水平此时未进行检测，只在患者不能耐受糖皮质激素而停用后 5 个月才进行检测。患者在诊断后的 14 个月仍然需要糖皮质激素和睾酮替代物治疗。本病例证实 IH 可引起前垂体功能减退，导致中枢性肾上腺功能减退、中枢性性腺功能减退、催乳素减少和中枢性甲状腺功能减退，但保留了生长激素功能。除了 MRI 和激素检测外，垂体抗体检测可能是判断 IH 的一个方法。目前尚无足够证据支持在 IH 管理中需要停用 Ipilimumab，也无足够证据支持初始给予高剂量比给予生理剂量类固醇和激素进行替代治疗更占优势。Ipilimumab 停药后 IH 引起的垂体功能低下仍可持续数月或更长时间。这说明对于 IH 引起的垂体功能低下，对缺乏的所有激素进行持续补充的重要性。

自身免疫性淋巴细胞性垂体炎是最常见的慢性炎症，主要影响脑垂体。根据涉及解剖位置可分为腺垂体炎、漏斗垂体炎、神经垂体炎或全垂体炎，其中腺垂体炎报道最多。这种罕见病症现已成为免疫调节治疗恶性肿瘤时的不良反应。CTLA-4 是一种关键的免疫检查点抑制剂，可下调 T 细胞的活化和增殖，它可以控制自身免疫，在癌症存在的情况下，限制肿瘤特异性效应 T 细胞的扩增，促进肿瘤免疫耐受。Ipilimumab 是一种抗 CTLA-4 单克隆抗体，通过阻断该分子，可以增强 T 细胞的活化和抗肿瘤作用。它于 2011 年被美国食品药品监督管理局（Food and Drug Administration，FDA）批准用于治疗转移性或不可切除的黑色素瘤。批准的剂量为 3mg/kg，每 3 周静脉输注一次，共 4 次。已经证实存活效益剂量为 3mg/kg，而非更低剂量。

在部分患者中，在更长的间隔内进行额外的输注可以继续维持疗法。多项临床试验证明，使用 Ipilimumab 治疗可改善癌症特别是恶性黑色素瘤患者生存率。而许多研究则报道了 irAEs 的发生，其中包括内分泌疾病、结肠炎、皮炎和肝炎。最常被报道的内分泌疾病是垂体炎，而甲状腺炎和肾上腺炎很少被报道。

由于 Ipilimumab 诱发的 IH 可继发肾上腺皮质功能不全，如果不及时识别和管理，可能会危及生命。尽管先前已报道了大量病例，但关于这种病症的确切机制、危险因素、病程和预后仍存在大量不确定的部分。一些研究表明 Ipilimumab 的累积剂量会促使垂体炎发生，而其他研究则否定了这一说法。该病症确切的抗原靶标仍未明确。研究报告中 IH 的发病率多变，发生的危险因素仍有很多的不确定性，只有少数病例可以进行长期随访。目前尚不清楚 IH 的发生是否可以预测生存期。本文报道了 1 例 Ipilimumab 治疗恶性黑色素瘤后出现 IH 的病例，并回顾了这种情况的诊断和治疗方法。

患者，男性，68 岁，高加索人，出现头痛、复视、疲劳、恶心、潮热、厌食和性欲下降等表现，症状出现前 4 个月，患者诊断出患有转移至腹膜后和小脑的黑色素瘤。当时行单纯小脑转移的切除术后开始 Ipilimumab 治疗。在 3mg/kg Ipilimumab 治疗转移性黑色素瘤的第 3 周期后不久，患者出现了如上症状。患者在诊断时存在重要病史，即曾因多结节性甲状腺肿行甲状腺全切除术，并在过去40年服用左甲状腺素替代治疗。在 Ipilimumab 治疗开始之前，患者行替代治疗以维持甲状腺正常功能，而肾上腺功能未行测试。患者就诊时，查体有轻微的近端肌肉无力。实验室检查显示低 AM 皮质醇、低总睾酮、低 TSH、正常游离 T4、低总 T3 和正常血清电解质（表 19-1）。与 4 个月前相比，大脑的 MRI 显示在使用造影剂后具有不均匀强化的垂体增大（图 19-1）。根据临床、实验室和放射学检查结果，患者被诊断为 IH，开始每日剂量为 90mg（1mg/kg）的泼尼松和局部运用睾酮凝胶进行治疗。患者还出现了由 irAEs 引起的皮炎和结肠炎，因此患者未接受进一步 Ipilimumab 治疗。在随访 MRI 中，垂体的增大和增强在 3 个月内消退，表现为类似空泡蝶鞍（图 19-2）。随着患者临床症状改善，泼尼松逐渐减少至 5mg/d，且患者在诊断后 1 个月内因潮热消退自行停用局部睾酮。

表 19-1　实验室结果随访记录

检验结果	使用 Ipilimumab 前	诊断垂体炎时	随访 5 个月	随访 8 个月	随访 14 个月	参考范围
总睾酮 /（ng/dL）	未测	11	< 10	165	150	241 ~ 827
TSH /（μIU/mL）	0.88	0.09	0. 06	未测	0.09	0.28 ~ 3.89
游离 T4 /（ng/dL）	1.19	1.15	1.5	未测	0.83	0.58 ~ 1.64
总 T3 /（ng/dL）	101	74	未测	未测	未测	97 ~ 178
皮质醇（AM）/（μg/dL）	未测	0.09	1.4	未测	0.9	6.7 ~ 22.6
ACTH /（pg/mL）	未测	未测	< 5	未测	5	< 46
ACTH 刺激试验 /（μg/dL）	未测	未测	1.4，9.2，11.4	未测	未测	≥ 18
催乳素 /（ng/mL）	未测	未测	0.6	未测	0.7	2.6 ~ 13.3
IGF-1 /（mIU/mL）	未测	未测	40	未测	未测	17 ~ 246
LH /（mIU/mL）	未测	未测	1.4	未测	未测	1.2 ~ 8.6
血 / 尿渗透压，血清电解质	正常范围内	正常范围内	正常范围内	正常范围内	正常范围内	

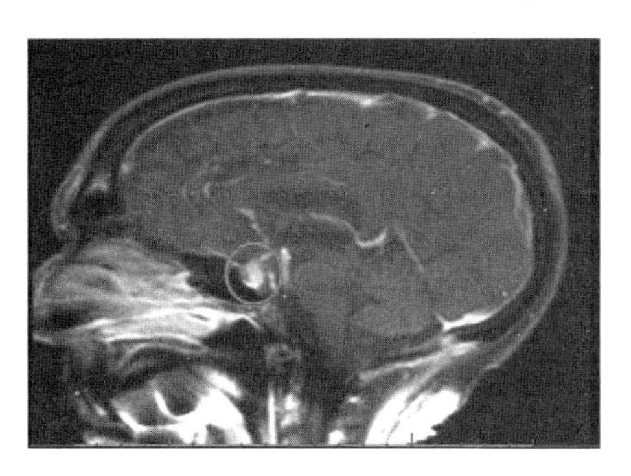

图 19-1　IH 诊断时头颅 MRI 发现下丘脑软组织影，异常强化

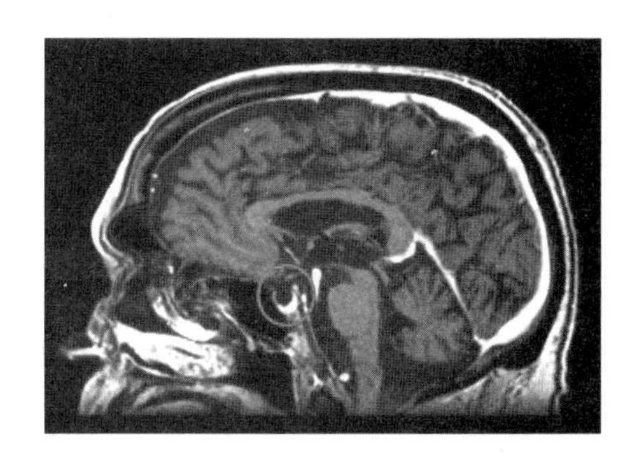

图 19-2　3 个月后头颅 MRI 显示下丘脑软组织影消失，呈现空泡蝶鞍

在诊断为 IH 后大约 5 个月，患者停用泼尼松，并在 1 周内出现疲劳、恶心、厌食和性欲减退的症状。随后患者转诊到内分泌科，查体发现患者有库欣现象、轻度近端肌无力，并且在过去 5 个月内体重增加了 6.356kg。激素检查显示低 AM 皮质醇、低 ACTH、异常 ACTH 刺激试验、低 TSH、正常游离 T4、低催乳素、低总睾酮、正常 IGF-1 和不正常的 LH 水平。

这些发现及其症状同持续性前垂体功能减退症表现相符，患者睾丸激素极低，并已脱离外源性睾酮替代品大约 4 个月，血清和尿渗透压以及电解质均在正常范围内。开始以 30mg/d、分两次给药的氢化可的松替代治疗，并恢复局部睾酮凝胶运用，左甲状腺素剂量从每日 112μg 降至 100μg。患者接着被诊断出阻塞性睡眠呼吸暂停，开始夜间持续气道正压通气，此后患者疲劳症状得到了显著改善。之后氢化可的松剂量减少至 20mg/d，分两次给药。在之后 8 个月的随访中，患者症状几乎已经消退，睾丸激素水平有所改善。在 14 个月的随访中，早晨服用氢化可的松后，患者 ACTH 和 AM 皮质醇检测结果较低，催乳素水平低，TSH 低，总睾酮略低于 8 个月随访时的总睾酮水平。患者表示出现了性欲减退，增加了睾酮用量，氢化可的松剂量减少至 15mg/d，分两次给药。

本病例为恶性黑色素瘤患者，在 Ipilimumab 治疗的第 3 周期出现腺垂体炎的特征，并呈现垂体肿块效应和前垂体功能减退症。Ipilimumab 通过阻断抑制性受体 CTLA-4 来增加 T 细胞活性，从而产生抗肿瘤作用。然而相同机制可能会引起一系列被归类为 irAEs 的炎症不良反应，自身免疫被认为是造成这些不良反应的机制。研究中 IH 的发生率为 0 ~ 17%，然而这些研究使用了不同剂量的 Ipilimumab，范围为 0.3 ~ 10mg/kg。在近期的一个病例中，11% 接受 Ipilimumab 治疗的患者发生了 IH。根据综述，IH 的发生似乎呈剂量依赖性，在较低的 Ipilimumab 剂量（1 ~ 3mg/kg）下，发生率为 1.8% ~ 3.3%，当剂量超过 3mg/kg 时，IH 的发生率为 4.9% ~ 17%，而本患者在用 3mg/kg Ipilimumab 治疗恶性黑色素瘤的第 3 周期后出现症状。有报道称大多数但并非所有的 IH 病例都在相似的治疗期后发生，根据综述，接受 3mg/kg Ipilimumab 治疗的患者在第 11 周的中位时间（即第 4 次给药前）出现症状，提示可能存在累积效应。近期另一项临床试验评估也证实了这一点。然而一项研究显示，使用了 10mg/kg

Ipilimumab 治疗后，一例患者在第一次输注（4 周）后出现了 IH 症状，另一例患者则在第 4 次（16 周）后出现，此外近期一项前瞻性队列研究未发现 Ipilimumab 的累积剂量是 IH 的危险因素。

IH 的临床表现由垂体占位效应和激素缺乏引起，受影响的个体可能出现非特异性症状，如疲劳、虚弱、头痛、恶心、视力障碍如复视（比经典淋巴细胞自身免疫性垂体炎少）、精神错乱、记忆力减退、性欲减退、厌食、失眠、幻觉、温度不耐受以及发热和发冷等主观感觉。早期的研究报道显示 ACTH 和 TSH 似乎存在缺失，且大多数男性患者都有促性腺激素性性腺功能减退的症状。Faje 等报道了所有 IH 患者均出现中枢性甲状腺功能减退和性腺功能减退，而只有约 50% 的受影响个体出现继发性肾上腺皮质功能不全。在 17 例受影响的个体中测试了 6 例个体 IGF-1 的水平，发现其中 1 例个体的 IGF-1 水平较低，而大多数受影响的个体中催乳素水平较低。Faje 等未报告任何由 Ipilimumab 引起的尿崩症，只在文献报道中发现了一例。IH 引起垂体功能丧失的形式似乎与经典自身免疫性垂体炎相似，但与其他原因导致的前垂体功能减退症不同。在大多数 IH 病例中，MRI 显示脑垂体增大（高达基线大小的 60% ~ 100%），且茎增厚。在 Min 等人的病例系列中，只有 1/8 的患者有典型的垂体炎 MRI 结果，且在 1 个月后消退。在 Faje 等人的研究中，17 例 IH 患者中只有 8 例患者在临床诊断为 IH 之前几周出现垂体增大。研究显示与传统的淋巴细胞自身免疫性垂体炎相比，MRI 中 IH 的尺寸更小。本患者在初诊时发现垂体增大，有不均匀增强。最初的诊断基于其临床特征、MRI 结果及实验室证据显示其肾上腺皮质功能不全和性腺功能减退。其他激素水平当时未进行检测，仅在患者不能耐受而停用糖皮质激素后才进行。随后患者证实了存在中枢性肾上腺功能减退和低促性腺激素性性腺功能减退，但仍有生长激素功能。患者 TSH 的下降可归因于垂体功能低下导致中枢性甲状腺功能减退症，然而其术后甲状腺功能减退需要左甲状腺素补充剂的病史使这一情况复杂化。本患者出现了类似部分报道病例的催乳素减少而其他病例则可能由于累及垂体柄而出现催乳素增加。患者血清和尿渗透压以及电解质均在正常范围内，表明垂体后叶和肾素 – 血管紧张素 – 醛固酮功能仍存在。

对 CTLA-4 治疗继发的大多数 irAEs 的推荐治疗方法为使用大剂量糖皮质激素 [地塞米松 4mg/6h，泼尼松龙 45 ~ 60mg/d，泼尼松 1mg/（kg · d）]，并通常在 1 个月开始减量。

在自身免疫性垂体炎的情况下，初始高剂量的糖皮质激素应用生理剂量的氢化可的松（15 ~ 20mg/d，分次给药）替代。在 Faje 等人的研究中，IH 患者接受高剂量糖皮质激素治疗，通常每天接受泼尼松 60mg，然后在不同时间段（通常为 6 ~ 8 周）逐渐减量至生理替代剂量。虽然许多 IH 患者起始用高剂量的糖皮质激素治疗，但尚不清楚这种做法是否必要或为最佳的治疗策略。在确诊时，患者是否起始就需要用高剂量的糖皮质激素，或应该先从接近生理替代剂量开始治疗，仍需要更多研究。理论上高剂量糖皮质激素可能会阻碍 Ipilimumab 的抗肿瘤作用，但是现有证据并不支持这一点。患者最初使用了高剂量的糖皮质激素，然后逐渐减少到生理剂量。部分 irAEs 的发生可能需要停用 Ipilimumab，然而在 Faje 等人的研究中，继续使用 Ipilimumab 的患者在随访中显示出相似的垂体功能减退症。根据现有证据和患者结肠炎及皮炎的进展，患者最后停用了 Ipilimumab。

在停用 Ipilimumab 并开始应用大剂量糖皮质激素和其他激素替代治疗后几天，几乎所有报告的 IH 病例都出现了症状的快速消退。糖皮质激素替代治疗下，随访时发现与临床症状相比，影像增强的垂体减退速度较慢。在停用 Ipilimumab 并应用大剂量糖皮质激素治疗开始后 3 个月，患者的 MRI 结果转阴，患者因垂体占位效应引起的症状也得到了解决，且未出现复发。然而使用了大剂量糖皮质激素治疗后，垂体功能可能会在较长时间内受损。Faje 等报道，在多数病例中（13 例 /17 例），垂体功能减退症状持续存在（随访时间中位数为 11.5 个月），1 例患者肾上腺恢复，1 例患者出现甲状腺恢复，2 例患者的性腺功能正常化，IH 诊断 3 年后，1 例患者的垂体激素缺乏症状得到恢复。一项包含 163 例 Ipilimumab 治疗患者的大型临床试验显示，无论管理如何，在 4 ~ 26 个月的随访中，所有患有 IH 的患者仍需要糖皮质激素替代治疗，部分患者还需要甲状腺素和睾酮替代治疗。本患者则因糖皮质激素和睾酮的停用导致症状恶化，患者当时表现出中枢性肾上腺功能减退，在没有外源性睾酮的情况下出现促性腺激素性性腺功能减退症，且催乳素减少。重新开始略高于生理需要量的氢化可的松和睾酮替代治疗后，患者的临床状况得到改善。在治疗阻塞性睡眠呼吸暂停后，患者疲劳得到改善，氢化可的松可降低到生理剂量。在被诊断为 IH 后 14 个月，患者仍需要睾酮和氢化可的松替代治疗。这表明 IH 引起的垂体功能低下可能持续数月或更长时间。

一些研究表明自身免疫的出现与肿瘤反应性增加有关。Faje 等报道，与没有发生 IH（8.8 个月）的患者相比，发生 IH（19.4 个月）的个体中位生存期增加。就风险因素而言，IH 在男性和老年人中更常见。这与经典的淋巴细胞性垂体炎不同，后者女性更常见。目前尚不清楚为什么垂体前叶对 Ipilimumab 治疗更为敏感。虽然 CTLA-4 基因的多态性被认为与某些自身免疫性内分泌疾病（如 Graves 病和桥本甲状腺炎）有关，但是没有报道描述这种多态性与 IH 的关联。Iwama 等人已证实了 IH 患者有针对促肾上腺皮质激素、促甲状腺激素和促性腺激素的抗体出现。这可能是 Ipilimumab 引起自身免疫性垂体炎的潜在机制。然而该病症确切的抗原靶标仍有待证明。对于用 Ipilimumab 治疗的恶性肿瘤患者，也要考虑发生垂体转移的可能，特别是当增大的垂体对糖皮质激素治疗没有反应时。

【精评】自身免疫性垂体炎是一种 Ipilimumab（抗 CTLA-4 mAb）引起的 irAEs。IH 的临床表现涉及垂体占位效应和垂体功能低下。它通常影响垂体前叶，受影响最多的是促肾上腺皮质激素，促甲状腺激素和促性腺激素，生长激素较少被影响，催乳素可能升高或降低，垂体后叶通常不受影响。除激素和放射学检查外，垂体抗体是一种潜在的检测方法，然而仍需找到抗原靶点。目前尚无足够证据支持在 IH 管理中需要停用 Ipilimumab，也无足够证据支持替代治疗时初始大剂量糖皮质激素优于生理剂量激素。IH 的大多数临床和放射学特征与经典淋巴细胞性垂体炎一致，然而经典淋巴细胞性垂体炎男性及老年人更多见，MRI 显示 IH 的尺寸更小。应在开始使用 Ipilimumab 之前进行垂体功能测试，当怀疑 IH 时，应立即对患者进行治疗，因为肾上腺功能不全可能会危及生命。治疗垂体增大失败时，要警惕原发性恶性肿瘤向垂体转移。尽管垂体占位效应在糖皮质激素治疗后消退，但IH引起的垂体功能减退症通常会在诊断后持续数月或更长时间，这说明除非有证据表明垂体功能恢复，不然应继续激素替代治疗。

参考文献

[1] CATUREGLI P, NEWSCHAFFER C, OLIVI A, et al. Autoimmune hypophysitis[J]. Endocr Rev, 2005, 26(5): 599-614.

[2] HODI F S, O'DAY S J, MCDERMOTT D F, et al. Improved survival with Ipilimumab in patients with metastatic melanoma[J]. N Engl J Med, 2010, 363(8): 711-723.

[3] ROBERT C, THOMAS L, BONDARENKO I, et al. Ipilimumab plus dacarbazine for previously untreated metastatic melanoma[J]. N Engl J Med, 2011, 364(26): 2517-2526.

[4] CORSELLO S M, BARNABEI A, MARCHETTI P, et al. Endocrine side effects induced by immune checkpoint inhibitors[J]. J Clin Endocrinol Metab, 2013, 98(4): 1361-1375.

[5] FAJE A T, SULLIVAN R, LAWRENCE D, et al. Ipilimumab-induced hypophysitis: a detailed longitudinal analysis in a large cohort of patients with metastatic melanoma[J]. J Clin Endocrinol Metab, 2014, 99(11): 4078-4085.

[6] MIN L, IBRAHIM N. Ipilimumab-induced autoimmune adrenalitis[J]. Lancet Diabetes Endocrinol, 2013, 1(3): 15.

[7] MIM L, VAIDYA A, BECKER C. Thyroid autoimmunity and ophthalmopathy related to melanoma biological therapy[J]. Eur J Endocrinol, 2011, 164(2): 303-307.

[8] ATTIA P, PHAN G Q, MAKER A V, et al. Autoimmunity correlates with tumor regression in patients with metastatic melanoma treated with anti-cytotoxic T-lymphocyte antigen-4[J]. J Clin Oncol, 2005, 23(25): 6043-6053.

[9] YANG J C, HUGHES M, KAMMULA U, et al. Ipilimumab (anti-CTLA4 antibody) causes regression of metastatic renal cell cancer associated with enteritis and hypophysitis[J]. J Immunother, 2007, 30(8): 825-830.

[10] DILLARD T, YEDINAK C G, ALUMKAL J, et al. Anti-CTLA-4 antibody therapy associated autoimmune hypophysitis: serious immune related adverse events across a spectrum of cancer subtypes[J]. Pituitary, 2010, 13(1): 29-38.

[11] MAKER A V, PHAN G Q, ATTIA P, et al. Tumor regression and autoimmunity in patients treated with cytotoxic T lymphocyte- associated antigen 4 blockade and interleukin 2: a phase I/II study[J]. Ann Surg Oncol, 2005, 12(12): 1005-1016.

[12] WEBER J S, O'DAY S, URBA W, et al. Phase Ⅰ/Ⅱ study of Ipilimumab for patients with metastatic melanoma[J]. J Clin Oncol, 2008, 26(36): 5950-5956.

[13] MAKER A V, YANG J C, SHERRY R M, et al. Intrapatient dose escalation of anti-CTLA-4 antibody in patients with metastatic melanoma[J]. J Immunother, 2006, 29(4): 455-463.

[14] BLANSFIELD J A, BECK K E, TRAN K, et al. Cytotoxic T-lymphocyteassociated antigen-4 blockage can induce autoimmune hypophysitis in patients with metastatic melanoma and renal cancer[J]. J Immunother, 2005, 28(6): 593-598.

[15] MIN L, VAIDYA A, BECKER C. Association of Ipilimumab therapy for advanced melanoma with secondary adrenal insufficiency: a case series[J]. Endocr Pract, 2012, 18(3): 351-355.

[16] JUSZCZAK A, GUPTA A, KARAVITAKI N, et al. Ipilimumab: a novel immunomodulating

therapy causing autoimmune hypophysitis: a case report and review[J]. Eur J Endocrinol, 2012, 167(1): 1-5.

[17] PHAN G Q, YANG J C, SHERRY R M, et al. Cancer regression and autoimmunity induced by cytotoxic T lymphocyteassociated antigen 4 blockade in patients with metastatic melanoma[J]. Proc Natl Acad Sci U S A, 2003, 100(14): 8372-8377.

[18] UEDA H, HOWSON J M, ESPOSITO L, et al. Association of the T-cell regulatory gene CTLA4 with susceptibility to autoimmune disease[J]. Nature, 2003, 423(6939): 506-511.

[19] CHISTIAKOV D A, TURAKULOV R I. CTLA-4 and its role in autoimmune thyroid disease[J]. J Mol Endocrinol, 2003, 31(1): 21-36.

[20] IWAMA S, DE REMIGIS A, CALLAHAN M K, et al. Pituitary expression of CTLA- 4 mediates hypophysitis secondary to administration of CTLA-4 blocking antibody[J]. Sci Transl Med, 2014, 6(230): 230-245.

（倪　军　宋　鹏　张　力）

20

初始进展后 Tremelimumab 相关肿瘤缩小：2 例报告（假进展）

【附】SHIMOMURA AKIHIKO, FUJIWARA,YUTAKA. et al. Tremelimumab-associated tumor regression following after initial progression: two case reports[J]. Immunotherapy, 2016, 8(1): 9-15.

Shimomura Akihiko 等报道了 2 例使用曲美母单抗（Tremelimumab）后病灶出现延迟退缩的病例。1 例为胆管癌患者，用药前主要症状为右上腹痛（需要非甾体抗炎药镇痛）和疲劳，癌胚抗原（carcinoembryonic antigen，CEA）和糖类抗原 19-9（carbohydrate antigen 19-9，CA19-9）升高，用药 2 周期后患者右上腹痛和疲劳症状加重。CT 显示肝转移灶的病情恶化，停用 Tremelimumab。第 91 天患者疼痛症状减轻；第 98 天 CT 显示肝转移灶的缩小与囊性变；患者 CEA 和 CA19-9 水平下降；第 103 天行肝活检提示组织坏死，未见存活的癌细胞；至第 122 天仍处于部分缓解阶段。另一例为原发灶不明的鳞状细胞癌，用药前乳酸脱氢酶（lactate dehydrogenase，LDH）、细胞角质蛋白 19 片段抗原 21-1（cyto-keration 19 fragment antigen 21-1，CYFRA21-1）、鳞癌相关抗原（squamous cancinoma-associated antigen，SCC）抗原均增高。用药第 30 天（第 2 次给药时）双下肢水肿，血肌酐升高（肾后性肾功能不全）。CT 显示腹膜后淋巴结肿大引起双侧肾积水。停用 Tremelimumab，并立即放置双侧输尿管支架。放置输尿管支架 1 周后，患者肾功能恢复，水肿情况有所改善。用药第 90 天，CT 未见主动脉旁腹膜后淋巴结，其他非靶淋巴结体积也有所减小。双侧肾积水情况有所改善；CYFRA 21-1 和 SCC 抗原水平下降。患者病情得到持续缓解。

【精评】这 2 例恶性实体瘤在使用抗 CTLA-4 治疗后表现出早期短时间内的肿瘤“进展”和后续延迟的强烈退缩现象。考虑机制为活化 T 细胞启动的抗肿瘤炎症反应可能造成类似于“肿瘤进展”的现象，但随后可观察到明显的抗肿瘤效应，即肿瘤组织遭到破坏。因此实体瘤疗效评价标准（response evaluation criteria in solid tumors，RECIST）定义的疾病进展现象并非真正的进展，尤其是当患者的临床症状得以缓解时。目前尚无明确区分这一炎症期和真正疾病进展期的方法。需结合临床及病理综合判断，决定后续用药策略。

参考文献

[1] WILGENHOF S, DU FOUR S, EVERAERT H, et al. Patterns of response in patients with

pretreated Metastatic melanoma who received Ipilimumab 3 mg/kg in a European expanded access program: fve illustrative case reports[J]. Cancer Invest, 2012, 30(10): 712-720.

[2] DEL VECCHIO M, MORTARINI R, TRAGNI G, et al. T-cell activation and maturation at tumor site associated with objective response to Ipilimumab in Metastatic melanoma[J]. J Clin Oncol, 2011, 29(32): 783-788.

[3] WOLCHOK J D, HOOS A, O'DAY S, et al. Guidelines for the evaluation of immune therapy activity in solid tumors: immune-related response criteria[J]. Clin Cancer Res, 2009, 15(23): 7412-7420.

（邸明一　倪　军　张　力）

21

Nivolumab 治疗类风湿关节炎的恶性黑色素瘤患者的病例报告（风湿免疫）（Tocilizumab、Adalimumab）

【附】KAGEYAMA S I, YAMAGUCHI S, ITO S, et al. A case report of using Nivolumab for a malignant melanoma patient with rheumatoid arthritis[J]. Int Cancer Conf J, 2016, 5(4): 192-196.

2016 年 Kageyama Shun-Ichiro 等人报道了 1 例类风湿关节炎的转移性黑色素瘤患者，共接受 6 周期纳武利尤单抗（Nivolumab）治疗后原发病部分缓解（PR），同时类风湿关节炎在原有免疫抑制剂治疗（柳氮磺胺吡啶 1000mg）下稳定。

【精评】生活中基础风湿免疫疾病合并肿瘤患者并不少见，在基础风湿免疫病稳定的基础上，在免疫科医师严密观察下使用 ICIs 治疗为可行方案，临床上应注意相关病例积累，探索评估 ICIs 用药剂量，irAEs 治疗策略。

参考文献

[1] KENNEDY L B, SALAMA A K S. A review of cancer immunotherapy toxicity[J]. CA Cancer J Clin, 2020, 70(2): 86-104.

[2] ZHOU J, WANG Q, DUAN L, et al. Management of Rheumatic Adverse Events Related to Immune Checkpoint Inhibitors] [J]. Zhongguo Fei Ai Za Zhi, 2019, 22(10): 671-675.

（倪　军　宋　鹏　张　力）

22

黑色素瘤治疗期间暴发性糖尿病抗 PD-1 抗体的严重不良反应（内分泌系统）

【附】PREAU Y, VALERO R, BELIARD S. Le diabète fulminant, un effet secondaire grave des anticorps anti-PD1 : a propos de quatre cas survenus en cours de traitement pour mélanome[J]. Médecine des Maladies Métaboliques, 2016, 10(5): 434-437.

2016年Preau Y.等人报道4例ICIs治疗相关暴发性糖尿病患者。病例1，男性，44岁，转移性黑色素瘤，一线 Ipilimumab 单药，二线 Pembrolizumab。3 剂 Pembrolizumab 治疗后突发呕吐、神志不清，多尿，烦渴，体重下降（15 天减重 6kg）。生化检查：血糖：9.20g/L；尿酮体 3mmoL/L；pH：7.25；碱储备：3mU/L，急性肾功能衰竭（肌酐清除率：39mL/min/1.73m^2）；HbA1c 6.85%；C- 肽低值测不出；抗 GAD 和抗 IA-2 阴性抗体。HLA 基因分型没有确定 DF 的经典风险单倍型。腹部 CT：胰腺大致正常，未见渗出、积液。符合酮症酸中毒，T1DM。病例 2，男性，47 岁，转移性黑色素瘤，一线 Ipilimumab 联合 Nivolumab，13 周期后体重明显下降（1 个月减重 10kg），生化检验：血糖 3g/L，尿酮体：4.9mmol/L，HbA1c 9.5%，C- 肽 0.25ng/mL，抗 GAD、抗 IA-2 抗体阴性，符合 T1DM，给予胰岛素控制血糖。病例 3，男性，48 岁，转移性黑色素瘤，一线 Ipilimumab，二线 Nivolumab，11 周期 Nivolumab 后体重明显下降（1 个月减重 6kg），生化检验：血糖 7g/L，HbA1c 8.05%；基础 C- 肽 0.54ng/mL，刺激无反应；抗 GAD、抗 IA-2 阴性。病例 4，男性，23 岁，转移性黑色素瘤，一线 Ipilimumab 联合 Pembrolizumab，17 周期后出现突发昏迷，生化检查：HbA1c 7.1%；基础 C- 肽 0.45ng/mL，对葡萄糖刺激无反应；抗 GAD、抗 IA-2 阴性；HLA 分型：DRB1*1316-DQB1*0305。符合 T1DM、酮症酸中毒诊断标准，给予强化胰岛素治疗有效。

【精评】暴发性糖尿病是 T1DM 的一种亚型，首次由日本研究者报道，由于胰岛细胞快速而不可逆的破坏出现致命的酮症酸中毒，患者 C- 肽明显下降，糖化血红蛋白轻度升高，T1DM 特异性的抗体多阴性。本文献报道 4 例恶性黑色素瘤患者应用 ICIs（Pembrolizumab、Ipilimumab 与 Nivolumab 交替、Ipilimumab 联合 Nivolumab、Ipilimumab 联合 Pembrolizumab）期间以糖尿病酮症就诊的暴发性糖尿病的病例。4 例患者均以糖尿病酮症酸中毒（diabetic ketoac-idosis，DKA）首诊，C- 肽极低，HbA1c 轻度升高，抗 GAD、抗 AA 抗体阳性率不高，HLA 分型非易感型。对于以 DKA 首诊的应用 ICIs 治疗的患者，应高度警惕暴发性糖尿病的发生。

参考文献

IMAGAWA A, HANAFUSA T, MIYAGAWA J, et al. A novel subtype of type 1 diabetes mellitus characterized by a rapid onset and an absence of diabetes-related antibodies[J]. N Engl J Med, 2000, 342: 301-307.

（倪 军 宋 鹏 张 力）

23

Pembrolizumab 免疫相关毒性引发胰岛素依赖性糖尿病的病例报告 1 例（内分泌系统）

【附】HANSEN E, SAHASRABUDHE D, SIEVERT L. A case report of insulin-dependent diabetes as immune-related toxicity of Pembrolizumab: presentation, management and outcome[J]. Cancer Immunol Immunother, 2016,65(6): 765-767.

2016 年 Hansen Elizabeth 等人对 Pembrolizumab 相关 T1DM 的表现、治疗及结局进行病例报道及讨论。患者，男性，58 岁，恶性黑色素瘤，一线干扰素，二线维罗非尼，三线 Pembrolizumab，17 周期 Pembrolizumab 后出现疲乏、多饮、多尿，生化检查：随机血糖水平达到 408mg/dL，血清淀粉酶（53U/L）和脂肪酶（91U/L）正常。糖化血红蛋白为 9.7%，抗 GAD 滴度升高（＞ 250U/mL），证实了胰岛素依赖型糖尿病的诊断。因疾病进展停用 Pembrolizumab，20 天后平均空腹血糖水平和每日胰岛素总需求量分别为 153mg/dL（IQR 为 78.5mg/dL）和 39U（IQR 为 8.75U）。在胰岛素依赖型糖尿病发病后第 55 天，平均空腹血糖水平和每日总胰岛素需求量分别下降到 108mg/dL（IQR 为 16mg/dL）和 23U（IQR 为 19U）。同时，患者的糖化血红蛋白水平从 9.7% 下降到 7.1%。患者在胰岛素依赖型糖尿病发病后第 20、55 和 81 天，通过随机抽取静脉血测得的所有 C- 肽值均在正常参考范围内（2.4ng/mL、4.1ng/mL、3.5ng/mL），表明内源性胰岛素正在产生。在胰岛素依赖型糖尿病发作后第 54 天，患者可以停止使用胰岛素。

【精评】一般情况下，胰岛素依赖型糖尿病发作后，C- 肽水平随着时间的推移而下降并最终变得无法检测。该患者在停止胰岛素治疗后仍保持正常血糖，且 C- 肽水平可检测到，这可能表明患者在 Pembrolizumab 诱导的胰岛素依赖型糖尿病发作后 β 细胞仍具有功能。一般来说，irAEs 都可以使用糖皮质激素来控制并最终使情况得到逆转。然而，胰岛素依赖型糖尿病，目前尚不清楚皮质类固醇的使用是否有益于患者。在这个病例中，选择不使用皮质类固醇是因为用胰岛素对高血糖进行控制是可行的，而且类固醇诱导的高血糖也会给确认患者是否恢复带来困难。

参考文献

MATTHEW A, SMITH –COHN, DAVID GILL, et al. Case report: Pembrolizumab-induced Type 1 diabetes in a patient with metastatic cholangiocarcinoma[J]. Immunotherapy, 2017, 9(10): 797-804.

（倪　军　宋　鹏　张　力）

24

Pembrolizumab 相关的帕金森病和脑病（神经内科）

【附】AARON GAEKWAD, PRASHANTH R, BURROW J, et al. Parkinsonism and encephalopathy associated with Pembrolizumab: A case report [J/OL]. COSA, 2016: 227. https://www.researchgate.net/publication/313616757_Parkinsonism_and_encephalopathy_associated_with_Pembrolizumab_A_case_report#read.

Aaron Gaekwad 等人报道了 1 例 Pembrolizumab 治疗相关性帕金森病和脑病病例。患者，男性，66 岁，转移性恶性黑色素瘤（BRAF 野生型），一线单药 Pembrolizumab 治疗，最佳疗效 PR。11 剂 Pembrolizumab 治疗后出现幻觉、静止性震颤及运动迟缓，脑脊液及头颅 MRI 排除感染，脑电图支持脑病。停用 Pembrolizumab，加用泼尼松 1mg/（kg・d），2 周后幻觉明显改善，震颤及运动迟缓持续存在。

【精评】CTLA-4 抑制剂相关神经系统 irAEs 发生率为 3.8%，PD-1 抑制剂为 6.1%，联合方案为 12.0%，中位发病时间约为 6 周，大部分发生在肿瘤治疗诱导阶段。神经系统 irAEs 可分为中枢神经系统 irAEs（垂体炎、脑炎、脑膜炎、多发性硬化、横贯性脊髓炎等）和周围系统 irAEs（周围神经病、重症肌无力、炎性肌病、吉兰－巴雷综合征等）。因神经系统 irAEs 均有一定程度的致残或致死率，快速诊断及治疗尤为重要。本案例病情描述简练，笔者对于 ICIs 相关脑病诊断存疑。本例中帕金森病应为 ICIs 耦合反应，即患者本身正处于某种疾病的潜伏期或者是带有某种基础疾病的情况下，接受 ICIs 治疗后巧合发病，与 ICIs 应用关系不大。此类耦合反应随着 ICIs 普遍应用，发生率也将逐步升高，亦应得到临床关注。

参考文献

[1] KENNEDY L B, SALAMA A K S. A review of cancer immunotherapy toxicity[J]. CA Cancer J Clin, 2020, 70(2): 85-104.

[2] WANG D Y, SALEM J E, COHEN J V, et al. Fatal Toxic Effects Associated With Immune Checkpoint Inhibitors: A Systematic Review and Meta-analysis[J]. JAMA Oncol, 2018, 4(12): 1721-1728.

（倪　军　宋　鹏　张　力）

25

晚期黑色素瘤和克罗恩病的患者中免疫检查点抑制剂联合 IL-6 治疗临床获益（消化系统）（Tocilizumab、Adalimumab）

【附】UEMURA M, TRINH V A, HAYMAKER C, et al. Selective inhibition of autoimmune exacerbation while preserving the anti-tumor clinical benefit using IL-6 blockade in a patient with advanced melanoma and Crohn's disease: a case report[J]. J Hematol Oncol, 2016, 9(1): 81.

2016 年 Uemura Marc 等人提出一种克罗恩病（Crohn's Disease，CD）患者应用 Pembrolizumab 治疗的方案。患者，女性，49 岁，恶性黑色素瘤（BRAF，NRAS 和 c-KIT 均野生型），基础重度难治性 CD 病史、瘘、抗 TNF-α 抗体维持治疗中。一线联合化疗（不详），二线 Pembrolizumab（2mg/kg，每隔 21 天 1 次）联合脑放疗治疗，因考虑基础病预防性应用 Tocilizumab（IL-6R 抑制剂，8mg/kg，每隔 21 天 1 次）治疗。2 周期 Pembrolizumab 后基础病稳定，8 周期后出现腹腔内脓肿。暂停 Pembrolizumab 和 Tocilizumab，开始 Adalimumab 治疗后腹腔脓肿吸收。后续以 Pembrolizumab 联合 Adalimumab 治疗，肿瘤评效完全缓解，CD 持续稳定。

【精评】本文献提出 Pembrolizumab 与特异性靶向药物（IL-6R 抑制剂、TNF-α 抑制剂）的联合治疗策略，保证抗肿瘤疗效的同时，可预防 / 延迟基础免疫性疾病恶化。本文献中联合用药的耐受性好，为日后临床实践提出一种治疗策略。

参考文献

ZHOU J, WANG Q, DUAN L, et al. Management of rheumatic adverse events related to immune checkpoint inhibitors[J]. Zhongguo Fei Ai Za Zhi, 2019, 22(10): 671-675.

（倪 军 宋 鹏 张 力）

26

Nivolumab 诱发的慢性炎症性脱髓鞘性多发性神经根病，模仿快速发作的吉兰－巴雷综合征：1 例病例报告（神经系统）（IVIg）

【附】RYOTA TANAKA, HIROSHI MARUYAMA, YASUSHI TOMIDOKORO, et al. Nivolumab-induced chronic inflammatory demyelinating polyradiculoneuropathy mimicking rapid-onset Guillain–Barré syndrome: a case report[J]. Japanese Journal of Clinical Oncology, 2016, 46(9) 875-878.

Ryota Tanaka 等人报道了 1 例 85 岁女性患者，被诊断为Ⅳ期黑色素瘤，在接受 Nivolumab 治疗 2 周后出现了 1 级感觉异常。随后的治疗期间，患者的神经系统障碍迅速恶化，神经系统查体示双侧感觉减退、痛觉减退和共济失调性肢体深感觉障碍。此外，查体还发现了肢体对称性远端显性乏力伴手指震颤和腱反射减弱。脑部 MRI 未见明确转移或其他不良事件。脊柱 MRI 的结果显示 C7 和 Th1 背根处存在钆增强，但未见脊髓扩张。神经传导试验显示 F 波潜伏期延长、传导阻滞引起的运动神经传导速度轻微延迟、远端潜伏期正常和感觉神经动作电位减少。患者的脑脊液（CSF）检查正常。腓肠神经活检显示中小型有髓神经纤维丢失，可见髓鞘卵圆体，淋巴细胞轻度浸润伴节段性脱髓鞘。表现出类吉兰－巴雷综合征（GBS）样症状，以 400mg/（kg · d）的剂量开始对患者进行静脉注射免疫球蛋白（IVIg），共持续 5 天。患者的症状得到了显著改善。3 周后再次行脊柱 MRI，与前次结果对比，患者的 C7-Th1 水平的 T1 异常信号消失。

【精评】此例患者救治成功与全面排查相关疾病，无治疗延误密切相关，提示遇到类似病例时，需及时提请神经专科会诊，进行多学科诊疗模式（MDT）的相关讨论，以利于早诊早治。

（宋　鹏　邸明一　张　力）

27

Pembrolizumab 治疗的双侧葡萄膜炎和乳头炎 1 例（眼毒性）

【附】KHAWLA ABU SAMRA, MANUEL VALDES-NAVARRO, STACEY LEE, et al. A case of bilateral uveitis and papillitis in a patient treated with Pembrolizumab[J]. Eur J Ophthalmol, 2016, 26 (3): e46-e48.

Khawla Abu Samra 等人报道 1 例 82 岁男性Ⅳ期黑色素瘤患者，每 3 周开始接受 Pembrolizumab 输注治疗。开始治疗 2 个月后，患者出现双侧严重的前葡萄膜炎和乳头炎，在停止 Pembrolizumab 输注和局部类固醇治疗后快速完全恢复。重新开始 Pembrolizumab 治疗后葡萄膜炎复发。

【精评】程序性死亡蛋白 -1（programmed death-1，PD-1）相关的眼毒性非常罕见，此例患者为Ⅲ度葡萄膜炎，依据中国临床肿瘤学会（Chinese Society of Clinical Oncolog，CSCO）的《免疫检查点抑制剂相关的毒性管理指南》应永久停药，但该患者继续使用后无严重不良反应，但考虑到失明等严重并发症的可能性，对Ⅲ度葡萄膜炎再挑战使用免疫治疗需十分谨慎。

参考文献

中国临床肿瘤学会指南工作委员会 . 免疫检查点抑制剂相关的毒性管理指南 [M]. 北京：人民卫生出版社，2019：74.

（宋　鹏　邸明一　张　力）

28

转移性黑色素瘤患者罕见的由 Pembrolizumab 引起的葡萄膜炎的病例（眼部）

【附】HANNA K S. A rare case of Pembrolizumab-induced uveitis in a patient with metastatic melanoma[J]. Pharmacotherapy, 2016, 36(11): e183-e188.

Hanna K S 报道了 1 例 78 岁的女性在开始使用派姆单抗（Pembrolizumab）治疗转移性黑色素瘤后出现了全葡萄膜炎。患者接受每疗程 21 天的 3 个疗程治疗，在治疗期间症状逐渐恶化。该患者随后接受局部和全身皮质类固醇激素治疗，尽管对治疗反应良好，但仍停用了 Pembrolizumab。

【精评】PD-1 相关的眼毒性非常罕见，此例患者为Ⅳ度眼部毒性，激素加量后病情得到有效控制。对于Ⅳ度眼部毒性 CSCO《免疫检查点抑制剂相关的毒性管理指南》推荐永久停药，但该患者继续使用后无严重不良反应。对于临床的类似患者该例患者的治疗并不具有普及型。

参考文献

中国临床肿瘤学会指南工作委员会 . 免疫检查点抑制剂相关的毒性管理指南 [M]. 北京：人民卫生出版社，2019：74.

（宋　鹏　邱明一　张　力）

29

环孢素与 Nivolumab 相关的干眼症：1 例进展为角膜穿孔的病例（眼部）（环孢素）

【附】ALEXANDER T NGUYEN, MAXWELLELIA, MIGUEL A M, et al. Cyclosporine for dry eye associated with Nivolumab: a case progressing to corneal perforation[J]. Cornea, 2016, 35: 399-401.

Alexander T. Nguyen 等报道了 2 例与纳武单抗（Nivolumab）治疗相关的严重干眼症，其中的 1 例进展为角膜穿孔。病例 1：男性，58 岁，转移性黑色素，在接受第 6 疗程 Nivolumab 治疗后，出现严重双侧干眼症。转诊治疗干眼症的 4 周之后，患者的右眼进展为角膜穿孔，于是停用 Nivolumab 治疗。当肿瘤转移复发时，患者再次接受 Nivolumab 治疗，同时接受包括局部环孢素在内的强化治疗方案来稳定其眼部表面病症。病例 2：女性，46 岁，转移性黑色素瘤，患者在接受第 3 疗程 Nivolumab 治疗时，出现严重的干眼症状并被转诊治疗干眼症。通过采用积极润滑和局部用环孢素的治疗方案，干眼症状和眼表染色结果得到了改善。在结束 Nivolumab 治疗后的随访中，其转移性黑色素瘤依旧保持消退状态。

【精评】与 Nivolumab 相关的干眼症可以通过包括局部应用环孢素在内的方案进行有效治疗。在治疗与全身化学疗法相关的眼部不良反应时，眼科医生有责任做出迅速有效的临床决策，而这些决策若失误可能危及患者的生命。

（宋　鹏　邸明一　张　力）

30

Ipilimumab 引起的眼和眼眶炎症：病例系列及文献综述（眼部）

【附】PAPAVASILEIOU E, PRASAD S, FREITAG S K, et al. Ipilimumab-induced ocular and orbital inflammation-a case series and review of the literature[J]. Ocul Immunol Inflamm, 2016, 24(2): 140-146.

Papavasileiou Evangelia 等报道了 7 例与 Ipilimumab 治疗相关的眼部和眼眶并发症患者。4 例患者有眼眶炎症，2 例患者有葡萄膜炎，1 例患者有外周溃疡性角膜炎。第 1 例为患有多发性骨髓瘤（MM）的 55 岁女性，在作用第 3 剂 Ipilimumab 和贝伐珠单抗（Bevacizumab）后出现双侧眼痛。患者患有双侧外周溃疡性角膜炎，口服阿昔洛韦 800mg，每日 2 次，和外用红霉素软膏治疗无效。局部用醋酸泼尼松龙后 4 周内角膜炎消退。同时停止 Ipilimumab 输注，再分期扫描显示 5 个月疾病没有进展。第 2 例为 61 岁 MM 女性，在第 2 次 Ipilimumab 输注后 2 周，右眼发生视力模糊和飞蚊症。裂隙灯检查显示双侧前葡萄膜炎，右侧较重。局部使用醋酸泼尼松龙后 1 周内眼内炎症消退。予患者全身性糖皮质激素治疗 Ipilimumab 相关性结肠炎，并停止 Ipilimumab 输注，患者肿瘤进展出现骨转移。第 3 例患有 MM 的 68 岁女性在接受第一剂 Ipilimumab 治疗 2 周后右眼出现复视、眼球突出和结膜水肿。CT 显示右侧眶内占位累及外直肌，和肿瘤转移一致。结膜水肿和眼睑水肿在 3 天内未经治疗自行消退。在第 2 次 Ipilimumab 输注后 5 天，患者出现复发性结膜水肿、眼睑水肿和 Ipilimumab 相关的自身免疫性胰腺炎和肝炎。予患者全身性糖皮质激素并停用 Ipilimumab。患者转移性肿瘤有所进展。第 4 例为一名患有 MM 的 54 岁女性，在第 2 次服用 Ipilimumab 后 2 周出现头痛和眼睛发红。裂隙灯检查显示前房有双侧角膜沉淀物和细胞 3+。局部类固醇治疗 6 周内葡萄膜炎消退。第 2 程 Ipilimumab 治疗之后患者出现 Ipilimumab 相关性垂体炎并开始氢化可的松治疗。患者接受了一次额外的 Ipilimumab 维持输注，但出现严重的结肠炎，需要静脉注射糖皮质激素治疗并且停用 Ipilimumab。患者最后一次输注 Ipilimumab 后 8 个月，再分期扫描显示肝脏转移灶进展。第 5 例为一名患有 MM 的 52 岁男性，在第 2 次输注 Ipilimumab 后 2 天出现右侧眼睑肿胀和复视。查体发现双侧眼外运动严重受限、双侧结膜和眼睑水肿以及右眼眼球突出（图 30-1）。MRI 显示脑垂体强化，伴右侧外直肌和下直肌增厚。予患者静脉输注甲泼尼龙，然后口服泼尼松逐渐减量。经过 4 个月的泼尼松逐渐减量和停用 Ipilimumab 后，眼肌麻痹和眼球突出消退。再分期扫描显示黑色素瘤进展。第 6 例为一名患有 MM 的 47 岁女性，在第 2 次输注 Ipilimumab 后 3

天出现双侧眼睑肿胀、眶周疼痛和复视。查体显示双眼上转和外展中度受限，伴左侧上睑下垂。开始全身性糖皮质激素 60mg/d 治疗，并在 2 周后症状消退后逐渐减量。患者在第 4 次输注 Ipilimumab 后 5 天出现垂直复视复发，增加全身性泼尼松用量后 2 周内症状消退。MRI 再分期显示肿瘤进展，之后停止 Ipilimumab 治疗。第 7 例为一名患有 MM 的 78 岁男性，在第 2 次 Ipilimumab 输注后 10 天报告了复视。检查显示双侧眼外运动轻度受限，伴左侧上睑下垂。大脑 MRI 显示胼胝体中有一个小的增强病灶，与转移性肿瘤一致，但没有眼眶异常。患者出现垂体炎和甲状腺炎，予口服糖皮质激素治疗，并停用 Ipilimumab。患者复视稳定但没有完全消退。自 2012 年以来，随访扫描显示黑色素瘤病变无进展。

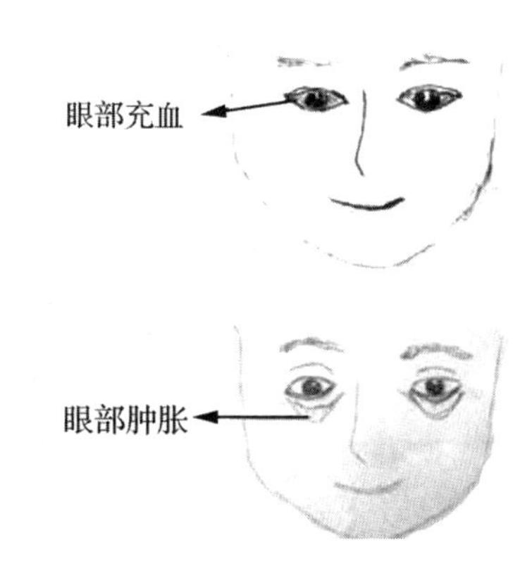

图 30-1　眼部查体表现

【精评】参与 MM 患者治疗的医生应该了解 Ipilimumab 治疗可能产生的 irAEs，包括眼部和眼眶炎症。Ipilimumab 相关的眼部炎症通常伴有其他全身性 irAEs，并且通常可以通过使用糖皮质激素治愈。

（宋　鹏　邸明一　张　力）

31

1例经免疫治疗效果不佳的转移性黑色素瘤合并严重不良反应（神经肌肉）

【附】NATHALIE KRECKE, ANNA ZIMMER, BETTINA FRIESENHAHN-OCHS, et al. Sneaky side effects and ineffectiveness of an immunotherapy with Ipilimumab in a case of metastatic melanoma[J]. Dermato-Endocrinology, 2016, 8(1): e1199307.

Nathalie Krecke 等报道了 1 例黑色素瘤患者接受 3 周期 Ipilimumab 治疗后出现头痛和轻度眶周肿胀。头颅 CT，脑脊液穿刺和眼内压测量均未发现异常。此后症状加重，实验室检查示甲状腺功能障碍，头颅 MRI 证实垂体炎的诊断。眶周皮下脂肪组织可见蜂窝织炎。使用地塞米松治疗后症状缓解，后期序贯为氢化可的松和左甲状腺素替代治疗。

【精评】Ipilimumab 治疗黑色素瘤最常见的不良反应包括自身免疫反应介导的结肠炎和垂体炎。此外，Ipilimumab 治疗可能诱发眼眶肌炎和眼眶炎症，迄今在发表的文献中类似案例超过 10 例。因此接受该治疗的患者均应高度警惕免疫药物治疗期间或之后出现的任何相关症状，及时进行 MRI 检查辅助诊断，及时的激素治疗将很快控制症状。

参考文献

[1] GATHINGS R, LEWALLEN R, YOSIPOVITCH G. Immunotherapyinduced leukoderma from treatment of melanoma with IL-2: a case report and a review of the literature[J]. Acta Derm Venereol, 2015, 95: 197-200.

[2] BOUWHUIS M G, TEN HAGEN T L, EGGERMONT A M. Immunologic functions as prognostic indicators in melanoma[J]. Mol Oncol, 2011, 5: 183-189.

[3] BOUWHUIS M G, TEN HAGEN T L, SUCIU S, et al. Auto immunity and treatment outcome in melanoma[J]. Curr Opin Oncol, 2011, 23: 170-176.

（邸明一　倪　军　张　力）

32

Ipilimumab 治疗转移性黑色素瘤引起坏死性脊髓病变1例病例报告及文献复习（神经肌肉）（Infliximab）

【附】AL-OLA ABDALLAH, ALINE HERLOPIAN, RAHUL RAVILLA, et al. Ipilimumab-induced necrotic myelopathy in a patient with metastatic melanoma: a case report and review of literature[J]. J Oncol Pharm Practice, 2016, 22(3): 537-542.

Al-Ola Abdallah 等报道了 1 例黑色素瘤患者接受 Ipilimumab 治疗后出现进展性坏死性脊髓病变的病例报告。患者出现急性脑病伴发强直性癫痫发作。头部增强 MRI T2/flair 相显示双侧弥散涉及额叶、顶叶枕叶的可复性后部脑病综合征。脑电图显示广泛缓慢的脑电波，予左乙拉西坦治疗。脑脊液分析提示白细胞 303/μL，淋巴细胞 233/μL，蛋白质 310mg/dL，葡萄糖 27mg/dL，未找到恶性肿瘤细胞。脑脊液流式细胞分析显示 98% 为 CD3 阴性细胞，同时 CD4 ： CD8 比例上升。病原学检查阴性。此后患者出现急性截瘫，尿潴留以及下肢感觉障碍，神经检查提示轻微脑病，向右侧水平眼球震颤，下肢截瘫，感觉平面上升至 T5 ~ T6 节段，下肢反射缺失，双侧巴宾斯基征、霍夫曼征阴性。全脊髓增强 MRI 提示 T2 相斑块状高强化出现在颈髓、胸髓、脊髓圆锥、马尾、骶神经根，C5，T3 ~ T4，T6 ~ T7，T11 ~ T12 髓内局部损伤。予地塞米松 4mg，每日 2 次治疗，神经检查无改善。3 周后复查脊髓增强 MRI 显示脊髓病变连同马尾以及骶神经根病变进展。患者的腰髓硬脊膜活检提示脊髓圆锥损伤加重。病理显示坏死伴组织细胞以及淋巴细胞浸润，尤其在血管周围聚集，对血管壁无损伤，无血栓出现。神经纤维染色提示尽管许多已经病变出现不规则肿胀以及轴索球样改变，但大量轴索保留。CD45 染色显示淋巴细胞群主要由 CD3 阳性 T 细胞组成，其中 CD4 阳性细胞显著多于 CD8 细胞。考虑诊断坏死性脊髓病。患者在用大剂量泼尼松治疗 2 周后没有出现明显的临床症状改善，开始 Infliximab 治疗，后续随访显示轻微但是可见的改善。

【精评】坏死性脊髓病变是一种罕见的疾病，以急性脊髓损伤为主要表现。病理显示脊髓灰质、白质坏死，无明显炎症指标以及损伤提示。多种疾病如视神经脊髓炎、脊髓血管炎、副肿瘤综合征、引起脊髓静脉流出障碍的疾病、放射性脊髓病，以及单纯疱疹病毒感染均可引起。特发性坏死性脊髓病变最具特征性的表现是疾病跳跃式进展，可出现急性或者亚急性恶化，最终止于半身截瘫或者四肢瘫痪。脑脊液蛋白一般升高至 500 ~ 1000g/L，无寡克隆区带，偶尔合并细胞数量增多。活检提示脊髓坏死伴组织细胞以及淋巴细胞浸润血管周围组织。对于严重的神经系统毒性（3 级或 4 级），

Ipilimumab 应该永久停用，并按照泼尼松（或者等效药）每天一次 1 ~ 2 mg/kg 开始系统性糖皮质激素治疗，至少 30 天以后再缓慢减量。一些患者对 Infliximab 反应效果好说明激活的 T 细胞释放细胞因子可能是致病因素之一。合并坏死性脊髓病变的患者预后较差，即使接受免疫调节治疗仍会进展。针对这类罕见但严重的急性不可逆的并发症应立刻停用 Ipilimumab 并积极治疗。

参考文献

[1] PATEL S P, WOODMAN S E. Profile of ipilimumab and its role in treatment of metastatic melanoma[J]. Drug Des Devel Ther, 2011, 5: 489-495.

[2] ANDREWS S, HOLDEN R. Characteristics and management of immune-related adverse effects associated with ipilimumab, a new immunotherapy for metastatic melanoma[J]. Cancer Manag Res, 2012, 4: 299-307.

[3] LEMECH C, ARKENAU H T. Novel treatments formetastatic cutaneous melanoma and the management of emergent toxicities[J]. Clin Med Insights, 2012, 6: 53-66.

[4] WEBER J S, KAHLER K C, HAUSCHILD A. Management of immune-related adverse events and kinetics of response with ipilimumab[J]. J Clin Oncol, 2012, 30: 2691-2697.

[5] KATZ J D, ROPPER A H. Progressive necrotic myelopathy: clinical course in 9 patients[J]. Arch Neurol, 2000, 57: 355-361.

（邸明一　倪　军　张　力）

33

风暴从何而来：Ipilimumab 诱发甲状腺风暴的案例（内分泌系统）

【附】FAIZA FERDOUSY M D, CHRISTOPHER CAESAR WILLIAMS M D, BENJAMIN SHERMAN M D. Where is the storm coming from: a case of thyroid storm secondary to Ipilimumab[J]. American College of Chest Physicians, 2016,150(4): 379A.

Faiza Ferdousy 等报道了 1 例使用 Ipilimumab 治疗恶性黑色素瘤引起甲亢并出现甲状腺危象的病例。患者在末次用药 3 周后出现精神状态改变，发热，心悸和腹泻。广谱抗生素治疗无效，患者出现心力衰竭并需要机械通气支持。针对感染和自身抗体筛查均为阴性。TSH ＜ 0.01IU/mL（正常 0.3 ～ 4.7IU/mL），T3 为 22pg/mL（正常 2.4 ～ 4.2pg/mL），游离 T4 水平为 5ng/dL（正常 0.7 ～ 1.6ng/dL）。诊断 Ipilimumab 引起的甲亢危象。患者接受氢化可的松（相当于泼尼松 1mg/kg），丙硫氧嘧啶，鲁哥氏（Lugol）溶液和 β 受体阻滞剂等治疗后症状缓解。

【精评】Ipilimumab 与多种甲状腺功能异常有关，最常见的是甲状腺炎和（或）甲状腺功能减退症（1% ～ 2%）。由于症状不特异，临床上对甲状腺危象的诊断重点需要与败血症相鉴别。治疗包括使用类固醇，抗甲状腺药物和 β 受体阻滞剂。在开始使用 Ipilimumab 前及药物使用过程中均应定期检查甲状腺功能。尽管甲状腺功能减退症更常见，但对于出现类似症状的患者，需重点鉴别甲状腺功能亢进危象的可能性。

参考文献

[1] Christine Yu, Inder J Chopra, Edward Ha. A novel melanoma therapy stirs up a storm: Ipilimuab-induced thyrotoxicosis[J]. Endocrinol Diabetes Metab Case Rep, 2015, 2015: 140092.

[2] Anne Bertrand, Marie Kostine, Thomas Barnet che, et al. Immune related adverse events associated with Anti-CTLA-4 Antibodies: Systematic Review and Meta-analysis[J]. BMC Medicine, 2015, 13: 211.

（邸明一　倪　军　张　力）

34

2例接受Nivolumab治疗的自身免疫性甲状腺疾病血清学加重的病例报告（内分泌系统）

【附】NARITA TOMOHIKO, OISO NAOKI TAKETOMO. Serological aggravation of autoimmune thyroid disease in two cases receiving Nivolumab[J]. Journal of Dermatology, 2016, 43: 210-214.

Narita Tomohiko等报道了2例使用Nivolumab治疗恶性黑色素瘤导致甲状腺功能异常的患者，2例患者在使用Nivolumab之前都患有自身免疫性甲状腺疾病。一例在治疗前合并桥本甲状腺炎，治疗前促甲状腺激素（TSH）增加，游离甲状腺素（FT4）减少；另一例合并亚临床桥本甲状腺炎的基础疾病，存在高滴度的抗甲状腺球蛋白抗体和胸腺球蛋白，而甲状腺功能正常。2例患者均在使用Nivolumab治疗后出现TSH增高、FT3和FT4减低，甲状腺超声检查均显示甲状腺肿胀。接受替代治疗后2例患者的甲状腺功能均恢复正常。

【精评】一组包含107例接受Nivolumab治疗的晚期黑色素瘤患者的研究报道中6例（5.6%）甲状腺功能减退。Nivolumab可诱导自身免疫反应并引起甲状腺功能异常。除了监测甲状腺功能外，还需要在Nivolumab给药之前和给药期间检测甲状腺相关的自身免疫抗体和甲状腺超声，以确认甲状腺功能减退和甲状腺功能亢进是否倾向于发生在合并存在亚临床自身免疫性甲状腺疾病的甲状腺功能正常患者中。

参考文献

[1] TOPALIAN S L, SZNOL M, MCDERMOTT D F, et al. Survival, durable tumor remission, and long-term safety in patients with advanced melanoma receiving nivolumab[J]. J Clin Oncol, 2014, 32: 1020-1030.

[2] HUGHES J, VUDATTU N, SZNOL M, et al. Precipitation of autoimmune diabetes with Anti-PD-1 immunotherapy[J]. Diabetes Care, 2015, 38: 55-57.

[3] NARITA T, OISO N, FUKAI K, et al. Generalized vitiligo and associated autoimmune diseases in Japanese patients and their families[J]. Allergol Int, 2011, 60: 505-508.

[4] NOSO S, PARK C, BABAYA N, et al. Organ-specificity in autoimmune diseases: thyroid and islet autoimmunity in alopecia areata[J]. J Clin Endocrinol Metab, 2015, 100: 1976-1983.

（邸明一　倪　军　张　力）

35

在患有晚期黑色素瘤和克罗恩病的患者中使用 IL-6 阻断进而选择性抑制自身免疫疾病恶化同时保留抗肿瘤临床益处：病例报告（消化系统）（免疫系统）（Pembrolizumab）（Tocilizumab）

【附】UEMURA MARC, VAN A T, CARA H, et al. Selective inhibition of autoimmune exacerbation while preserving the antitumor clinical benefit using IL-6 blockade in a patient with advanced melanoma and Crohn's disease a case report[J]. Journal of Hematology & Oncology, 2016, 9: 81.

Uemura Marc 等报道了 1 例患有晚期黑色素瘤和难治性克罗恩病的患者，同时接受了 Pembrolizumab（抗 PD-1 抗体）和 Tocilizumab（抗白细胞介素 -6 受体抗体）治疗的病例（图 35-1）。患者在 16 周内没有导致克罗恩病恶化且取得了持久的抗肿瘤反应（图 35-2）。

【精评】对患有晚期黑色素瘤和克罗恩病的患者共同给予 Pembrolizumab 与特异性靶向 IL-6-Th-17-IL-17 途径的药物的策略可能在保证明显抗肿瘤效应的同时预防 / 延迟自身免疫后果。后续仍需要更多的研究来证实这一发现。

参考文献

[1] MARGOLIN K, ERNSTOFF M S, HAMID O, et al. Ipilimumab in patients with melanoma and brain metastases: an open-label, phase 2 trial[J]. Lancet Oncol, 2012, 13(5): 459-465.

[2] NISHIMOTO N, TERAO K, MIMA T, et al. Mechanisms and pathologic significances in increase in serum interleukin-6 (IL-6) and soluble IL-6 receptor after administration of an anti-IL-6 receptor antibody, tocilizumab, in patients with rheumatoid arthritis and Castleman disease[J]. Blood, 2008, 112(10): 3959-3964.

[3] RAMESH R, KOZHAYA L, MCKEVITT K, et al. Pro-inflammatory human Th17 cells selectively express P-glycoprotein and are refractory to glucocorticoids[J]. J Exp Med, 2014, 211(1): 89-104.

[4] LANGLEY R G, ELEWSKI B E, LEBWOHHL M, et al. Secukinumab in plaque psoriasis—results of two phase 3 trials[J]. N Engl J Med, 2014, 371(4): 326-338.

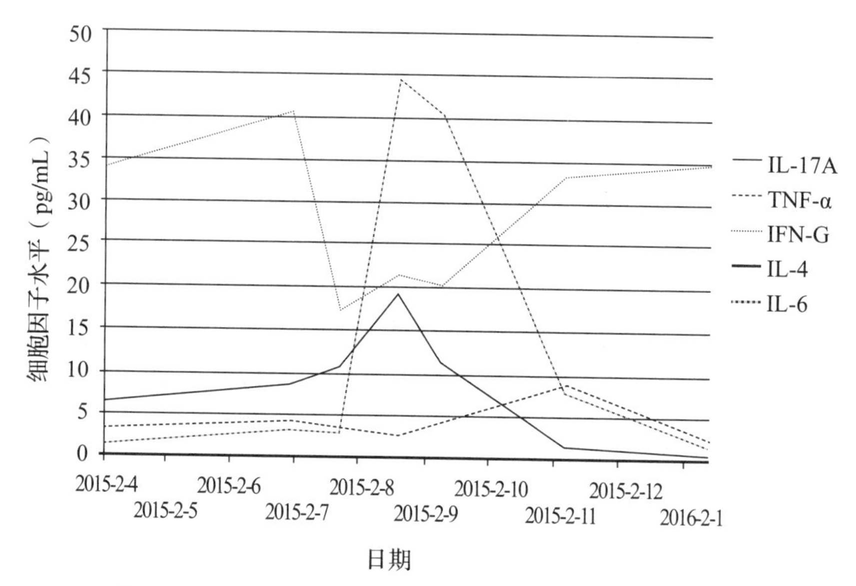

图 35-1　特定时间点外周血细胞因子水平（以 pg/mL 计）与联合治疗涉及 Pembrolizumab 和 Tocilizumab 的关系（见文后彩图）

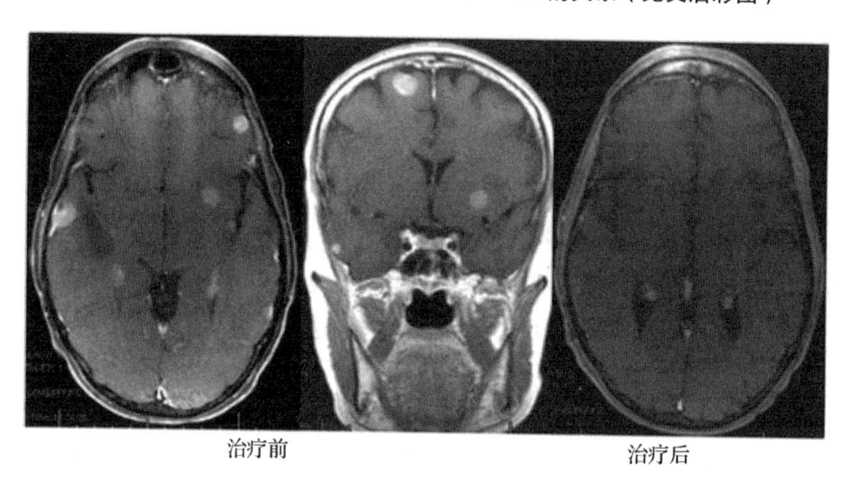

图 35-2　联合使用 Pembrolizumab 和 Tocilizumab 治疗前和治疗后的 MRI 表现

接近完全缓解，患者最初有 18 个颅内转移均完全消失。

（邱明一　倪　军　张　力）

36

一种新的副肿瘤综合征——肺肿瘤血栓性微血管病变，被误诊为 PD-1 诱导的肺炎（血管）（Nivolumab）（波生坦）（依前列醇）

【附】 CARTER C A, BROWNING R. The case of a zebra that was misdiagnosed as a horse: pulmonary tumor thrombotic microangiopathy, a new paraneoplastic syndrome, mimicking PD-1-induced pneumonitis[J]. Case Rep Oncol, 2016, 9: 68-75.

Carter Corey A 等报道了 1 例肺肿瘤血栓性微血管病（PTTM）误诊为抗 PD-1 相关肺炎的病例。患者使用 Nivolumab 治疗难治性三阴乳腺癌，伴肺转移。在第 18 周期输液过程中，患者出现发热、头痛、心悸、大汗，血常规示贫血，血涂片示分段中性粒细胞比例较高，杆状核粒细胞正常；血糖、甲状腺功能正常，感染相关筛查皆阴性；心电图显示窦性心动过速；螺旋 CT 扫描未见明显异常。次日患者出现呼吸困难和缺氧。胸部 CT 提示新发小叶间隔增厚、弥漫性磨玻璃样变和双侧胸腔积液。予广谱抗生素经验性抗感染、泼尼松 1mg/（kg · d）联合治疗 1 周无效。肺通气灌注扫描，显示无灌注缺陷，肺栓塞可能性小。超声心动图显示左心室射血分数正常，右心室扩张，肺动脉高压（估测右心室收缩压＞ 65mmHg；通常＞ 50mmHg 为重度），继发右心室功能严重降低。查 proBNP 3226.0pg/mL（参考值 5 ～ 125pg/mL），心肌肌钙蛋白正常，考虑心力衰竭。肺动脉造影未发现肿瘤栓塞证据。D- 二聚体增高，凝血酶原时间 16.5s（参考值 11 ～ 14s），血小板正常；部分凝血酶时间 67.2s（参考值 25 ～ 35s），凝血酶时间 48s（参考值 14 ～ 20s），后两者与肝素泵入治疗潜在静脉血栓有关。考虑凝血异常高度提示 PTTM，这是一种更罕见的肺血管病变，与胃癌、胰腺癌、乳腺癌、肺癌和肝癌有关，在 PTTM 中，肺动脉的瘤栓损伤血管内皮，导致凝血倾向和 PAH；PTTM 不同于单纯的栓塞性梗阻，其发病机制包括激活凝血系统，促进血管内纤维蛋白生成及促凝剂的消耗，从而导致弥散性血管内凝血和由于瘤栓中 VEGF 和 PDGF 的表达导致肺血管重构。予患者氧疗、利尿、波生坦、静脉注射依前列醇、去甲肾上腺素和多巴酚丁胺等治疗，症状无改善，患者死亡。

【精评】 本例患者前期呼吸困难曾误诊为 PD-1 诱导性肺炎，而该诊断应为排除性诊断，需要进行完善的鉴别诊断以排除包括肺栓塞、非典型肺炎、肺静脉阻塞性疾病、充血性心力衰竭和 PTTM 等在内的其他呼吸系统疾病。PTTM 本身死亡率较高，诊断困难，针对性治疗较少，考虑到 VEGF 和 PDGF 可能参与 PTTM 的发病机制，可双重抑制 VEGF 和 PDGF 通路的舒尼替尼或可成为可选用方案，这有待后续临床病例进行尝试。

参考文献

[1] CHINEN K, KAZUMOTO T, OHKURA Y, et al. Pulmonary tumor thrombotic microangiopathy caused by a gastric carcinoma expressing vascular endothelial growth factor and tissue factor[J]. Pathol Int, 2005, 55: 27-31.

[2] TAKAHASHI F, KUMASAKA T, NAGAOKA T, et al. Osteopontin expression in pulmonary tumor thrombotic microangiopathy caused by gastric carcinoma[J]. Pathol Int, 2009, 59: 752-756.

[3] SATO Y, MARUTSUKA K, ASADA Y, et al. Pulmonary tumor thrombotic microangiopathy[J]. Pathol Int, 1995: 45: 436-440.

[4] CUI T, HURTIG M, ELGUE G, et al. Paraneoplastic antigen Ma2 autoantibodies as specific blood biomarkers for detection of early recurrence of small intestine neuroendocrine tumors[J]. PLoS One, 2010, 5: 16010.

[5] PELOSOF L C, GERBER D E. Paraneoplastic syndromes: an approach to diagnosis and treatment[J]. Mayo Clin Proc, 2010, 85: 838-854.

（邸明一　倪　军　张　力）

37

复发型胸腔积液和心包压塞作为 Nivolumab 疗法假性进展的临床表现——2 例报告（肺、心脏）（胸腔穿刺）（心包穿刺）

【附】KOLLA B C, PATEL M R. Recurrent pleural effusions and cardiac tamponade as possible manifestations of pseudoprogression associated with Nivolumab therapy- a report of two cases[J]. J Immunother Cancer, 2016, 4: 80.

免疫检查点抑制剂是一类利用宿主的适应性免疫防御来对抗癌症的药物。随着其多种新的适应证的发现和正在进行的针对多种恶性肿瘤的临床试验，这些药物的使用将显著增加。患者和医生在使用这些药物时面临的主要挑战之一是对治疗反应的适当评估。

本文献报道了 2 例患者 Nivolumab 治疗后数周内出现复发性胸腔积液和心包积液伴心包压塞。推测由免疫检查点抑制剂的假性进展引起。

病例 1：46 岁，非吸烟男性，2007 年 12 月右锁骨上肿大淋巴结活检病理确诊小细胞肺癌。正电子发射断层扫描 - 计算机断层扫描（PET/CT）显示右肺门直径 5cm 肿块和右气管旁淋巴结肿大。其他部位没有发现病变。脑 MRI 未见转移。

2008 年 1 月就诊，患者低度恶性疾病，治疗反应良好，生存期延长。一线同步放化疗（顺铂和依托泊苷）。6 周期化疗后，评效 CR。后进行了预防性颅内照射。2009 年疾病复发伴左锁骨上淋巴结肿大，继续顺铂和依托泊苷化疗 2 个周期，疾病进展；二线口服拓扑替康 4 周期达到 CR。后分别于 2010 年和 2011 年复发，给予顺铂和依托泊苷治疗。2012 年右肺门和气管旁淋巴结进展，患者参加 Aurora 激酶抑制剂 I 期临床试验，评效 CR，PFS 18m。主动脉腔静脉旁淋巴结肿大再次进展，给予卡铂 / 依托泊苷治疗，5 周期后出现恶性胸腔积液和腹膜后病变恶化。先后接受了几种药物（拓扑替康，依维莫司，替莫唑胺，多西紫杉醇和舒尼替尼）治疗，最佳评效 SD。此时患者已出现包括脑、脊髓、肝脏、胰腺、肾上腺、骨和胸膜、心包和腹膜间隙转移，先后接受两次髓内转移切除术，多次立体定向脑放射治疗和输尿管支架置入。

据 I / II 期研究的初步结果，2015 年 8 月患者接受 Nivolumab（3mg/kg，每 14 天 1 次）。治疗后出现右侧气管旁肿瘤增加，引起上腔静脉（SVC）综合征，置入上腔静脉支架。此外，出现迅速积聚的双侧胸腔积液，8 周内共进行了 6 次胸腔穿刺术。Nivolumub 开始后第 9 周，患者出现心包积液和心包压塞，需要进行心包穿刺（图 37-1）。胸腔和心包积液的细胞学检查显示恶性肿瘤细胞阳性。心包积液的细胞学检查显示5%的淋巴细胞。治疗如常进行，8周后影像学提示部分缓解，2015年12月（治疗16周）评效接近完全缓解。治疗2个月后未出现胸腔积液或心包积液复发，现仍接受治疗中。

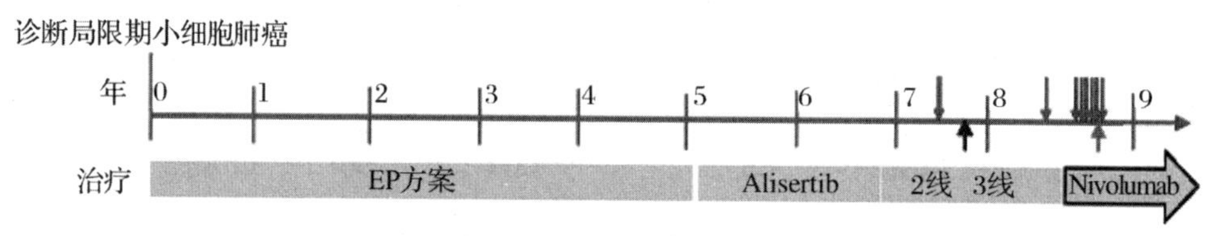

图37-1 病例1患者的疾病治疗时间轴

心包积液引起心包压塞。首次影像学发现心包积液。SCLC：小细胞肺癌，EP- 应用几个周期依托泊苷联合顺铂达到疾病控制，第2线和第3线：应用拓扑替康、依维莫司、替莫唑胺、多西他赛和索拉非尼。

病例2：54岁，非吸烟女性，2012年5月确诊肺部腺癌、肝转移，EGFR E21突变。患者一线接受厄洛替尼治疗，因皮疹二线吉非替尼。PET/CT评效部分缓解，通气患者接受右下叶的原发性肺病灶和肝转移瘤立体定向放射治疗（SBRT）。皮疹好转后继续口服厄洛替尼，2013年6月，新发右侧胸腔积液，穿刺细胞学可见恶性肿瘤细胞，评效疾病进展，开始吉非替尼。2013年11月，患者出现心包积液伴心包压塞，进行心包穿刺术。疾病进展，开始三线阿法替尼，评效部分缓解。2014年4月，新发子宫转移，开始阿法替尼联合贝伐珠单抗（Bevacizumab）。2015年5月疾病进展，2015年7月开始使用Nivolumab（3mg/kg，每14天1次）。治疗8周后出现了复发性右侧胸腔积液，行4次胸腔穿刺术（图37-2、图37-3）。治疗7周后同样出现复发性心包积液伴心包压塞，并进行了心包穿刺。胸腔和心包积液的细胞学检测均显示恶性肿瘤阳性。在心包积液分析中，淋巴细胞占细胞的30%。因考虑免疫相关不良反应的可能性，同时给予泼尼松治疗。随复发性积液的持续减少，泼尼松剂量逐渐减少。尽管患者存在转移性甲状腺结节和转移性皮肤结节临床缓解，但在治疗第7周因心包压塞而入住重症监护室4天后，患者拒绝接受Nivolumab治疗。患者恢复后仍拒绝Nivolumab治疗。在停药后3个月，患者疾病再次发生进展，目前正在接受奥西替尼治疗（由于检测到EGFR T790M突变）。

Nivolumab治疗之前，2例患者均有胸腔和心包积液病史。Nivolumab治疗后出现复发性胸腔积液，积液迅速反复积聚多次穿刺引流。2例患者同样发生了心包积液伴心包压塞，需要心包穿刺术。在此以前没有已知的报告提及这种临床表现。

关于病例1患者的复发性积液，需考虑免疫相关不良反应和假性进展；因患者临床表现良好，积极对症治疗。回顾病史，复发性积液的发生是假性进展，发生在治疗的前几周，与肿瘤在其他部位的扩大同时发生，并且在8周后自发停止没有复发，与此同时有其余部位临床缓解的证据。而irAEs随着药物应用会持续恶化并且不会自发消退。病例2患者临床进程和病例1相似，出现复发性胸腔积液和心包压塞。其转移性甲状腺结节和皮肤转移的大小也有增加，然后在结束第3周期的治疗后出现部分消退。尽管讨论在不使用类固醇的情况下密切监护，但患者经其首诊的肿瘤医生

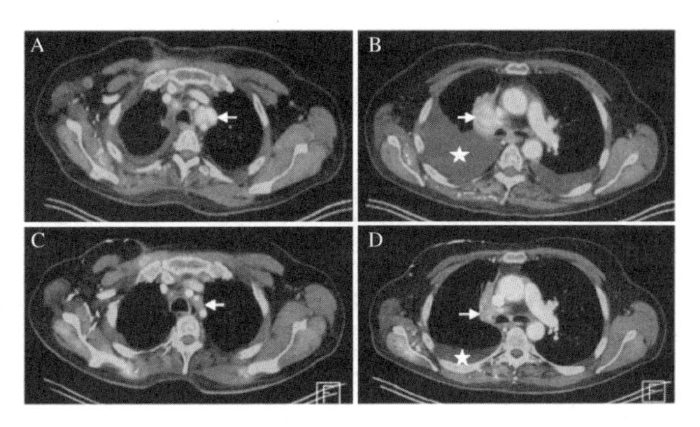

图 37-2　胸腔积液及胸腔穿刺术后影像（见文后彩图）

2015 年 7 月 PET/CT 显示左侧气管旁软组织影 3.2cm，SUV 6.8（A）右侧气管旁软组织影 4.6cm × 3.1cm，SUV 6.5。（B）同时可见右侧大量及左侧少量胸腔积液。2015 年 12 月 PET/CT 显示左侧气管旁软组织消失，右侧气管旁软组织明显缩小轻度代谢增高（SUV 2.6）（C），以及右侧胸腔积液完全缓解，左侧少量胸腔积液仍存在（D）。

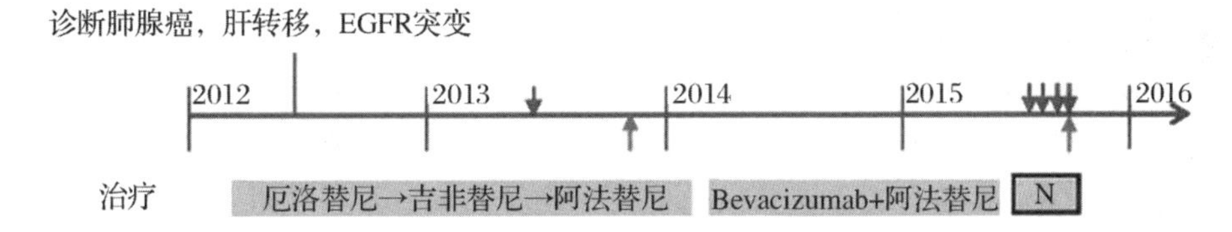

图 37-3　病例 2 患者的疾病治疗时间轴

胸腔积液需要胸穿。心包压塞需要心包穿刺。N：Nivolumab。

协商后决定在反复吸液的同时服用泼尼松，然后在服药 3 个周期后停止 Nivolumab 治疗。由于类固醇的使用和 Nivolumab 治疗的终止，很难确定在这种情况下复发性积液的发病机制；然而在其他靶病灶表现出的疾病缓解的事实表明可能是由于假性进展或 irAEs。对类似临床情况的先前经验或对该临床现象背后的机制的清楚理解将为通过密切监测和谨慎持续治疗提供更强有力的论据。对不同患者之间类似临床情况的变化凸显个案报告的重要性，以及用于研究以理解在进行免疫疗法的患者中的潜在机制的重要性。

在这两个病例中，都考虑了继发于 Nivolumab 的免疫相关浆膜炎的可能性，然而，这两个病例中都没有在心包积液分析中检测到大量淋巴细胞浸润。病例 1 患者淋巴细胞占细胞的 5%，患者 2 中占 30%。回顾病史，对胸腔积液采用连续流式细胞术检测可能会有助于发现胸腔积液随时间所产生的持续变化。在 Nivolumab 与多西紫杉醇的Ⅲ期临床试验中，胸腔或心包积液作为不良事件并不多见。在鳞状非小细胞肺癌试验中，胸腔或心包积液未曾报告为不良事件。在非鳞状非小细胞肺癌试验中的所有不良事件中，胸腔积液发生率分别为 Nivolumab 组 6%，多西紫杉醇组 3%。治疗相关的严重不良事件中未见胸腔积液的报告，并且在 Nivolumab 组的 287 例患者中只有 1 名（< 1%）报告有心包积液。对于 Nivolumab 组中出现的 6% 胸腔积液的患者，原稿中未描述发病原因，但是，我们认为其中大部分都是由于进展性疾病。此外不清楚有多

少患者在开始使用 Nivolumab 之前已经患有胸腔或心包积液。因此，上述病例中强调需要更加仔细地评估出现恶化的患者的临床情况，特别是在开始使用 Nivolumab 治疗后的早期情况。

总之，对于有恶性胸腔或心包积液病史的患者，Nivolumab 治疗后应该密切监测其复发性浆膜腔积液情况。这可能是假性进展的表现，并且可能是疾病缓解的先兆。因此认为，只要可以通过引流来控制积液，在不服用类固醇的情况下应谨慎。继续应用 Nivolumab 可能是最好的治疗方法，除非明确疾病进展。在这种情况下应考虑用流式细胞术仔细分析积液，因为淋巴细胞的大量增加可能是服用类固醇的指征。增加对这些免疫相关现象的报告和研究，以了解这种表现背后的机制，是指导患者和医生采取适当措施的必要条件。

【精评】本文献通过介绍 2 例肺癌（小细胞肺癌、非小细胞肺癌）患者经 Nivolumab 治疗后反复出现大量胸腔积液、心包积液、心包压塞的情况，根据美国国立综合癌症网络（NCCN）指南（2019 V2）严重（G3 ~ G4）肺毒性和严重（G3 ~ G4）心血管毒性，指南建议永久停药，住院治疗，静脉应用激素等。文中病例 1 患者继续用药同时对症处理（胸腔穿刺引流 + 心包穿刺引流），原发病持续控制情况下浆膜腔积液未复发。病例 2 患者临床表现相似，处理更为积极，依照指南给予停药及激素治疗情况下，亦发现有所好转，但最终因患者个人原因未进行再挑战。正如文章所言，ICIs 治疗后出现浆膜腔积液为疾病假性进展，为淋巴细胞聚集造成炎症反应，在严密监测情况下给予积极对症处理，对于部分患者可以继续用药或者再挑战。因此，目前关于 irAEs 指南存在一定的局限性。

参考文献

[1] ZOU W, WOLCHOK J D, CHEN L. PD-L1 (B7-H1) and PD-1 pathway blockade for cancer therapy: Mechanisms, response biomarkers, and combinations[J]. Sci Transl Med, 2016, 8: 324-328.

[2] NISHINO M, JAGANNATHAN J P, KRAJEWSKI K M, et al. Personalized tumor response assessment in the era of molecular medicine: cancer-specific and therapy-specific response criteria to complement pitfalls of RECIST[J]. AJR Am J Roentgenol, 2012, 198: 737-745.

[3] HOOS A, PARMIANI G, HEGE K, et al. A clinical development paradigm for cancer vaccines and related biologics[J]. J Immunother, 2007, 30: 1-15.

[4] DI GIACOMO A M, DANIELLI R, GUIDOBONI M, et al. Therapeutic efficacy of Ipilimumab, an anti-CTLA-4 monoclonal antibody, in patients with metastatic melanoma unresponsive to prior systemic treatments: clinical and immunological evidence from three patient cases[J]. Cancer Immunol Immunother, 2009, 58: 1297-1306.

[5] WOLCHOK J D, HOOS A, O'DAY S, et al. Guidelines for the evaluation of immune therapy activity in solid tumors: immune-related response criteria[J]. Clin Cancer Res, 2009, 15: 7412-7420.

[6] KAZANDJIAN D, KEEGAN P, SUZMAN D L, et al. Characterization of outcomes in patients with metastatic non-small cell lung cancer treated with programmed cell death protein 1 inhibitors past RECIST version 1.1-defined disease progression in clinical trials[J]. Semin Oncol 2017, 44(1): 3-7.

（倪　军　宋　鹏　张　力）

38

免疫疗法相关暂时性棘层松解性皮肤病的病例报告——因抑制CTLA-4而非PD-1诱导产生的皮肤毒性反应（皮肤）

【附】UEMURA M, FAAK F, HAYMAKER C, et al. A case report of Grover's disease from immunotherapy-a skin toxicity induced by inhibition of CTLA-4 but not PD-1[J]. J Immunother Cancer, 2016, 4: 55.

irAEs是CTLA-4和PD-1/PD-L1的检查点抑制疗法的常见不良反应之一。而暂时性棘层松解性皮肤病（Grover病）是一种罕见的皮肤病，其发病机制尚不清楚。这种疾病之前曾报道为Ipilimumab的irAEs之一。

我们报道了另外1例Ipilimumab治疗诱发的Grover病。不同的是，患者在使用抗PD-1治疗的过程中并未出现这种皮肤病不良反应。为此进行免疫分析，结果揭示了Th2细胞在其发病过程中的可能作用。

本病例表明，Grover病是由Ipilimumab诱导的irAEs。免疫分析表明，Th2细胞可能是致病介质。这一结论值得进一步研究。

Grover病最早于1970年在6例患有异常瘙痒性丘疹性皮肤病的患者中被发现。此后，有回顾性研究描述了该疾病的独特临床病理特征：病变主要发生于40岁以上的成年人的躯干，背部和四肢，特殊的皮肤病变通常具有与其他棘层松弛性皮肤病类似的组织学模式（如天疱疮，Darier和Hailey-Hailey）。由于其罕见性，该疾病的确切病因和发病机制仍不清楚，但已有研究表明与包括药物（重组IL-4；RAF抑制剂）、血液系统恶性肿瘤、器官移植、紫外线暴露和热等因素相关。最近，在使用Ipilimumab治疗的转移性黑色素瘤患者中也有Grover病的报道。

本文报告了1例Ipilimumab诱导的Grover病，并提出了一种可能的免疫机制：该疾病的发病机制与CTLA-4相关，但不是抑制PD-1所诱导的。据我们所知，在现有的医学文献中没有其他案例描述Ipilimumab诱导的Grover病的这一免疫机制。

案例介绍：1例73岁男性患者出现左肩Ⅱ A期皮肤黑色素瘤并于2003年接受切除手术。2012年11月，病情发展为双侧肺结节，无其他转移部位。此时右肺活检证实了转移性黑色素瘤。患者开始每3周使用一次3mg/kg静脉注射Ipilimumab治疗。在第2次Ipilimumab治疗后，患者胸部、双侧上肢和背部皮肤发生了强烈的瘙痒性丘疹性皮疹。在此之前，患者并没有皮疹的病史。接受甲泼尼龙治疗（最初40mg静脉注射，1个月后改为20mg静脉注射，无须局部治疗），瘙痒症得到明显的改善而皮疹持续存在。2013年3月，医生因其持续出现皮疹症状而停用Ipilimumab，并将本患者转为密切观察。值得注意的是，此时根据每6个月进行的CT成像随访，患者肺结节的病情发展得以控制。

2014年7月，对患者进行肺和肝转移评估。患者接受了肝脏活检，被确诊为BRAF G466A和RET W917突变的转移性黑色素瘤。奇怪的是，患者在胸部、手臂和背部出现广泛的、红斑性的丘疹性皮疹依旧存在，这种皮疹是无症状的并且自从其先前的Ipilimumab治疗以来一直持续存在。患者无口腔溃疡或其他皮肤病变。对其进行皮肤活检和组织病理学检查，发现上基底棘层松解伴有过度角化不良，这一检查结果与Grover病相一致（图38-1A ~ C）。棘层的松解延伸至表皮的棘层，一些角质形成细胞依旧保持彼此之间的部分附着。此外，还存在浅表皮肤单核炎症浸润。免疫组织化学（IHC）研究证明相比于$CD4^+$的$CD8^+T$细胞，$CD3^+T$细胞占优势（图38-1D ~ F）。由于当时抗PD-1治疗尚未获得FDA批准，因此随着疾病进展，患者接受了全身化疗。考虑到患者的BRAF G466A突变，随后启动了单一药物曲美替尼（Trametinib）治疗，但其病情进展如旧。这里的化疗和曲美替尼治疗均开始于患者重复皮肤活检之后。

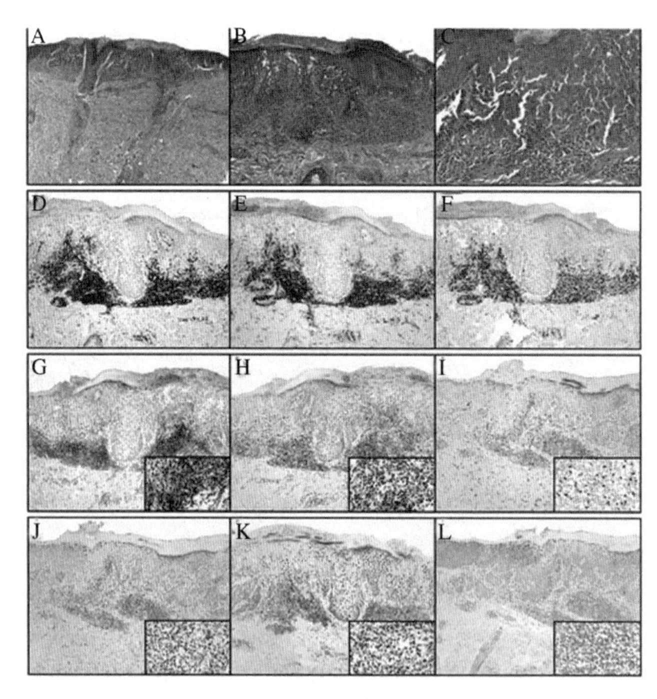

图38-1 Ipilimumab引起Grover病的组织病理学和免疫表型结果（见文后彩图）

A ~ C扫视可见皮肤伴有棘层性角化病（A. HE染色，20倍放大）。高倍镜显示皮肤具有基底上棘皮松解和角化型角化病；（B. HE染色，100倍放大）和（C. HE染色，40倍放大）。免疫组化显示$CD3^+T$（D. 抗CD3，100倍放大）细胞占优势，同时$CD4^+T$（E. 抗CD4，100倍放大）细胞超过$CD8^+T$（F. 抗CD8，100倍放大）细胞。此外，免疫组化证实PD-L1高表达的炎症细胞（G. 抗PD-L1，100倍放大，小图400倍放大）。分散细胞表达PD-1（H. 抗PD-1，100倍放大，小图400倍放大）。FoxP3（I. 抗FoxP3，100倍放大，小图400倍放大）和T-beta（J. 抗T-beta，100倍放大，小图400倍放大）分散表达细胞核，但大多数炎症细胞和上覆角质形成细胞核强弥散性表达Gata-3（K. 抗Gata-3，100倍放大，小图400倍放大）。RORgT抗体在浸润液中基本是阴性的。皮肤组织中有很强的背景染色（L. 抗RORgT，100倍放大，小图400倍放大）。

此后，开始每 3 周一次对其进行 2mg/kg Pembrolizumab 静脉注射治疗。患者对这一治疗耐受且并未表现出明显的不良反应。在 Pembrolizumab 治疗期间，患者先前的皮疹症状保持稳定。不幸的是，在两个治疗周期后，再次出现快速、进行性的病情发展，停止了 Pembrolizumab 治疗。鉴于以前患者对 Ipilimumab 的有利反应，重新使用这一疗法，但患者在一次治疗剂量的 Ipilimumab 后，发生了 2 级皮疹的恶化，其背部产生剧烈的瘙痒性丘疹，被重复活检证实为 Grover 病恶化。为此，开始局部使用类固醇和口服抗组胺药，症状并未得到改善。此后，患者接受了一次额外的 Ipilimumab 治疗，但病情被确诊为终末期进展性疾病后转为临终关怀。治疗过程时间表如图 38-2 所示。

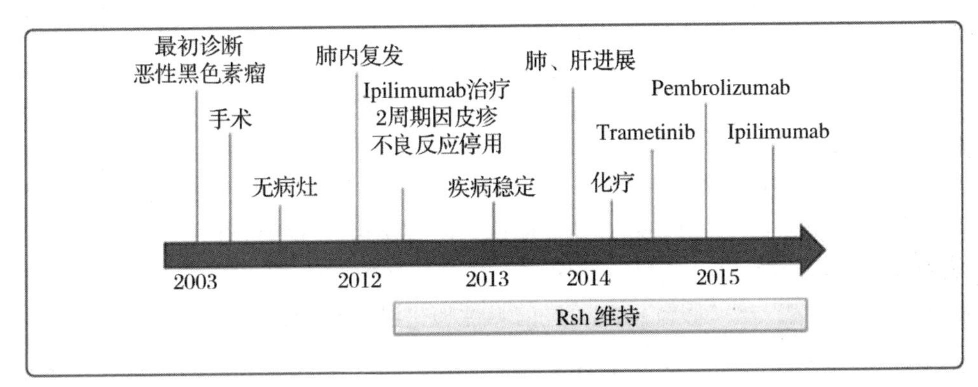

图 38-2　患者临床过程时间轴

另 1 例 Ipilimumab 诱导的 Grover 病。患者的特征性皮肤病变的发作和恶化与初始使用 Ipilimumab 和重新使用该药物之间存在直接关系。值得注意的是，正如所观察到的 Pembrolizumab 对此病变无明显影响，这种免疫发现似乎并不是所有 ICIs 疗法的普遍结果。此外，从报道病例的数量上来看，Ipilimumab 诱导的 Grover 病似乎也是一种罕见的现象。然而，需要强调的是，本文所描述的组织病理学变化与散发的 Grover 病并无明显区别。

在使用 Ipilimumab 治疗的患者中，irAEs 是常见的。第 3 阶段的研究表明，最常见的 Ipilimumab 相关的 irAEs 包括皮肤病、胃肠道、内分泌和肝脏疾病。虽然 irAEs 的发病机制尚不清楚，但 $CD4^+$T 细胞已被证明在其中具有重要的作用。尤其 T 辅助 17 细胞（Th17）：$CD4^+$T 细胞产生特征性细胞因子如 IL-17 和 IL-22 的独特谱系，已被证实与多种自身免疫疾病和 irAEs 相关，特别是结肠炎。临床前研究表明阻断 CTLA-4：B7 在抗原呈递细胞和 T 细胞上的相互作用，即 Ipilimumab 的作用机制，在体内和体外均可增强 Th17 细胞分化。而阻断这种 CTLA-4：B7 与 Ipilimumab 的相互作用被认为可以增强 Th17 介导的自身免疫反应。事实上，最近的一项研究已经报道了 IL-17 表达上调与 Ipilimumab 治疗患者的免疫相关性结肠炎发展之间存在相关性。

对该患者进行 IHC 组织分析显示出显著的 CD3 淋巴细胞浸润和 CD4 阳性的 CD8 T 细胞（图 38-1E、F）。另外组织中还存在 PD-1/PD-L1 的中度表达（图 38-1G、H）。考虑到上述假设，这一发现是预料之中的。然而，使用经典转录因子的 IHC 分析蛋白质表达则显示出比 T-Bet 和 RORgT 更高的 GATA3 的结果（图 38-1J ~ L）。（GATA3，或 GATA 结合蛋白 3，是 Th2 转录因子；T-bet 或 T box 转录因子，是 Th1

转录因子；RORgT，或视黄酸受体相关或核受体，是 Th17 转录因子）。结果还表明 FoxP3 表达最弱，说明来自 Tregs 的贡献有限（图 38-1I）。总之，这些研究结果表明，Ipilimumab 诱导的 Grover 病可能是由 Th2 细胞介导的，而 Th17 的贡献则要小得多。此外，Pembrolizumab 治疗并未加重患者的 Grover 病这一点与临床前数据一致，证明抑制 PD-1 可诱导 Th1/Th17 反应，同时 Th2 型反应较少。

根据患者的临床病史和支持性的组织学和免疫学数据，认为 Ipilimumab 诱导的 Grover 病是一种 irAEs。它可能通过 Th2 而非 Th17 细胞的特异性表达上调及浸润介导。这一观点与先前一篇结论为 IL-4 是一种已知的 Th2 诱导因子，是 Grover 病的致病因素的报告一致。深入了解介导 irAEs 的特征性免疫反应，特别是与 Grover 病相关的皮肤病学 irAEs，可能会对如何有针对性地对它们的产生进行管理和预防有重大意义。作为概念的佐证，证明 IL-17A 的抑制在治疗银屑病关节炎中的功效的相关数据已经发表。另外，IL-6 受体抑制剂也被 FDA 批准用于类风湿关节炎和克罗恩病等自身免疫性疾病。通过选择性抑制 Th2/Th17 等自身反应细胞同时最小程度地影响肿瘤特异性 Th1/CD8 细胞活性，这种有针对性的免疫抑制方法可能比单纯使用糖皮质激素治疗 IRI 更为有效。而后者恰恰是目前的做法。此外，这种方法可以使 ICIs 的细胞毒性作用得以保持。显然，这一假设只能通过前瞻性随机试验得到证实。除此之外，报告也对传统疗法并未涉及的各种各样的免疫毒性进行了说明。

总而言之，我们报道了另一例由 Ipilimumab 治疗诱发的 Grover 病。值得一提的是，患者使用抗 PD-1 治疗并未出现这种皮肤病不良反应。尽管其确切的发病机制尚不清楚，但免疫分析表明 Th2 细胞可能与之相关，这一发现值得进行进一步研究。

【精评】本文献介绍了 1 例恶性黑色素瘤患者应用 Ipilimumab 诱发瘙痒性皮疹，再次挑战帕博利珠单抗（Pembrolizumab）后皮疹加重，活检确诊 Grover 病的病例。疾病是一个病理生理状态发展的过程，对于不同时间、空间的皮肤活检出现的结果不完全一致，提示疾病发展的不同时相。文中给予激素 [0.5 ~ 1mg/（kg · d）]、抗组胺药效果不明显，可考虑应用 GABA 激动剂、奥马珠单抗（IgE 抗体）等控制症状。

参考文献

[1] GROVER R W. Transient acantholytic dermatosis[J]. Arch Dermatol, 1970, 101(4): 426-434.

[2] CHALET M, GROVER R, ACKERMAN A B. Transient acantholytic dermatosis: a reevaluation. Arch Dermatol[J]. 1977, 113(4): 431-435.

[3] DAVIS M D, DINNEEN A M, LANDA N, et al. Grover's disease: clinicopathologic review of 72 cases[J]. Mayo Clin Proc, 1999, 74(3): 229-234.

[4] GUANA A L, COHEN P R. Transient acantholytic dermatosis in oncology patients[J]. J Clin Oncol, 1994, 12(8): 1703-1709.

[5] ANFORTH R, FERNANDEZ-PENAS P, LONG G V. Cutaneous toxicities of RAF inhibitors[J]. Lancet Oncol, 2013, 14(1): 11-18.

[6] MOON H R, LEE J H, RHEE D Y, et al. Grover's Disease in a Liver Transplant Patient[J]. Ann Dermatol, 2014, 26(1): 117-118.

[7] MAHLER S J, DE VILLEZ R L, PULITZER D R. Transient acantholytic dermatosis induced by recombinant human interleukin 4[J]. J Am Acad Dermatol, 1993, 29(2 Pt 1): 206-209.

[8] MUNOZ J, GUILLOT B, GIRARD C, et al. First report of Ipilimumab-induced Grover disease[J]. Br J Dermatol, 2014, 171(5): 1236-1237.

[9] HODI F S, O'DAY S J, MCDERMOTT D F, et al. Improved survival with Ipilimumab in patients with metastatic melanoma[J]. N Engl J Med, 2010, 363(8): 711-723.

[10] ROBERT C, THOMAS L, BONDARENKO I, et al. Ipilimumab plus dacarbazine for previously untreated metastatic melanoma[J]. N Engl J Med, 2011, 364(26): 2517-2526.

[11] CHAMBERS C A, SULLIVAN T J, ALLISON J P. Lymphoproliferation in CTLA-4- deficient mice is mediated by costimulation-dependent activation of CD4+ T cells[J]. Immunity, 1997, 7(6): 885-895.

[12] CALLAHAN M K, WOLCHOK J D, ALLISON J P. Anti-CTLA-4 antibody therapy: immune monitoring during clinical development of a novel immunotherapy[J]. Semin Oncol, 2010, 37(5): 473-484.

[13] CALLAHAN M K, YANG A, TANDION S, et al. Evaluation of serum IL-17 levels during Ipilimumab therapy: Correlation with colitis[J]. J Clin Oncol, 2011, 29: 2505.

[14] DULOS J, CARVEN G J, VAN BOXTEL S J, et al. PD-1 blockade augments Th1 and Th17 and suppresses Th2 responses in peripheral blood from patients with prostate and advanced melanoma cancer[J]. J Immunother, 2012, 35(2): 169-178.

[15] MEASE P J, MCINNES I B, KIRKHAM B, et al. Secukinumab Inhibition of Interleukin-17A in Patients with Psoriatic Arthritis[J]. N Engl J Med, 2015, 373(14): 1329-1339.

（倪　军　宋　鹏　张　力）

39

Nivolumab 相关的急性肾小球肾炎：病例报告和文献综述（泌尿系统）（血液透析）

【附】KYUNGSUK J, XU Z, MARIJO B, et al. Nivolumab-associated acute glomerulonephritis: a case reportand literature review[J]. BMC Nephrology, 2016, 17:188.

肿瘤免疫治疗领域正在迅速扩大。自从其用于临床治疗黑色素瘤以来，许多其他类型的癌症试验研究了免疫疗法。尽管免疫治疗看起来很有前景，免疫检查点抑制与一系列特有的不良反应相关，称为免疫相关不良事件。

PD-1 是一种在 T 细胞、B 细胞和自然杀伤细胞上表达的跨膜蛋白。它与肿瘤细胞表面的 PD 配体 1（PD-L1）结合，抑制癌细胞凋亡以及下调 T 细胞的功能。Nivolumab 是一种人免疫球蛋白（Ig）G4 抗 PD-1 单克隆抗体，旨在增强针对癌细胞的免疫应答。该药物目前是美国食品药物监督管理局批准用于晚期黑色素瘤、非小细胞肺癌和肾细胞癌的患者。由 Nivolumab 引起的 irAEs 可以影响任何器官系统，包括肺、结肠、肝脏、内分泌、肾脏、皮肤和大脑。2% 接受了 Nivolumab 治疗的肾细胞癌患者出现 3 或 4 级肾损伤（肌酐＞基线的 3 倍或＞ 4.0mg/dL，或需要透析的危及生命的后果）。

肾损伤可引起多种结果，并可能限制进一步的肿瘤治疗选择，因此需要密切随访和治疗。在临床实践中，irAEs 的管理是将治疗中断和全身应用皮质类固醇作为第一线，肿瘤坏死因子抑制剂或细胞毒性免疫抑制剂作为第二线。

本文献报道了 1 例 Nivolumab 诱发的肾小球肾炎，通过长期使用高剂量的类固醇和血液透析成功治疗。

案例介绍：患者为 70 岁男性，既往有氧依赖性慢性阻塞性肺疾病、右声带鳞状细胞癌（1998 年 11 月接受局部放射治疗）、3b 期慢性肾病（患者 2013 年 1 月被诊断为转移性透明细胞肾细胞癌）病史。其他相关的既往史包括左肾静脉血栓形成，因此在应用依诺肝素。患者有吸烟史（120 包 / 年），已于 2013 年 1 月戒烟。

患者于 2013 年 2 月开始每日服用 600mg 帕唑帕尼以治疗转移性肾细胞癌，初始反应良好。然而，由于肺和胸腔疾病的进展，于 2013 年 12 月停药。之后于 2013 年 12 月开始每 2 周用 3mg/kg 的 Nivolumab 治疗，初始治疗反应良好。在使用 Nivolumab 的 10 个月期间，左肾和右肾肿瘤分别减少 19% 和 13%，双侧肾上腺肿块减少 23%。继续治疗一直到 2014 年 10 月 27 日发现急性肾损伤（AKI），其肌酐水平为 10.08mg/dL。1 个月前的血清肌酐水平为 1.67mg/dL。为了评估和治疗 AKI 将其收住院。当时，患者出现全身无力、疲劳和食欲不振的症状。体温为 35.7℃，血压和心率分别为

135/70mmHg 和 79 次 / 分。患者在 1 个月内体重增加了 1.7kg，并在查体中发现双侧踝部水肿（+），没有侧腹疼痛或肋脊角压痛。

入院时，代谢显示钠 135mmol/L，钾 3.8mmol/L，氯 95mmol/L，$CO_2$28mmol/L，总蛋白 6.1g/dL，血尿素氮（BUN）58mg/dL，肌酐 10.08mg/dL。尿液分析阳性：蛋白质 > 300mg/dL，血红蛋白 3+。尿显微镜检查中，高倍镜下观察到大量的红细胞，3 ~ 5 个白细胞和 1 ~ 3 个颗粒管型。钠排泄分数为 2.2%。血清 C3 和 C4 水平在正常范围内。乙型肝炎病毒表面抗原、丙型肝炎病毒抗体、抗核抗体、抗双链 DNA 抗体、肾小球基底膜抗体，细胞质抗中性粒细胞胞浆抗体和核周抗中性粒细胞胞浆抗体均为阴性。超声显示右肾的两极之间和左肾上极的实性肿块，为肾细胞癌。此外，肾脏大小在正常范围内，并且没有肾积水的证据。

2014 年 10 月 29 日进行右肾下极的活检。光学显微镜检查显示弥漫性肾小管损伤伴空泡和免疫复合物介导的肾小球肾炎伴有细胞性新月体和坏死。并有中度间质炎症，可观察到淋巴细胞。免疫荧光显示，存在 IgA、C3 和 κ 和 λ 轻链弥散性颗粒状系膜沉积。样品还被送去进行电子显微镜检查。选择一个有严重细胞性新月体的肾小球进行检查，其显示出几个驼峰样上皮下沉积，没有内皮下沉积。部分足细胞的足突消失。近端小管扁平，有单层小管上皮和较短的微绒毛。病理检查证实了急性毒性肾小管损伤和 IgA 为主急性感染后肾小球肾炎的最终诊断。显微镜检查的图片如图 39-1 所示。

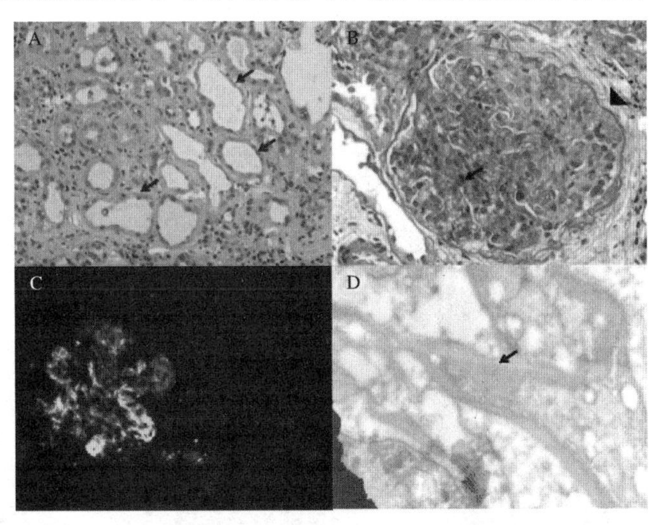

图 39-1　肾脏活检标本的显微镜检查（见文后彩图）

A、B 对肾脏活检标本的苏木精和苏红染色显示，间质浸润伴肾小管损伤（箭头），肾小球肾炎伴细胞新月体（箭头）和肾小球膜增生（箭头）；C. IgA 沉积物的免疫荧光染色；D. 上皮下沉积物的电子显微镜照片（箭头）。

尽管根据肾活检中肾小球沉积的发现存在感染后肾小球肾炎的可能性，但患者在入院前没有表现出如咽炎或皮疹等链球菌感染症状。患者的 C3 水平正常且没有高血压。根据患者之前使用 Nivolumab 以及在活检中观察到淋巴细胞浸润的情况，考虑免疫治疗诱发的肾损伤。停用 Nivolumab 并开始每天两次静脉注射甲泼尼龙 40mg。第二天，血清钾升高至 5.6mmol/L，肌酐和 BUN 分别升高至 11.01mg/L 和 63mg/dL。肾内科会诊并开始血液透析。40mg 甲泼尼龙增加至每天 3 次 [1mg/（kg·d）]。在活检报告出来后，患者开始使用冲击剂量的类固醇，每天静脉注射甲泼尼龙 1g，共 3 天，然后静脉注射甲泼尼龙 40mg，每天 3 次。类固醇治疗和血液透析后肌酐水平下降。4 天后，类固醇改为口服泼尼松 40mg，每天两次，患者出院进行类固醇治疗和门诊血液透析。出院当天，其肌酐水平为 8.80mg/dL。

出院 1 个月后，患者因发热、皮疹、心动过速和白细胞增多症，与全身炎症反应综合征（SIRS）表现一致而入院。由于血液和尿液培养均为阴性，感染源尚不清楚。患者有广泛的斑片状皮肤病变伴脱屑，最突出的是双侧手臂近端和上身。由于考虑是 irAEs 并且已经通过类固醇治疗达到临床改善，推迟了皮肤病变的活检。患者在短期静脉注射抗生素后出院。此时泼尼松的剂量增加。在第 2 次住院后的 1 个月，患者因发热、心动过速和低血压再次入院。同样，在进行全面的诊断性检查之后，并没有明确感染源。在这 9 天的第 3 次住院期间，患者接受应激剂量的氢化可的松，100mg，每天 3 次。出院后，他恢复了类固醇的逐渐减量，每天服用泼尼松 60mg。患者对口服类固醇的延长疗程耐受良好，没有明显的不良反应。2015 年 2 月底停止口服泼尼松。2015 年 4 月，患者的血清肌酐水平为 1.81mg/dL，BUN 为 13mg/dL。2015 年 4 月 27 日停止血液透析。与患者的最后一次接触是在 2016 年 3 月 30 日，当时患者的肾功能维持稳定。在 6 个月的治疗期间其血清肌酐的变化如图 39-2 所示。

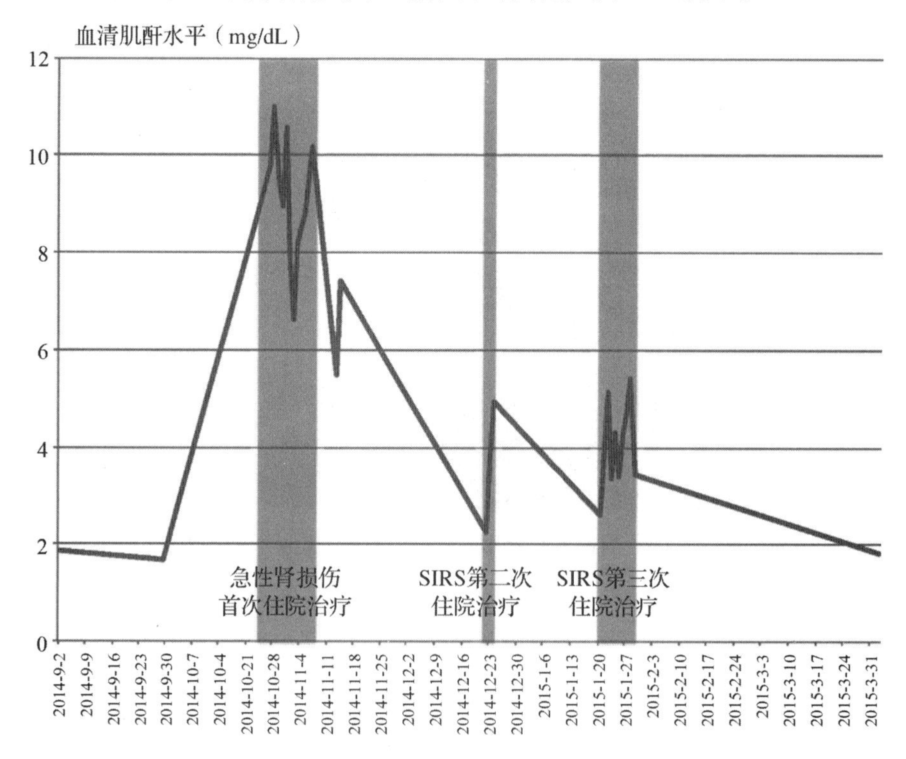

图 39-2　在 6 个月的治疗期内血清肌酐变化

在从 Nivolumab 毒性中恢复时，患者未接受任何肾细胞癌的治疗。尽管长期全身使用皮质类固醇治疗，抗肿瘤活性似乎持续存在，因为 18 个月内双肾和肾上腺肿瘤变小了（左肾上腺：3.7 ~ 2.4cm，右肾上腺：7.0 ~ 5.8cm，左肾肿块：6.0 ~ 3.4cm，右肾肿块：7.0 ~ 5.8cm；所有测量的是最长直径）。2016 年 3 月，由于出现症状上的病情进展（肋骨病变恶化），患者开始服用阿西替尼 3mg，每天 2 次。

随着免疫检查点抑制剂的使用增加，在日常肿瘤学实践中更频繁地遇到 irAEs。免疫检查点抑制剂涉及两种主要的跨膜蛋白，细胞毒性 T 淋巴细胞抗原 -4 和 PD-1。Nivolumab 是一种单克隆抗 PD-1 抗体，可阻断 T 细胞的抑制并刺激其对癌细胞的免疫应答，但也可能损害免疫系统的自身耐受性。这种潜在的不良反应可能发生在身体的任何器官中，已知主要发生在胃肠道、肺、肝和内分泌系统。

在 Nivolumab 或其他抗 PD-1 抗体的临床试验中，肾脏系统不像其他器官系统那样频繁地受到影响。在一组非小细胞肺癌患者中，287 例接受 Nivolumab 治疗的患者中有 7 例（2.4%）发生肾损伤，但均为 1 级或 2 级。在 Pembrolizumab（抗 PD-1 抗体）治疗的 277 例黑色素瘤患者中，一例（0.4%）患有肾功能衰竭肾炎。另一种抗 PD-1 抗体（Lambrolizumab）与 135 例患有黑色素瘤的患者中的 3 例（2%）发生肾功能衰竭相关，这 3 例患者中有 2 例发生 3 级或 4 级不良事件。

表 39-1 总结了一篇文献综述中关于肾脏受累的 irAEs 的病例报告。Fadel 等人报告了一例使用 Ipilimumab 后发生狼疮性肾炎，并在类固醇治疗后缓解的病例。有 6 例 Ipilimumab 相关性肾炎被报道。一般报道的是全身应用类固醇成功治疗 Ipilimumab 相关性肾炎。此外，有 3 例由抗 PD-1 抗体引起的 AKI，例如 Nivolumab 或 Pembrolizumab。两例患有 Nivolumab 相关肾损伤的患者经过类固醇治疗成功治愈，一例患有 Pembrolizumab 相关性肾损伤的患者在类固醇治疗后表现出肾炎的改善。

表 39-1　免疫治疗相关肾脏不良事件及治疗文献报道

作者	编号	年龄	性别	药物种类	癌种	肾组织活检	治疗	结果
Fadel et al. 2009	1	64	M	Ipilimumab	Melanoma	膜外和系膜沉积免疫球蛋白（与狼疮肾炎一致）	类固醇	缓解
Fordle et al. 2012	1	59	M	Ipilimumab	Melanoma	无	类固醇	缓解
Voskens et al. 2013	1	53	F	Ipilimumab	Mucosal	无	类固醇	缓解
	2	72	F	Ipilimumab	Unknown primary	无	类固醇	缓解
Izzedine et al. 2014	1	72	M	Ipilimumab	Melanoma	肾小球间质性炎症与多核性渗透	类固醇	缓解
	2	60	F	Ipilimumab	Melanoma	肾小管间质炎症伴坏死	类固醇	缓解
Thajudeen et al. 2015	1	74	M	Ipilimumab	Melanoma	间质性炎症伴淋巴细胞浸润	类固醇	缓解
Vandiver et al. 2016	1	58	F	Nivolumab	Melanoma	无	类固醇	缓解
Hofmann et al. 2016	1	52	M	Nivolumab	Melanoma	无	盐溶液	缓解
	2	73	M	Pembrolizumab	Melanoma	无	类固醇	缓解

尽管理论上免疫自身耐受性的改变解释了肾功能不全，但现有病例报告中的具体机制多种多样。活检结果也各不相同。基于抗核抗体和抗双链 DNA 抗体阳性，1 例患者在 Ipilimumab 治疗期间被诊断出狼疮性肾炎。电子显微镜证实存在膜外颗粒状电子致密物沉积。Izzedine 等人报道了 2 例 Ipilimumab 相关的急性间质性肾炎。在 Thajudeen 等报告的最近一例病例中，活检显示肉芽肿和间质浸润淋巴细胞、嗜酸性粒细胞和浆细胞。在目前情况下，活检显示急性肾小管损伤和免疫复合物介导的肾小球肾炎。

无论病因或活检结果如何，患者的肾功能通常在类固醇治疗后得到改善。在文献综述中没有发现需要肿瘤坏死因子抑制剂或细胞毒性免疫抑制剂的情况。一些患者在肾功能改善后恢复免疫治疗。在目前情况下，患者长期停用 Nivolumab 并继续长时间类固醇治疗逐渐减量约 4 个月。即使在长期全身应用皮质类固醇和停用 Nivolumab 后，免疫性抗肿瘤作用似乎仍然存在，并且患者肾脏肿瘤变小。文献中，有一例黑色素瘤患者尽管停用了 Ipilimumab 并且每日全身应用皮质类固醇治疗 irAEs，其肿瘤仍在逐渐消退。另一例用 Ipilimumab 治疗的黑色素瘤患者，在使用近 3 年的类固醇和 Infliximab 治疗 3 级结肠炎之后未见肿瘤进展。在一项临床试验中，用于治疗 irAEs 的皮质类固醇并不影响 Ipilimumab 在晚期黑色素瘤患者中的临床活性。

在目前情况下，基于肾活检中的肾小球沉积物，提出了感染后肾小球肾炎的可能性。然而，患者在入院前没有咽炎或皮肤感染的症状。无高血压和 C3 水平正常也与感染后肾小球肾炎不一致。基于使用 Nivolumab 和 AKI 发病之间的时间关系，认为这个病例最主要的病因学因素是自身免疫性肾小球损伤。据作者所知，这是第一例通过光学和电子显微镜检查证实的 Nivolumab 相关性肾小球肾炎。

此患者两次因原因不明的 SIRS 入院，均发生在泼尼松减量的情况下。经过全面的诊断性检查后，没有找到明确的 SIRS 感染源。已有报道在免疫治疗的临床试验中，发热是其不良反应，但该患者是严重 SIRS 伴低血压，需要进入重症监护病房。免疫治疗和 SIRS 之间的潜在关系很复杂，在建立因果关系之前需要更多的证据。

【精评】总之，全身应用皮质类固醇通常能达到免疫治疗相关性肾功能不全的最佳治疗反应。Nivolumab 制造商推荐 0.5 ~ 1mg/（kg · d）泼尼松或等价物用于 2 级或 3 级肾功能不全，如果没有改善，1 ~ 2mg/（kg · d）泼尼松或等价物和停用 Nivolumab。对于危及生命的 4 级肾功能不全，建议从 1 ~ 2 mg/（kg · d）泼尼松或等价物开始，并长期停用 Nivolumab。根据经验，冲击剂量的类固醇可用于难治性肾功能不全。虽然治疗反应最初可能不明显，但应避免做出治疗失败的推论。在我们的病例中，患者可能需要长期全身应用皮质类固醇激素和血液透析，肾功能可能在几个月后得到改善。

参考文献

[1] SCHADENDORF D, HODI F S, ROBERT C, et al. Pooled analysis of of long-term survival data from phase II and phase III trials of Ipilimumab in unresectable or metastatic melanoma[J]. J Clin Oncol, 2015, 33(17): 1889-1894.

[2] WOLCHOK J D, KLUGER H, CALLAHAN M K, et al. Nivolumab plus Ipilimumab in advanced melanoma[J]. N Engl J Med, 2013, 369(2): 122-133.

[3] CHAMPIAT S, LAMBOTTE O, BARREAU E, et al. Management of immune checkpoint blockade dysimmune toxicities: a collaborative position paper[J]. Ann Oncol, 2016, 27(4): 559-574.

[4] FRANCISCO L M, SALINAS V H, BROWN K E, et al. PD-L1 regulates the development, maintenance, and function of induced regulatory T cells[J]. J Exp Med, 2009, 206(13): 3015-3029.

[5] AMARNATH S, MANGUS C W, WANG J C, et al. The PDL1- PD1 axis converts human TH1 cells into regulatory T cells[J]. Sci Transl Med, 2011, 3(111): 111-120.

[6] OPDIVO (Nivolumab).[EB/OL].(2016)[2020-04-05]. http://packageinserts.bms.com/pi/pi_opdivo.pdf. Last Accessed 27 May 2016.

[7] SPAIN L, DIEM S, LARKIN J. Management of toxicities of immune checkpoint inhibitors[J]. Cancer Treat Rev, 2016, 44: 51-60.

[8] BORGHAEI H, PAZ-ARES L, HORN L, et al. Nivolumab versus docetaxel in advanced nonsquamous non-small-cell lung cancer[J]. N Engl J Med, 2015, 373(17): 1627-1639.

[9] ROBERT C, SCHACHTER J, LONG G V, et al. Pembrolizumab versus Ipilimumab in advanced melanoma[J]. N Engl J Med, 2015, 372(26): 2512-2532.

[10] HAMID O, ROBERT C, DAUD A, et al. Safety and tumor responses with lambrolizumab (Anti-PD-1) in melanoma[J]. N Engl J Med, 2013, 369(2): 134-144.

[11] FADEL F, KAROUI K E, KNEBELMANN B. Anti-CTLA4 antibody-induced lupus nephritis[J]. N Eng J Med, 2009, 361(2): 211-212.

[12] FORDE P M, ROCK K, WILSON G, et al. Ipilimumab-induced immune- related renal failure–A case report[J]. Anticancer Res, 2012, 32(10): 4607-4608.

[13] VOSKENS C J, GOLDINGER S M, LOQUAI C, et al. The price of tumor control: an analysis of rare side effects of anti-CTLA-4 therapy in metastatic melanoma from the Ipilimumab network[J]. PLoS One, 2013, 8(1): 53745.

[14] IZZEDINE H, GUETIN V, GHARBI C, et al. Kidney injuries related to Ipilimumab[J]. Invest New Drugs, 2014, 32: 769-773.

[15] THAJUDEEN B, MADHRIRA M, BRACAMONTE E, et al. Ipilimumab granulomatous interstitial nephritis[J]. Am J Ther, 2015, 22(3): 84-87.

[16] VANDIVER J W, SINGER Z, HARSHBERGER C. Severe hyponatremia and immune nephritis following an initial infusion of Nivolumab[J]. Target Oncol, 2016, 11: 553-556.

[17] HOFMANN L, FORSCHNER A, LOQUAI C, et al. Cutaneous, gastrointestinal, hepatic, endocrine, and renal side-effects of anti-PD-1 therapy[J]. Eur J Cancer, 2016, 60: 190-209.

[18] HARMANKAYA K, ERASIM C, KOELBLINGER C, et al. Continuous systemic corticosteroids do not affect the ongoing regression of metastatic melanoma for more than two years following Ipilimumab therapy[J]. Med Oncol, 2011, 28: 1140-1144.

[19] ARRIOLA E, WHEATER M, KRISNAN R, et al. Immunosuppression for Ipilimumab-related toxicity can cause pneumocystis pneumonia but spare antitumor immune control[J]. Oncoimmunology, 2015, 4(1): 1040218.

[20] AMIN A, DEPRIL V, HAMID O, et al. Evaluation of the effect of systemic corticosteroids for the treatment of immune-related adverse events (irAEs) on the development of maintenance of Ipilimumab clinical activity[J]. J Clin Oncol, 2009, 27: 9037.

（宋　鹏　邸明一　张　力）

1 例使用 Nivolumab 治疗合并类风湿关节炎的恶性黑色素瘤患者的病例报道（风湿免疫）

【附】KAGEYAMA S I, YAMAGUCHI S, ITO S, et al. A case report of using Nivolumab for a malignant melanoma patient with rheumatoid arthritis[J]. Int Cancer Conf J, 2016, 5(4): 192-196.

PD-1 抗体可以阻断 T 细胞免疫检查点，对于恶性进展性黑色素瘤和非小细胞肺癌来说是一个有潜力的新治疗手段。免疫检查点抑制剂的临床试验常常除外既往自身免疫疾病患者，因为此类患者更容易出现自身免疫系统不良反应。但是 Nivolumab 的药效和毒性并没有在类似的病例中报道出来。本例患者诊断为恶性原发性黏膜黑色素瘤、十二指肠转移、骨转移，既往患有类风湿关节炎，给予 Nivolumab 治疗恶性黑色素瘤。Nivolumab 治疗 4 周期后骨转移消失，6 周期后停药，疾病无进展期 9 个月，期间无风湿性恶化或者药物相关不良反应。PD-1 抗体药效预测的生物标志物建立和完善预测用药后不良反应，在将来的临床用药中会起到十分重要的作用。

程序性细胞死亡蛋白 1，又称 PD-1，是一种细胞表面受体，在 T 细胞和前 B 细胞表面表达。PD-1 通过结合癌细胞表面的 PD-L1 和 PD-L2 对 T 细胞的激活起负调节作用。阻断 PD-1/PD-L1 通路可以逆转肿瘤微环境增加内源性抗肿瘤免疫反应。Nivolumab 是人源化的抗 PD-1 IgG4 单克隆抗体。Nivolumab 在进展性恶性黑色素瘤以及非小细胞肺癌的临床试验中已经体现出生存优势，但是具有自身免疫病基础的患者经常因为免疫相关的不良反应以及 Nivolumab 在此类患者身上的效用和毒性未知而被排除在外。本文汇报一个合并活动性类风湿关节炎的恶性黑色素瘤患者。

病例报道：患者，70 岁，女性，诊断为恶性原发性黏膜黑色素瘤（BRAF 野生型），既往患有类风湿关节炎，接受柳氮磺吡啶 1000mg/d 的治疗。原发病接受根治性切除联合辅助放射治疗（60-Gy/30-Fr）。1 年后复发（左侧第 6 肋以及左侧髂窝），十二指肠转移。因胃肠溃疡出血、贫血，患者接受输血等支持治疗（每周 3 次）。一般情况好转后，给予第 1 程 Nivolumab（2mg/kg）治疗，未出现明显的不良反应。给药 19 天后骨转移灶缩小，给药后 26 天肿瘤在胸部放射线检查上不可见（图 40-1），未出现明显不良反应。治疗开始后每一个月行一次 CT 随访，发现肋部转移灶消失，60% 的回肠转移灶缩小。治疗 4 个月后行内窥镜下观察十二指肠转移灶，发现瘢痕形成（图 40-2）。治疗第 2 周后由于肿瘤出血而造成的贫血即出现缓解，停止输血（图 40-3A、B）。

4 程 Nivolumab 治疗中，实验室检查结果几乎没有改变，无明显不良反应，而且

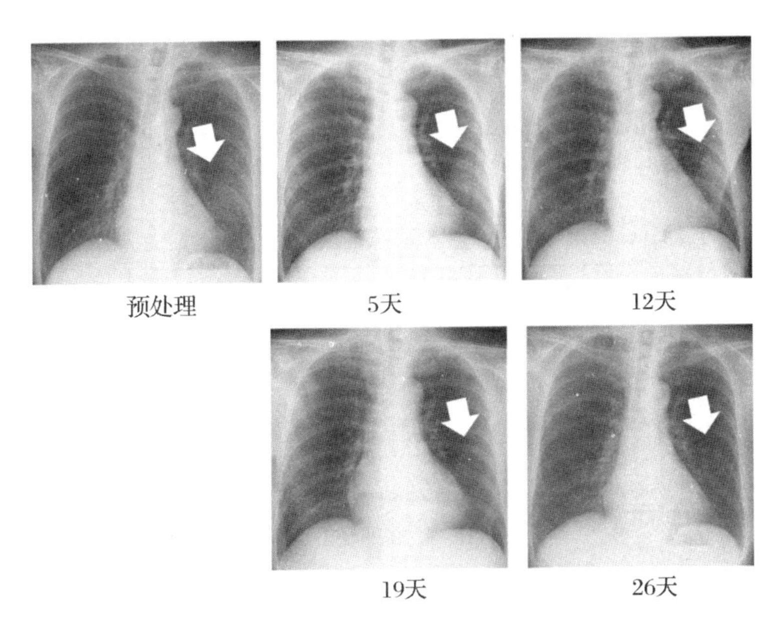

图 40-1　首次治疗后，原发性黏膜黑色素瘤转移对 Nivolumab 的反应

预处理胸部放射线图像显示肋骨转移。同时，第一次治疗后 5 ~ 26 天获得的胸部 X 射线图像显示肋骨肿瘤（箭头）已消退。

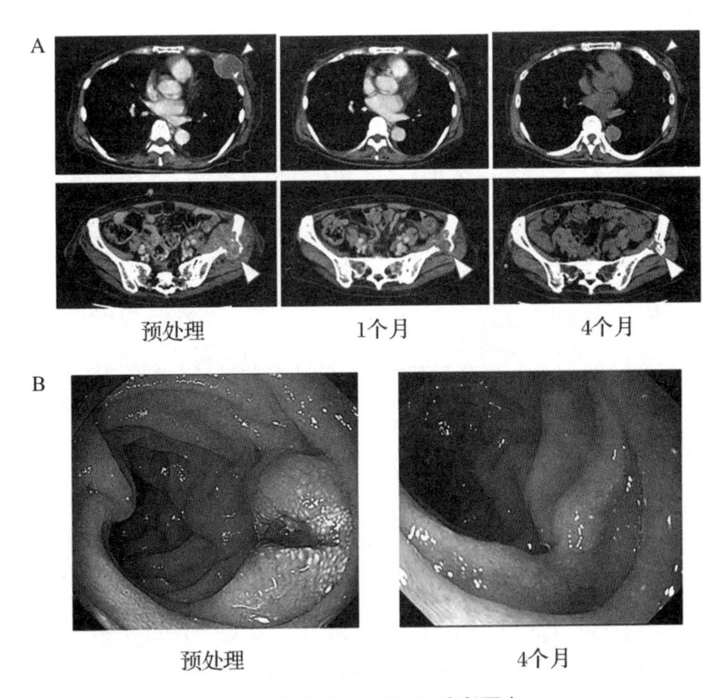

图 40-2　治疗反应（见文后彩图）

A. 计算机断层扫描（CT），显示骨转移的软组织窗口。第一次治疗后 1 个月，肋骨和回肠病变显示出可接受的减轻，而 4 个月后，几乎恢复为 CR 状态；B. 为治疗前和治疗后 4 个月的内镜图像。

关节疼痛以及 DAS28ESR 评分没有恶化迹象（图 40-4；表 40-1）。6 程 Nivolumab 治疗后，患者维持完全缓解状态持续 9 个月，无类风湿关节炎的恶化或者是药物相关不良反应发生。过去针对自身免疫性疾病患者和没有自身免疫性疾病队列的免疫点抑制剂治疗的报道见表 40-2。

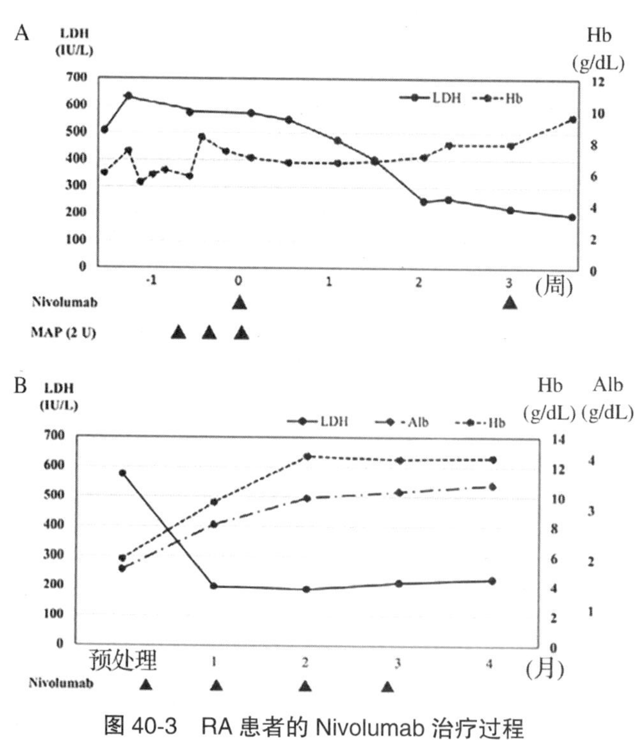

图 40-3　RA 患者的 Nivolumab 治疗过程

前 1 个月（A）和 4 个月（B）后实验室数据。

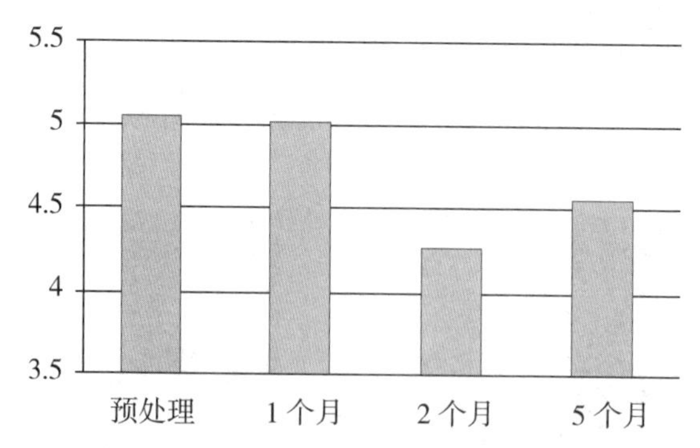

图 40-4　治疗后类风湿关节炎的活性评估（ESR 红细胞沉降率）

我们描述了一个患有类风湿关节炎的患者，经过 Nivolumab 免疫治疗控制其进展性黑色素瘤。过去的临床试验中 Nivolumab 完全缓解率为 3.3% ~ 8.9%。即使是在肿瘤缓解出现最早的病例中，也是不早于治疗后的第 10 周出现缓解。一篇文献报道了经过干扰素治疗后对 Nivolumab 和 Ipilimumab 迅速达到完全缓解效果的案例。但是本例患者在一个单程治疗后至少一个靶病灶消失缓解，呈现一个迅速的药物反应性。

表 40-1　类风湿关节炎的活动

	预处理	1 个月后	3 个月后
ANA	1280	1280	—
DNA/RIA / (IU/mL)	2	2	2
MMP-3 / (IU/mL)	341.8	820.2	432.6
CH50 / (U/mL)	36.5	35.3	41.5
C4 / (U/mL)	14	18	25
C3 / (U/mL)	74	94	98
IgG / (mg/dL)	909	1457	1578
ESR / (mm/h)	59	109	48

免疫检查点抑制剂可以造成包括自身免疫疾病恶化的不良反应，如重症肌无力、间质性肺炎以及甲状腺炎。因此具有自身免疫疾病的患者，临床试验中的筛查常被排除。

因此 PD-1 抗体治疗存在自身免疫疾病患者的病例很少，除了少数利用 CTLA-4 抗体治疗自身免疫疾病外。自身免疫疾病患者经过 CTLA-1 抗体治疗的药效不足和不良反应发生概率似乎高于排除了自身免疫疾病的Ⅲ期临床试验的结果（表 40-2）。

表 40-2　过去针对自身免疫性疾病患者和没有自身免疫性疾病队列的免疫检查点抑制剂治疗的报道

	irAEs		Response		
	Grade 3.4/%	Grade 5/%	CR/%	PR/%	SD/%
Duglas et al.					
Autoimmune disease	30（9/30）	3.3（1/30）	3.3（1/30）	16.7（5/30）	10（3/30）
（Rheumatoid arthritis）	40（2/5）	0（0/5）	20（1/5）	40（2/5）	0（0/3）
Hodi et al.					
Ipilimumab+gp60	10.3	0.0	0.2	5.5	14.4
Ipilimumab	145	0.0	1.5	9.5	17.5
Total	11.3	1.3	0.6	6.5	15.1

本例患者单用免疫检查点抑制剂的效果突出，不过仍然需要积累类似的案例去评估自身免疫疾病患者中的用药剂量。本研究中患者无自身免疫疾病恶化的强抗肿瘤效果。

【精评】类风湿关节炎是一种通过激活细胞免疫而介导的靶向自身抗原的疾病，可以通过多种免疫相关的基因缺陷而致病，而免疫检查点抑制剂的靶向基因也包括在这个范围内。这项荟萃分析以及其他研究报道 CTLA-4 功能障碍（SNP 切割缺陷）是和风湿病相关的，而恢复 CTLA-4 功能是针对性的治疗方法之一。对于本例的 PD-1 抗体治疗效果，似乎自身免疫相关的基因如 CTLA-4 的 SNPs 增强了 Nivolumab 的抗肿瘤效果，如 Nivolumab 和 Ipilimumab 的联合治疗能够产生协同效果。免疫检查点抑制剂产生了有用的效果，但是生物标志物以及自身免疫疾病相关的不良反应的处理仍然是未来需要解决的问题。

为了进一步发展免疫检查点抑制剂，清除自身免疫相关的基因的作用及阻断其通路是非常重要的，需要未来进一步研究。

参考文献

[1] LARKIN J, CHIARION –SILENI V, GONZALEZ R, et al. CombinedNivolumab and Ipilimumab or monotherapy in untreated melanoma[J]. N Engl J Med, 2015, 373: 23-34.

[2] WOLCHOK J D, KLUGER H, CALLAHAN M K, et al. Nivolumab plusIpilimumab in advanced melanoma[J]. N Engl J Med, 2013, 369: 122-133.

[3] CHAPMAN P B, D'ANGELO S P, WOLCHOK J D. Rapid eradicationof a bulky melanoma mass with one dose of immunotherapy[J]. N Engl J Med, 2015, 372: 2073-2074.

[4] BRAHMER J R, TYKODI S S, CHOW L Q, et al. Safety and activityof anti-PD-L1 antibody in patients with advanced cancer[J]. N Engl J Med, 2012, 366: 2455-2465.

[5] JOHNSON D B, SULLIVAN R J, OTT P A, et al. Ipilimumab therapyin patients with advanced melanoma and preexisting autoimmunedisorders[J]. JAMA Oncol, 2016, 2: 234-240.

[6] HODI F S, O'DAY S J, MCDERMOTT D F, et al. Improved survivalwith Ipilimumab in patients with metastatic melanoma[J]. N Engl JMed, 2010, 363: 711-723.

[7] OKADA Y, WU D, TRYNKA G, et al. Genetics of rheumatoidarthritis contributes to biology and drug discovery[J]. Nature, 2014, 506: 376-381.

[8] GENOVESE M C, BECKER J C, SCHIFF M, et al. Abatacept forrheumatoid arthritis refractory to tumor necrosis factor alphainhibition[J]. N Engl J Med, 2005, 353: 1114-1123.

[9] LI G, SHI F, LIU J, LI Y. The effect of CTLA-4 A49Gpolymorphism on rheumatoid arthritis risk: a meta-analysis[J]. Diagnpathol, 2014, 9: 157.

（宋　鹏　邸明一　张　力）

41

乳腺癌患者使用抗 PD-1 药物治疗诱发淋巴细胞性结肠炎的 1 例报告（消化系统）（布地奈德）

【附】PATRICK A. A case report of anti-PD1-induced lymphocytic colitis in a breast cancer patient[J]. Melanoma Res, 2016, 26(3): 308-311.

Patrick Avila 报道了 1 例三阴乳腺癌患者使用 Pembrolizumab 治疗后出现结肠炎的病例报告。患者在 3 程治疗后出现Ⅱ度水样腹泻。粪便病原学检测阴性。结肠镜显示回肠末端和结肠黏膜均无异常，对随机取得的升结肠和降结肠组织进行了活检结果显示该患者结肠黏膜的上皮内淋巴细胞显著增加，性状与淋巴细胞性结肠炎一致。给予 9mg/d 的布地奈德治疗并继续使用 Pembrolizumab。患者的腹泻症状消退。

【精评】免疫检查点抑制剂会导致免疫介导的胃肠道不良反应和药物诱发的结肠炎。通常结肠镜可见损伤，其镜下组织病理学特征与炎性肠病（IBD）突发相似，而与结肠炎（淋巴细胞性或胶原性）在显微镜下的组织特征并不相似。本例是接受 Pembrolizumab 治疗的患者中首次报道的淋巴细胞性结肠炎病例。这提示与 Pembrolizumab 相关的胃肠道毒性表现可能是多样的。

参考文献

HEINZERLING L, DR TONI E N, SCHETT G, et al. Checkpoint Inhibitors[J]. Dtsch Arztebl Int, 2019, 116(8): 119-126.

（邸明一　倪　军　张　力）

42

Pembrolizumab 诱导 1 型糖尿病病例及讨论（内分泌系统）

【附】CHAE Y K, CHIEC L, MOHINDRA N, et al. A case of Pembrolizumab-induced type-1 diabetes mellitus and discussion of immune checkpoint inhibitor-induced type 1 diabetes[J]. Cancer Immunol Immunother, 2017, 66(1): 25-32.

2017 年 Chae Young Kwang 等人针对 Pembrolizumab 相关 1 型糖尿病进行病例报道及讨论。患者，男性，76 岁，转移性肺腺癌（EGFR、ALK、ROS-1、KRAS 均为野生型）。一线 Pembrolizumab 联合化疗（白蛋白紫杉醇 + 卡铂），2 剂治疗后第 8 天血糖水平为 616mg/dL。无明显症状，无多尿、烦渴，阴离子间隙正常，糖化血红蛋白 A1c 水平为 5.8%。进一步检查：C- 肽水平为 0.81ng/mL（正常范围 0.9 ~ 3.85ng/mL），在初次胰岛素治疗后 C- 肽低于 0.10ng/mL。甲状腺素和胆固醇检查在正常范围内；抗谷氨酸脱羧酶抗体（anti-GAD，23.8U/mL，正常＜ 1.1U/mL）升高，抗胰岛抗原 2 抗体（anti-IA2，0.32 nmol/L，正常＜ 0.02nmol/L）升高。胰岛素抗体和胰岛细胞免疫球蛋白（IgG）抗体阴性，HLA 分型未进行。给患者使用长效甘精胰岛素和随餐短效胰岛素，改善血糖控制。经验性使用泼尼松每天 10mg 的剂量治疗（高血糖后 21 天开始），治疗 25 天后患者的血糖调控无改善，停止治疗。值得注意的是患者高血糖水平在泼尼松作用下也没有恶化，随后予长效甘精胰岛素以及随餐短效胰岛素控制患者血糖。迄今为止，患者依赖胰岛素降糖，空腹血糖水平稳定。

【精评】免疫介导性、特发性糖尿病（T1DM）发病机制已经被广泛接受，即自身反应性 T 细胞破坏胰岛 β 细胞。调节性 T 细胞抑制这些自身反应性 T 细胞在健康对照组中激活并表现其功能。其发生的危险因素包括 HLA 的基因表型以及环境因素。HLA-DR3-DQ2（DR3）或者 HLA-DR4-DQ8（DR4）单体型，再合并一个环境因素的激发可出现 T1DM。因此经免疫调节治疗的患者如果有高危单体型则有理由怀疑患者具有 T1DM 高危风险。目前此类 irAEs 仍以胰岛素替代治疗为主，类固醇治疗对 ICIs 相关 T1DM 的效果尚未可知，至少本例患者未体现类固醇的治疗效果。

参考文献

[1] FERRARI S M, FALLAHI P, ELIA G, et al. Autoimmune Endocrine Dysfunctions Associated with Cancer Immunotherapies[J]. Int J Mol Sci, 2019, 20(10): 2560-2564.

[2] ANSARI M J, SALAMA A D, CHITNIS T, et al. The programmed death-1 (PD-1) pathway regulates autoimmune diabetes in nonobese diabetic (NOD) mice[J]. J Exp Med, 2003, 198: 63-69.

（倪　军　宋　鹏　张　力）

43

Nivolumab治疗小儿胶质母细胞瘤后严重脑水肿1例报告（神经肌肉）（甘露醇）

【附】XIAO ZHU, MICHAEL M, MCDOWELL, et al. Severe cerebral edema following Nivolumab treatment for pediatric glioblastoma: case report[J]. J neurosurg pediatr, 2017, 19(2): 249-253.

Xiao Zhu 等报道了 1 例罕见的具有双等位基因 PMS2 错配修复基因缺失的 10 岁胶质母细胞瘤患者，患者父母另外 2 位有同样变异的子女已经夭折。患者首次使用 Nivolumab 后即出现嗜睡、易怒、呕吐、逐渐加重的头痛和右侧肢体偏瘫。CT 显示左侧额叶有混合密度病灶，存在病灶周围水肿和明显的中线偏移，均由肿瘤坏死造成。予地塞米松治疗后稍缓解。第 2 次使用 Nivolumab 后再次出现嗜睡、呕吐，并发生癫痫、左侧瞳孔固定、扩大，对光反射消失。使用 1mg/kg 甘露醇和 10mg 地塞米松，随后瞳孔功能恢复，左侧肢体活动自如，右侧肢体偏瘫。脑部 CT 显示左额顶叶的混合密度病灶体积增大，中线偏移更加明显，并伴有脑积水。偏侧颅骨切除减压术，并放置脑室外引流管。术后患者左侧肢体可以受指令运动，但右侧肢体仍然偏瘫。MRI 显示明显的低密度病灶、强占位效应、颞叶钩回疝和左大脑后动脉梗阻。患者此后继续 Nivolumab 治疗，第 6 次使用后出现头痛、呕吐、手术部位肿胀和右侧面部运动受限。MRI 显示严重中线偏移和颞叶钩回疝。给予支持治疗，然而病情逐步恶化，患者出现抽搐，并伴有活动性颞叶钩回疝、大脑镰下疝的临床症状。次日死亡。尸检显示死因是一体积较大的左顶叶胶质母细胞瘤。肿瘤广泛累及左侧小脑与胼胝体，并从原手术部位向外突出形成一 11.5cm × 9cm × 2cm 的肿物，并沿皮质脊髓束向下延伸，累及中脑和脑桥，并引起延髓椎体和皮质脊髓束中神经元轴突退化。组织病理可见不伴异型性炎症的组织坏死，但核分裂象多见，且 Ki-67 标记指数弥漫性增高。患者有左侧颞叶钩回疝和大脑镰下疝，以及右大脑前动脉和左大脑后动脉的亚急性梗阻。

【精评】儿童胶质母细胞瘤较为罕见，仅占儿童中枢神经系统肿瘤的 3%。Nivolumab 在用于治疗黑色素瘤、NSCLC 等的临床试验中未发现恶性脑水肿这一不良事件。一项基于 CheckMate-143 试验入组人群的小型队列研究提供的预实验数据显示，在单用 Nivolumab（3mg/kg，每周 2 次）治疗胶质母细胞瘤的 10 例患者中，所有不良事件均为 1 ～ 2 级，最常见的是疲劳（n=3）和恶心（n=3）。本案例是首次报道的由 PD-1 抑制剂引起的需要紧急手术减压的恶性脑水肿和颅内压升高儿童胶质母细胞瘤案例。本案例中患者的先天基因缺陷可能使其对 Nivolumab 的反应更为严重。

有双等位基因错配修复基因突变的癌症均表现出极高度的突变和微卫星不稳定性。这类高度突变可提高肿瘤细胞表达、可激活T细胞的新抗原的概率。在本例中，患者T细胞对胶质母细胞瘤的响应水平的基线升高，且合并Nivolumab介导的T细胞活化，这二者可能共同导致了恶性脑水肿和脑疝。因此用ICIs治疗儿童中枢神经系统肿瘤有一定风险，需进一步开展临床研究以评估风险与获益。

参考文献

[1] COHEN K J, POLLACK I F, ZHOU T, et al. Temozolomide in the treatment of high-grade gliomas in children: a report from the Children's Oncology Group[J]. Neuro Oncol, 2011, 13: 317-323.

[2] DUDLEY J C, LIN M T, LE D T, et al. Microsatellite instability as a biomarker for PD-1 blockade[J]. Clin Cancer Res, 2016, 22: 813-820.

[3] MACDONALD T J, AGUILERA D, KRAMM C M. Treatment of highgrade glioma in children and adolescents[J]. Neuro Oncol, 2011, 13: 1049-1058.

[4] OHGAKI H, KLEIHUES P. The defnition of primary and secondary glioblastoma[J]. Clin Cancer Res, 2013, 19: 764-772.

[5] PREUSSER M, LIM M, HAFLER D A, et al. Prospects of immune checkpoint modulators in the treatment of glioblastoma[J]. Nat Rev Neurol, 2015, 11: 504-514.

（邱明一　倪　军　张　力）

44

抗 PD-1 药物相关结肠炎：25 例病例报告（消化系统）（Nivolumab）（Pembrolizumab）（Infliximab）

【附】KIM J , SHIA J , SCHATTNER M A , et al. Anti-PD-1 induced colitis: a case series of 25 patients[J]. Gastroenterology, 2017, 152(5): S811.

Kim James 等回顾性分析了 25 例接受过 Nivolumab 或 Pembrolizumab 治疗，并因腹泻或结肠炎接受结肠镜或柔性乙状结肠镜评估的患者。其中 18 例曾接受 Nivolumab 治疗，7 例曾接受 Pembrolizumab 治疗。13 例患者（10 例接受 Nivolumab 治疗，3 例接受 Pembrolizumab 治疗）在使用抗 PD-1 药物前或同时使用了 Ipilimumab。在没有接受过 Ipilimumab 治疗的 12 例患者中，接受 Nivolumab 和 Pembrolizumab 治疗的患者接受治疗剂量的中位数分别为 13.5 次（3 ~ 38 次）和 4.5 次（3 ~ 28 次）。开始用药到出现腹泻或结肠炎的中位时间为 6.5 个月（1 ~ 20 个月）。46% 的患者在内镜下有明确的表现，而 62% 的患者在病理上证实为结肠炎。内镜表现为充血水肿到红肿伴渗出不等。92% 的患者接受过糖皮质激素治疗，25% 的患者因结肠炎对激素反应不佳接受过 Infliximab 治疗。67% 的患者因此停止了抗 PD-1 治疗。在 13 例使用过 Ipilimumab 的患者中，64% 内镜检查发现有异常，93% 有病理学证实为结肠炎，46% 接受过 Infliximab 治疗。所有 25 例患者的症状最终都完全缓解，没有治疗相关死亡。

【精评】结合这一研究，考虑内镜和病理表现与症状的严重程度和糖皮质激素有效的可能性并无关联。病理学上并没有发现统一的特征性损伤模式。加用 Ipilimumab 治疗的患者结肠炎通常更严重，因此更加需要 Infliximab。在使用糖皮质激素和用或未用 Infliximab 治疗后，所有患者的症状都完全缓解了。

参考文献

[1] TIDWELL C, GUTNIK S. Treatment of immune checkpoint inhibitor induced colitis with Infliximab[J]. S D Med, 2019, 72(10): 454-458.

[2] GELSOMINO F, VITALE G, ARDIZZONI A. A case of Nivolumab-related cholangitis and literature review: how to look for the right tools for a correct diagnosis of this rare immune-related adverse event. Invest[J]. New Drugs, 2018, 36(1): 144-146.

[3] SPAIN L, DIEM S, LARKIIN J. Management of toxicities of immune checkpoint inhibitors[J]. Cancer Treat Rev, 2016, 44: 51-60.

[4] COLLINS M, MICHOT J M, DANLOS F X, et al. Inflammatory gastrointestinal diseases associated with PD-1 blockade antibodies[J]. Ann Oncol, 2017, 28(11): 2860-2865.

（邱明一　倪　军　张　力）

45

系列病例报道：癌症免疫检查点抑制剂治疗的风湿性免疫相关不良事件（风湿免疫）（Apremilast）

【附】 CALAVRESE C, KIRCHNER E, KONTZIAS A, et al. Rheumatic immune-related adverse events of checkpoint therapy for cancer: case series of a new nosological entity[J]. RMD Open, 2017, 3(1): e000412.

风湿性 irAEs 分为两大类，第一类为新发结缔组织病或肌肉关节病，第二类为基础风湿性疾病加重或复发。Calavrese C 等人回顾 15 例风湿性 irAEs 发现，87%（13/15）患者为第一类患者，中位发病时间为 7.3 周（2 ~ 48.4 周），69%（9/13）患者血清抗核抗体阴性，仅 4 例血清 ANA 转为阳性（抗 dsDNA 抗体，抗 SSA 抗体，RF 及抗 CCP 抗体阳性各 1 例）。此类患者中 76.9%（10/13）对激素敏感，23.1%（3/13）加用抗 TNF-α 抑制剂。2 例基础风湿病患者分别为银屑病性关节炎（PsA）和类风湿关节炎（RA），PsA 患者经阿普斯特（Apremilast，小分子磷酸二酯酶及 TNF-α 抑制剂）治疗后缓解，RA 患者治疗中维持稳定。

【精评】 该研究为小样本单中心回顾性研究，具有明显的局限性。风湿性 irAEs 的发病率，危险因素、致病机理及病理生理学机制，治疗时机及改变病情抗风湿药物（DMARDs）对肿瘤影响需进一步的基础研究及大规模前瞻性研究阐明。

参考文献

ZHOU J, WANG Q, DUAN L, et al. Management of Rheumatic Adverse Events Related to Immune Checkpoint Inhibitors[J]. Zhongguo Fei Ai Za Zhi, 2019, 22(10): 671-675.

（倪　军　宋　鹏　张　力）

46

Pembrolizumab 诱发硬皮病（风湿免疫）（IVIg、霉酚酸酯、羟氯喹）

【附】 BARBOSA N S, WETTER D A, WIELAND C N, et al. Scleroderma Induced by Pembrolizumab: A Case Series[J]. Mayo Clin Proc, 2017, 92(7): 1158-1163.

2017 年 Barbosa N S 等人报道了 2 例 Pembrolizumab 相关性硬皮病的黑色素瘤患者。病例 1，男性，66 岁，转移性恶性黑色素瘤，一线单药 Pembrolizumab（2mg/kg，每 3 周 1 次），13 周期后关节和踝部肿胀，严重乏力，新发皮肤干燥、灼热和肌无力，逐渐出现弥漫性皮肤僵硬、乏力进行性加重，查体雷诺现象、胃食管反流、吞咽困难和气促均为阴性，无腹泻。体格检查时，患者依靠轮椅行动需外力帮助移动至检查床，皮肤干燥，中度至重度皮肤僵硬，前臂、手、手指、大腿、小腿、足和面部皮肤增厚，无甲襞毛细血管异常，双侧手腕和肩膀运动范围受限，肌肉体积缩小，三角肌和股四头肌萎缩，无滑膜炎或肌腱弹响。炎症指标轻度升高（ESR、CRP），ANA、ANCA、抗 Scl-70 抗体水平均正常。肌电图：感觉及运动多发性神经病变，主要累及轴索，无肌病的证据。2 次皮肤穿刺活检（右前上臂和右内侧胫骨）病理显示轻度皮肤纤维化和硬化，伴有附件结构萎缩和小淋巴细胞炎症，与系统性硬化病理一致。未行肌肉活检。诊断 Pembrolizumab 诱发弥漫性系统性硬皮病。给予甲泼尼龙 [1mg/（kg·d）] 联合 IVIg（0.4mg/kg）、霉酚酸酯（1000mg，每日 2 次）治疗 13 周后上述症状加重死亡。病例 2，男性，79 岁，转移性恶性黑色素瘤，一线 Pembrolizumab（2mg/kg，每周 3 次）单药治疗。5 周期后患者出现重度手足僵硬，难以抓握物体和行走。炎症指标（ESR、CRP）轻度升高，ANA、ANCA、抗 Scl-70 水平正常；肌酶正常；经胸超声心动图检查正常，右心室收缩压正常；肺 CT 提示下肺段斑状磨玻璃浸润影；肺功能检查显示运动时边缘性去饱和，其他情况正常，无阻塞性或限制性通气功能障碍证据；皮肤活检病理：左腹侧腕和右侧背侧手的病理显示轻度血管周围淋巴细胞炎症和深部皮肤硬化，与系统性硬皮病病理一致。诊断为 Pembrolizumab 诱发弥漫性系统性硬皮病（图 46-1）未行肌电图及肌肉活检。给予甲泼尼龙 [1mg（kg·d）] 联合羟氯喹（200mg，每天 2 次）治疗。上述治疗 3 周内，患者疲劳、气促和肢端僵硬显著改善，随访肺 CT 显示磨玻璃浸润影缩小。上述治疗 12 周，皮肤僵硬持续改善。Pembrolizumab 治疗尚未重新开始。现患者因肝转移接受局部放疗。

【精评】 ICIs 相关性硬皮病属罕见不良反应，致病机理尚不明确。目前认为与 ICIs 引起广泛炎症导致皮肤内局部生长因子 β 活动，启动促纤维级联反应相关。为避

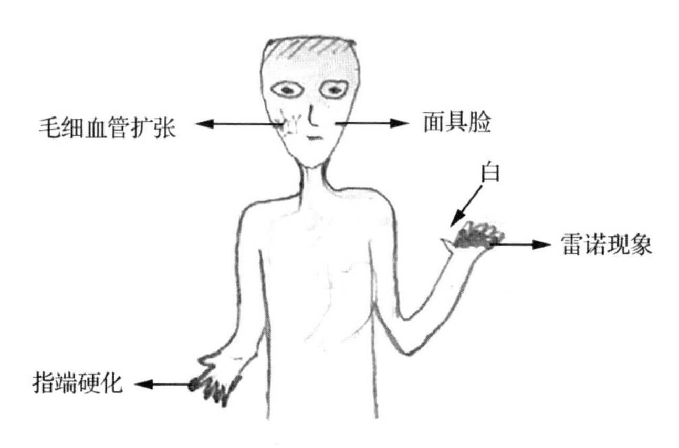

图 46-1　硬皮病的临床表现

免硬皮病肾危象，不推荐高剂量类固醇激素治疗硬皮病，可在早期应用硫唑嘌呤、霉酚酸酯、环孢素或 TNF-α 抑制剂等。但本篇报道中 2 例患者诊断相似，结局不同，值得思考。建议进一步探究其分子病理的差异，有利于预测危重症 irAEs。

参考文献

[1] KENNEDY L B, SALAMA A K S. A review of cancer immunotherapy toxicity[J]. CA Cancer J Clin, 2020.70(2):86-104.

[2] MICHOT J M, BIGENWALD C, CHAMPIAT S, et al. Immune-related adverse events with immune checkpoint blockade: a comprehensive review[J]. Eur J Cancer, 2016, 54: 139-148.

（倪　军　宋　鹏　张　力）

47

Pembolizumab治疗转移性恶性黑色素瘤诱发机化性肺炎（呼吸系统）

【附】KUINT R, LOTEM M, NEUMAN T, et al. Organizing pneumonia following treatment with Pembrolizumab for metastatic malignant melanoma-A case report[J]. Respir Med Case Rep, 2017, 20: 95-97.

2017年Kuint R.等人报道1例患者，73岁，黑色素瘤，一线Ipilimumab单药治疗，PD后二线Pembrolizumab治疗。2剂Pembrolizumab后出现气短、发热，胸部X线：右上肺野浸润性病变。入院后给予静脉环丙沙星和头孢呋辛治疗，症状无改善、升级至哌拉西林/他唑巴坦。血培养、血清CMV和EBV PCR、尿军团菌和肺炎球菌抗原检测及咽拭子支原体PCR及呼吸道病毒抗原均为阴性。支气管镜检查细胞微生物学分析阴性。经支气管镜肺活检病理提示机化性肺炎。给予大剂量糖皮质激素（静脉注射氢化可的松100mg，每日3次）治疗，发热迅速缓解，气短症状显著改善。入院后12周重复胸部CT：肺部浸润影明显缩小。

【精评】免疫检查点抑制剂相关性肺炎（checkpoint inhibitor pneumonitis，CIP）是患者接受ICIs治疗后新发气促、咳嗽等症状或原有症状加重，影像学提示肺内新发浸润影或原有浸润影加重，除外肺部感染及原发病进展。病理类型包括淋巴细胞浸润、肉芽肿性炎症、嗜酸性粒细胞浸润、机化性肺炎、弥漫性肺泡损伤等，上述病理类型可单独存在，亦可重叠重现。治疗上建议2级以上CIP全身应用激素[1～2mg/（kg·d）]，每48～72小时评估疗效，对于难治性CIP可考虑激素冲击治疗、联合IVIg、联合IL-6R或TNF-α阻滞剂。该病例诊治符合临床规范，首先筛查感染并经验性抗感染治疗，同时TBLB，根据肺活检病理结果进行有的放矢的治疗。考虑激素半衰期、蛋白结合率、生物活性等多方面因素，泼尼松或甲泼尼龙在临床中应用范围更广泛。

参考文献

WANG H, GUO X, ZHOU J, et al. Clinical Diagnosis and Treatment Recommendations for the Pneumonitis Associated with Immune Checkpoint Inhibitor[J]. Zhongguo Fei Ai Za Zhi, 2019, 22(10): 621-626.

（倪　军　宋　鹏　张　力）

48

Pembrolizumab 联合化疗治疗非小细胞肺癌患者激活肺结节病（呼吸系统）

【附】 FAKHRI G, AKEL R, SALEM Z T, et al. Pulmonary Sarcoidosis Activation following Neoadjuvant Pembrolizumab plus Chemotherapy Combination Therapy in a Patient with Non-Small Cell Lung Cancer: A Case Report[J]. Case Rep Oncol, 2017, 10(3): 1070-1075.

2017 年 Fakhri Ghina 等人首次报道了 Pembrolizumab 相关性肺结节病。患者，男性，74 岁，NSCLC（ⅢA 期），PD-L1 阳性，一线培美曲塞 / 卡铂联合 Pembrolizumab（4 周期），续贯单药 Pembrolizumab（两周期）。随访 PET/CT：原右上叶肿块缩小，摄取显著降低，坏死范围增大，伴纵隔和双侧肺门淋巴结大小、数量和摄取的增加，没有远处转移的证据。为了排除肿瘤进展到ⅢB 期，该患者进行了支气管内超声引导下的活检，但尚无定论。后接受手术切除和淋巴结取样。病理评估显示原发肿瘤病灶中 90% 坏死；淋巴结非恶性，为非干酪样肉芽肿性炎症。

【精评】 ICIs 相关结节病报道罕见，此例为首例肺结节病报道，此外有 2 例皮肤性结节病个案。根据 NCCN（2019.v2）属轻度（G1）肺部不良事件，建议继续用药，根据症状、查体及血氧情况每 1 ~ 2 周评估，每 4 周或根据临床需求复查胸部影像学。本例中患者经手术及淋巴结取样证实为非干酪样肉芽肿，但需注意排除其他疾病，如结核病、过敏性肺炎、硅沉着症等其他肉芽肿性疾病。

参考文献

[1] WANG H, GUO X, ZHOU J, et al. Clinical Diagnosis and Treatment Recommendations for the Pneumonitis Associated with Immune Checkpoint Inhibitor[J]. Zhongguo Fei Ai Za Zhi, 2019, 22(10): 621-626.

[2] THOMPSON J A. New NCCN Guidelines: Recognition and Management of Immunotherapy-Related Toxicity[J]. J Natl Compr Canc Netw, 2018, 16(5S): 594-596.

（倪　军　宋　鹏　张　力）

49

Nivolumab 诱发膀胱炎 1 例(泌尿外科)

【附】OZAKI K, TAKAHASHI H, MURAKAMI Y, et al. A case of cystitis after administration of Nivolumab[J]. Int Cancer Conf J, 2017, 6(4): 164-166.

2017 年 Ozaki Keisuke 等人报道首例 Nivolumab 相关膀胱炎个案。患者，男性，62 岁，转移性肺鳞癌，四线 Nivolumab 单药治疗。3 周期后出现了发热（最高体温 38.5℃）和腹泻（CTCAE 2 级），经禁食、抗生素药物治疗症状缓解。上述症状缓解 1 周后出现排尿疼痛、尿频和肉眼血尿，尿常规：红细胞（RBC）≥ 100/HPF 和白细胞（WBC）5 ~ 9/HPF；尿培养阴性。血常规：WBC 5800/μL（中性粒细胞 72.8%；嗜酸性粒细胞 2.1%），CRP 5.2mg/dL 和 LDH307U/L。病原筛查（尿腺病毒 DNA、巨细胞病毒、pp65 抗原）均阴性。膀胱镜检查显示膀胱黏膜弥漫性红肿和糜烂。尿细胞学检查阴性。腹部超声和腹部 CT 显示肾脏和泌尿道无异常发现。镇痛药和抗胆碱能药治疗效果不佳，疼痛控制困难，上述症状出现的第 26 天进行膀胱活检，膀胱镜检组织病理显示黏膜上皮已完全脱落，间质水肿，轻微的淋巴细胞浸润，当日夜间出现发热。考虑 Nivolumab 治疗相关泌尿道疼痛（CTCAE 3 级）和血尿（CTCAE 3 级）。因对症治疗效果不佳，从第 28 天开始进行类固醇冲击治疗（甲泼尼龙 500mg，给药 3 天），发热迅速消退，排尿疼痛和腹泻症状缓解，类固醇调整为泼尼松龙（PSL）0.5mg/kg 的维持剂量并逐渐减量，此后泌尿系统症状无复发。

【精评】该例患者症状典型，病理确诊，治疗及时有效。但值得注意的是，患者 irAEs 分级在 2 ~ 3 级，应首先考虑泼尼松 1 ~ 2mg/（kg·d）剂量阻断炎症反应，文中直接冲击治疗有待商榷。临床工作中，需根据 irAEs 分级、受累器官等决定激素起始剂量、使用周期等细节问题。超大剂量或冲击剂量激素不良反应较大，应用需慎重。

参考文献

WANG H P JZ, GUO X X, LI Y, et al. The Use of Glucocorticoid in the Management of Adverse Effects Related to Immunocheckpoint Inhibitors[J]. Chinese Journal of Lung Cancer, 2019, 22(10): 615-620.

（倪　军　宋　鹏　张　力）

50

在转移性胆管癌患者中 Pembrolizumab 诱导的 1 型糖尿病（内分泌系统）

【附】MATTHEW A SMITH-COHN, DAVID GILL, BENJAMIN N VOORHIES, et al. Case report: Pembrolizumab-induced Type 1 diabetes in a patient with metastatic cholangiocarcinoma[J]. Immunotherapy, 2017, 9(10): 797-804.

2017 年 Matthew A Smith-Cohn 等人报道 1 例 Pembrolizumab 相关 T1DM 个案。患者，女性，61 岁，胆管癌术后复发转移，一线 Pembrolizumab 联合 FOLFOX（氟尿嘧啶 + 奥沙利铂），9 周期后出现严重的恶心，呕吐，疲劳和腹痛。体格检查以体位性低血压，外貌消瘦和有水果味的呼吸为著。生化检验：高血糖（血糖 475pg/dL），低血钠（钠 126mmol/L）且酸中毒，阴离子间隙为 26，肝肾功能正常。碱性磷酸酶升高至 374U/L，HbA1c 为 8.7%（过去 3 个月内平均血糖约为 203pg/dL），腹部 CT：胰腺进行性萎缩；GAD65 抗体显示出强阳性（> 250；参考范围：0 ~ 0.5IU/mL），未检测到其他抗体。诊断为糖尿病酮症酸中毒，1 型糖尿病（T1DM）。初始给予甲泼尼龙 125mg，每日 1 次，联合胰岛素治疗，2 周后减至泼尼松 60mg/d，随后逐渐减量。迄今为止，仍需胰岛素控制血糖。

【精评】ICIs 相关 1 型糖尿病的数据有限，需要更多的研究。尽管一旦自身免疫过程开始，胰腺的胰岛素非依赖性调节可能无法恢复。鉴于强大的遗传基础，应仔细监测有 1 型糖尿病或相关自身免疫疾病家族史或个人史的患者，特别是对于危及生命的高血糖高渗状态或糖尿病酮症酸中毒情况。在具有遗传易感性的患者中，筛选针对胰岛细胞抗原（例如 GAD65）的自身抗体是未来研究的重要领域。

参考文献

[1] KOCHUPURAKKAL N M, KRUGER A J, TRIPATHI S, et al. Blockade of the programmed death-1 (PD1) pathway undermines potent genetic protection from Type 1 diabetes[J]. PLoS One, 2014, 9(2): 89561.

[2] WALIKONIS J E, LENNON V A. Radioimmunoassay for glutamic acid decarboxylase (GAD65) autoantibodies as a diagnostic aid for stiff-man syndrome and a correlate of susceptibility to Type 1 diabetes mellitus[J]. Mayo Clin Proc, 1998, 73(12): 1161-1166.

（倪　军　宋　鹏　张　力）

51

抗 PD-L1 单克隆抗体 Atezolimumab 诱导自身免疫性糖尿病（内分泌系统）

【附】 HICKMOTT L, DE LA PENA H, TURNER H, et al. Anti-PD-L1 atezolizumab-Induced Autoimmune Diabetes: a Case Report and Review of the Literature[J]. Target Oncol, 2017, 12(2): 235-241.

2017 年 Hickmott Laura 等人对阿特珠单抗（Atezolimumab）相关 T1DM 进行病例报道和文献复习。患者，男性，57 岁，复发性转移性尿路上皮癌，一线顺铂联合吉西他滨，二线 Atezolimumab，6 周期后出现多饮、体重下降、乏力，生化检验：血糖 24mmol/L，尿常规酮体 6.3mmol/L，血气分析：pH 7.327，AG 19.1。进一步检查：HbA1c 7.5%（4% ~ 6%），C- 肽 0.65ng/ml（1.0 ~ 7.1ng/mL），抗 GAD、抗 IA-2 均阴性；HLA 分型：DRB1*04 和 DQB1*03。符合 T1DM，胰岛素治疗血糖稳定。

【精评】 本文献详细描述了一例新型 PD-L1 抑制剂诱发快速起病的自身免疫性糖尿病，尽管 PD-L1 抑制剂在诱导自身免疫性糖尿病中的具体作用机制尚不确定，但越来越多的证据证实了这种罕见但严重的不良反应。ICIs 引起 T1DM 临床特点可归纳为：①糖化血红蛋白轻度升高，大部分小于 8%；② C- 肽明显下降或测不出；③自身抗体至少 1 种阳性；④大部分患者存在易感基因（HLA-DR4 等）。此类 irAEs 治疗简单有效，但需强调早期识别，因此提倡在更有效生物标志物出现之前，将 HbA1c 和血糖检测纳入常规复查项目。早期发现，及时补充胰岛素，避免急性或慢性并发症出现。

参考文献

[1] MARTIN-LIBERAL J, FURNESS A J, JOSHI K, et al. Anti-programmed cell death-1 therapy and insulin-dependent diabetes: a case report[J]. Cancer Immunol Immunother, 2015, 64: 765-767.

[2] DUAN L, WANG L, SI X, et al. Clinical Diagnosis and Treatment of Immune-related Adverse Events of Edocrine System Related to Immune Checkpoint Inhibitors[J]. Zhongguo Fei Ai Za Zhi, 2019, 22(10): 649-652.

（倪　军　宋　鹏　张　力）

52

免疫检查点抑制剂相关的 1 型糖尿病系列病例报道（内分泌系统）

【附】KAPKE J, SHAHEEN Z, KILARI D, et al. Immune Checkpoint Inhibitor-Associated Type 1 Diabetes Mellitus: Case Series, Review of the Literature, and Optimal Management[J]. Case Rep Oncol, 2017, 10(3): 897-909.

2017 年 Kapke Jonathan 等人针对 ICIs 相关 T1DM 进行了病例系列报道。病例 1，男性，83 岁，口腔鳞癌，一线 Nivolumab 单药联合放疗，首剂 Nivolumab 治疗 3 个月后因 DKA 入院，血糖水平为 426 mg/dL，血清碳酸氢盐为 14mmol/L，血清 pH 为 7.29，阴离子间隙升高至 26，尿酮体阳性。C- 肽降低 [0.32ng/mL（正常范围 1.10 ~ 4.40ng/mL）] 和抗谷氨酸脱羧酶（GAD）抗体水平升高 [1763.6U/mL（正常范围 0 ~ 5.0U/mL）]。低通量人白细胞抗原（HLA）分型：HLA-DR4，HLA-DR8，胰岛素替代治疗，胰岛素需求稳定，血糖控制良好。病例 2，女性，63 岁，转移性高分化尿路上皮癌，一线 Atezolizumab（200mg，每周 3 次），2 周期后因 DKA 入院，生化检查：血糖水平为 801mg/dL，血清碳酸氢盐为 14mmol/L，阴离子间隙升高至 28，以及尿酮体阳性。进一步实验室检查示 C- 肽降低 [0.02ng/mL（正常范围 1.10 ~ 4.40ng/mL）] 和 GAD 抗体水平升高 [> 250.0U/mL（正常范围 0 ~ 5.0U/mL）]。低通量 HLA 分型：HLA-DR4,17；DQ2,8。迄今为止，患者持续依赖胰岛素，且胰岛素需求和血糖稳定。

【精评】本文报道的两个病例描述了使用 PD-1 和 PD-L1 抑制剂相关的迟发性、胰岛素依赖性自身免疫性糖尿病（即 T1DM）。2 例患者均为新发高血糖，以 DKA 为首发表现，空腹 C- 肽降低，存在一种已知的与自身免疫性糖尿病相关抗体升高，且均胰岛素依赖，更重要的是两例均携带 T1DM 显性易感基因，为日后探索 ICIs-T1DM 有效生物标记物提供依据。

参考文献

HUGHES J, VUDATTU N, SZNOL M, et al. Precipitation of autoimmune diabetes with anti-PD-1 immunotherapy[J]. Diabetes Care, 2015, 38: 55-57.

（倪　军　宋　鹏　张　力）

53

Nivolumab 治疗相关银屑病关节炎和自身免疫性甲状腺功能减退症的新发掌跖银屑病 1 例（皮肤）（甲氨蝶呤）

【附】ELOSUA-GONZALEZ M, PAMPIN-FRANCO A, MAZZUCCHELLI-ESTEBAN R, et al. A case of de novo palmoplantar psoriasis with psoriatic arthritis and autoimmune hypothyroidism after receiving Nivolumab therapy[J]. Dermatol Online J, 2017, 23(8):13030.

2017 年皮肤病学杂志刊登 1 例 Nivolumab 治疗相关银屑病性关节炎合并甲状腺功能减退个案。患者，男性，68 岁，转移性 NSCLC，否认基础疾病史。三线单药 Nivolumab 治疗，3 剂 Nivolumab 治疗后出现手足边界清晰的红斑和角化过度，躯干和四肢出现散发边界清晰、鳞片状的红斑，甲下角化过度、甲脱离和累及所有指甲的鲑鱼斑，四肢出现剧烈疼痛，伴右腕、右膝和踝关节有压痛和肿胀。关节 X 线片：无侵蚀性病变。手部皮肤活检：角化不全伴有整齐的棘皮症、乳头状真皮层血管扩张以及角质层中的血管周围淋巴细胞和中性粒细胞浸润。膝关节关节液提示炎性关节炎。激素检验：甲状腺素减少（0.25ng/dL）、促甲状腺激素升高（31.07μU/mL）以及发现抗甲状腺微粒体抗体。RF、抗 CCP、ANA、HLA-B27 血清抗体以及 HBC、HBV 和 HIV 的血清学均为阴性。诊断考虑 Nivolumab 治疗相关伴有银屑病关节炎的银屑病和自身免疫性甲状腺功能减退症。停用 Nivolumab，开始口服甲氨蝶呤（每周 10mg）和口服泼尼松（30mg/d）。上述治疗 9 个月后，皮肤病变和关节症状逐渐消退。迄今未再挑战免疫检查点抑制剂。

【精评】皮肤疾病是最常见 irAEs 之一，多数为轻中度，严重不良反应罕见（DRESS/Sweet/TNE 等）。本例患者为 ICIs 相关新发银屑病，伴银屑病性关节炎，目前认为其发生与 PD-1 抑制可以促进 Th17 淋巴细胞介导的促炎细胞因子过度表达有关，血清常有 IL-6 水平升高。治疗包括皮质醇激素、外用激素、光疗、免疫抑制剂等传统方案，IL-17A 抑制剂苏金单抗（Secukinumab）具有不错的效果。虽缺乏循证医学证据，但目前认为抗 TNF-α 治疗效果可能不佳。对于伴有 PsA 患者首先考虑全身糖皮质激素、甲氨蝶呤。值得注意的是，本例患者首发银屑病后给予激素治疗期间出现银屑病性关节炎、甲状腺功能减退症，提示 ICIs 引起的免疫相关不良事件的发生存在一定的先后顺序，irAEs 一旦出现需及时阻断，以免后续多系统受累。

参考文献

[1] SI X, HE C, ZHANG L, et al. Management of Dermatologic Toxicities Related to Immune

Checkpoint Inhibitors[J]. Zhongguo Fei Ai Za Zhi, 2019, 22(10): 639-644.

[2] RUOCCO E, WOLF R, CACCAVALE S, et al. A Bullous pemphigoid: associations and management guidelines: facts and controversies[J]. Clin Dermatol, 2013, 31: 400-412.

（倪　军　宋　鹏　张　力）

54

Nivolumab 诱导心包压塞个案分析（心包穿刺）

【附】KUSHNIR L, WOLF I. Nivolumab-Induced Pericardial Tamponade: A Case Report and Discussion[J]. Cardiology, 2017, 136(1): 49-51.

2017 年 Kushnir Lgal 等人报道 1 例 Nivolumab 相关心包压塞个案。患者，男性，67 岁，肺鳞癌（Ⅲ B 期），一线同步放疗（60Gy/2Gy/30f）化疗（紫杉醇联合卡铂），二线单药 Nivolumab（3mg/kg，每周 2 次），5 剂 Nivolumab 治疗后出现气促、呼吸衰竭（需机械通气），超声心动图显示大量心包积液伴有压塞，行心包穿刺术后症状迅速好转，24 小时内拔管。心包积液的细胞学检查可见大量白细胞，未见恶性细胞。考虑 irAEs，暂停 Nivolumab，给予泼尼松（30mg，每日 1 次）治疗。3 个月后复查 CT 仅遗留少量心包积液。

【精评】ICIs 相关心脏 irAEs 主要包括心肌病变、心包病变、心律失常、心肌缺血、瓣膜病变及冠脉病变等，具有高致死性，其中心肌炎死亡率高达 50%。ICIs 相关心包积液发生率不详，通过查体、心电图及超声心动图或胸片可快速确诊，心包穿刺引流可迅速缓解症状，疗效确切可靠。穿刺引流可推广用于 ICIs 相关浆膜腔积液，缓解症状同时进一步留取细胞学标本，便于日后对 ICIs- 浆膜腔积液病理生理机制等进行研究探讨。

参考文献

[1] WANG D Y, SALEM J E, COHEN J V, et al. Fatal Toxic Effects Associated With Immune Checkpoint Inhibitors: A Systematic Review and Meta-analysis[J]. JAMA Oncol, 2018, 4(12): 1721-1728.

[2] GUO X, WANG H, ZHOU J, et al. Clinical Diagnosis and Treatment Recommendations for Cardiac Adverse Reactions Related to Immune Checkpoint Inhibitor[J]. Zhongguo Fei Ai Za Zhi, 2019, 22(10): 627-632.

（倪　军　宋　鹏　张　力）

55

Pembrolizumab 诱导全血细胞减少症（血液系统）（IVIg）

【附】ATWAL D, JOSHI K P, RAVILLA R, et al. Pembrolizumab-Induced Pancytopenia: A Case Report[J]. Perm J, 2017, 21: 17.

2017 年 Atwal Dinesh 等人首次报道了 Pembrolizumab 相关全血细胞减少个案。患者，女性，52 岁，恶性黑色素瘤，一线单药 Ipilimumab（3mg/kg，每周 3 次）治疗，二线单药 Pembrolizumab（2mg/kg，每周 3 次）治疗。5 周期出现腹泻，胃肠镜活检符合重度胃炎和全结肠炎，病原学检测阴性。暂停 Pembrolizumab，给予泼尼松 60mg/d（每周减量 10mg）。5 个月后再挑战 Pembrolizumab，再挑战后 14 周出现低热，右膝僵硬、肿胀和疼痛，膝关节 MRI：急性内侧半月板撕裂，术中发现滑膜炎，行半月板完全切除术，术后病理确诊急性滑膜炎。因考虑 irAEs，给予单药 Infliximab。18 周期后出现重度全血细胞减少（WBC 1.22×10^9/L，HGB 5.6g/L，PLT 28×10^9/L）。Pembrolizumab 治疗再次被中止，予泼尼松（1mg/kg），6 周激素减停后复查血象有所改善（WBC 1.8×10^9/L，HGB 6.5g/L，PLT 46×10^9/L），骨髓活检结果提示造血细胞增生低下，予 5 天静脉注射免疫球蛋白 [1g/（kg·d）]，辅以红细胞和血小板输注治疗。在 IVIg 治疗 6 周后复查骨髓穿刺涂片提示造血细胞增生活跃，红系为主。血细胞计数明显提高，但仍低于正常值（WBC 3.9×10^9/L，HGB 9.3g/L，PLT 85×10^9/L），截至本文撰写，该患者整体恢复良好。复查 PET/CT 提示完全缓解。

【精评】ICIs 相关血液 irAEs 较少见，ICIs 相关贫血、粒细胞减少、血小板减少发生率分别为 9.8%、0.94%、2.8%。可以单独一系减少，也可表现为两系或全血细胞减少。本例以全血细胞减少为主要表现，临床需鉴别重症感染（细菌、EBV、CMV）、血液病（AA、MDS、低增生白血病、PNH、Evans 综合征）、嗜血综合征、TTP、肿瘤骨髓浸润、免疫病血液系统受累、脾亢等多种病因，除了本例中的外周血、骨髓活检外，需要血涂片、骨髓涂片、感染筛查、免疫病筛查甚至特殊基因筛查等。尽管目前缺乏循证医学证据，仍建议对于全血细胞减少患者进行预防性抗感染治疗，同时应用激素、免疫抑制剂等，对于效果不佳患者可考虑生物治疗（Rituximab、Infliximab、依那西普）和 IL-6R 阻滞剂。

参考文献

[1] ZHUANG J, ZHAO J, GUO X, et al. Clinical Diagnosis and Treatment Recommendations for Immune Checkpoint Inhibitor-related Hematological Adverse Events[J]. Zhongguo Fei Ai Za Zhi, 2019, 22(10): 676-680.

[2] WANG H, SONG P, SI X, et al. Diagnosis and Treatment Recommendation and Exploration for Critical and Refractory Adverse Effects Related to Immunocheckpoint Inhibitors[J]. Zhongguo Fei Ai Za Zhi, 2019, 22(10): 605-614.

（倪军 宋鹏 张力）

56

Nivolumab 相关性肺炎病例报告（呼吸系统）

【附】TADA K, KURIHARA Y, MYOJO T, et al. Case report of Nivolumab-related pneumonitis[J]. Immunotherapy, 2017, 9(4): 313-318.

Tada Kohei 等人报道了抗程序性死亡 -1 抑制剂相关性肺炎的子宫内膜癌患者的病例。该患者在 3 次 Nivolumab 给药后出现发热和咳嗽。最初的胸部 CT 显示单侧肺内小叶中心结节，怀疑有吸入性肺炎。因为增大的纵隔转移淋巴结阻塞了食管，导致扩张的食管内液体积聚，患者容易误吸唾液。尽管使用了广谱抗生素，4 天内单侧肺内的弥漫性磨玻璃影（GGO）迅速发展（图 56-1）。GGO 的出现被认为与 Nivolumab 介导的免疫反应有关。使用大剂量皮质类固醇后 GGO 消失。

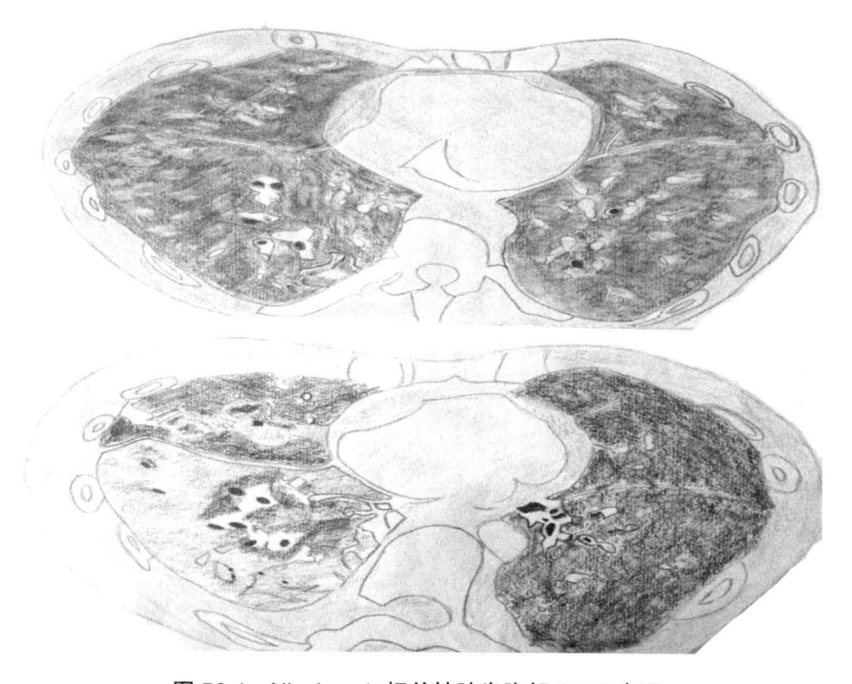

图 56-1　Nivolumab 相关性肺炎胸部 CT 示意图

【精评】这是 1 例 Nivolumab 相关性肺炎的报告，胸部 CT 以 GGO 为主要表现，糖皮质激素治疗后好转。免疫治疗过程中出现的肺炎样表现，需鉴别免疫相关性肺炎、感染性肺炎、与肿瘤进展相关的肺损伤以及由 ICIs 外的药物诱发的肺损伤。治疗方面建议首先抗感染，无效的情况下需想到 ICIs 所致肺炎的可能，激素用量方面推荐泼尼松 1 ~ 2mg/kg，最大剂量可增加至 4mg/kg，并不推荐大剂量激素冲击。该患者再挑战 ICIs 后免疫相关性肺炎复发，提示肿瘤科医生免疫相关性肺炎糖皮质激素治疗好转后，进行 ICIs 的再挑战则肺炎复发可能性较大。而细胞因子抑制剂治疗免疫相关性肺炎好转后，进行 ICIs 的再挑战可能降低肺炎复发风险，这是一个值得探索的治疗 ICIs 相关肺炎的新方向。

（宋　鹏　邱明一　张　力）

57

肾病综合征伴癌症免疫治疗：2 例报告（泌尿系统）

【附】 ABHIJAT KITCHLU, WARREN FINGRUT, CARMEN AVILA-CASADO, et al. Nephrotic Syndrome With Cancer Immunotherapies: A Report of 2 Cases[J]. Am J Kidney Dis, 2017, 70(4): 581-585.

Abhijat Kitchlu 等人报道了 2 例免疫治疗引起肾病综合征的病例。患者 1 接受抗 PD-1 抗体 Pembrolizumab 治疗霍奇金淋巴瘤。第二次给药之后，出现了肾病综合征和急性肾损伤。肾活检光镜检查示 22 个肾小球没有局灶性硬化或系膜基质或细胞增生。有局灶性肾小管损伤和轻度间质纤维化。免疫荧光染色显示基底膜内免疫球蛋白 G（IgG；1+）、κ（1+）和 λ 轻链（1+）呈线性分布，IgM，IgA，C3 和 C1q 染色阴性。电子显微镜显示弥漫性足突消失，没有免疫型电子致密沉积物或管网状包涵体。活检结果与 MCD（微小病变性肾病）伴轻度急性肾小管损伤一致。停用 Pembrolizumab 和使用皮质类固醇治疗使其蛋白尿和急性肾损伤得到改善。患者 2 接受 CTLA-4 抗体 Ipilimumab 治疗后出现肾病综合征，肾活检光镜显示 15 个肾小球，其中一个球性硬化，剩余的肾小球显示没有系膜基质或细胞增生，且无肾小管间质改变。免疫荧光显示系膜区 IgM（11），IgA（微量），C3（1+）和 C1q（微量）染色，没有 IgG 或 κ 或 λ 轻链的染色。电子显微镜显示弥漫性足突消失。肾小球基底膜看起来正常，并且没有免疫型致密电子沉积物或管网状包涵体，与 MCD 表现相符。停用 Ipilimumab，其蛋白尿在使用皮质类固醇治疗后得到缓解，再次使用 Ipilimumab 引起蛋白尿复发，再次停用 Ipilimumab，随后蛋白尿得到缓解。患者 1 和 2 均因其癌症进展而死亡。

【精评】 MCD 可以继发于血液系统恶性肿瘤，尤其是霍奇金淋巴瘤。但本文 2 例患者 MCD 与 ICIs 的使用密切相关。足量激素应用后症状明显缓解，但激素使用时间可能过长，应警惕感染并发症。此外，肿瘤专科医生对 MCD 并不熟悉，应及时同肾脏专科进行 MDT，制定治疗方案，可能有助于改善患者预后。

参考文献

[1] AUGUET T, LORENZO A, COLOMER E, et al. Recovery of minimal change nephrotic syndrome and acute renal failure in a patient with renal cell carcinoma[J]. Am J Nephrol, 1998, 18(5): 433-435.

[2] MARTINEZ-VEA A, PANISELLO J M, GARCIA C, et al. Minimalchange glomerulopathy and carcinoma. Report of two cases and review of the literature[J]. Am J Nephrol, 1993, 13(1): 69-72.

（宋　鹏　邱明一　张　力）

58

肾细胞癌患者 Nivolumab 相关性肾病综合征：1 例报告（泌尿系统）（霉酚酸酯）

【附】DAANEN R A, MAAS R J H, KOORNSTRA R H T, et al. Nivolumab-associated Nephrotic Syndrome in a Patient With Renal Cell Carcinoma: A Case Report. J Immunother[J]. 2017, 40(9): 345-348.

Daanen Robin A. 等报道了 1 例 62 岁的男性接受 Nivolumab 治疗 2 型乳头状肾细胞癌 8 周后出现严重肾病综合征和急性肾损伤。在尿沉渣中有许多透明管型和少量红细胞和白细胞。肾脏超声显示腹部有大量积液，但没有肾积水迹象。放射性同位素肾图（^{99m}Tc-MAG3）显示出良好的灌注，但功能较差。光学显微镜检查显示大多数肾小球正常。少数肾小球显示毛细血管的节段性塌陷伴周围上皮增生和上皮蛋白液滴，与早期局灶性和节段性肾小球硬化（FSGS）一致，具有塌陷特征。IgG，IgA，IgM，C1q，κ 和 λ 的免疫荧光染色为阴性，排除了潜在的免疫复合物介导的肾小球疾病。电子显微镜显示足细胞微绒毛变化伴有大量足突消失，证实严重足细胞损伤并与 FSGS 一致。高剂量皮质类固醇治疗效果不佳，加用霉酚酸酯使肾病综合征缓解和肾功能恢复。但蛋白尿随后在皮质类固醇逐渐减量期间复发。最后患者因疾病进展导致呼吸衰竭而死亡。

【精评】该例为肾细胞癌患者，应用 Nivolumab 8 周后出现全身水肿及肾功能损害，肾脏穿刺病理示局灶性和节段性肾小球硬化，初始类固醇激素反应欠佳，加用免疫抑制剂 MMF 后症状明显好转，但在激素减量后症状复发，治疗无效死亡。MMF 在 irAEs 中的作用并不确定，因此需要临床医生依据相关指南，权衡利弊后决定 MMF 的使用时机，并取得患者的知情理解。

参考文献

HOFMANN L, FORSCHNER A, LOQUAI C, et al. Cutaneous, gastrointestinal, hepatic, endocrine, and renal side-effects of anti-PD-1 therapy[J]. Eur J Cancer, 2016, 60: 190-209.

（宋 鹏 邱明一 张 力）

59

Nivolumab 引起的孤立性肾上腺功能不全：病例报告（内分泌系统）

【附】REBECCA N, JULIE LORTON, JOEL Z. Nivolumab-induced isolated adrenal insufficiency: a case report[J]. AACE Clinical Case Rep, 2017, 3: 210-212.

Rebecca Neril 等人报道了 1 例 84 岁患非小细胞肺癌（NSCLC）男性患者，接受 Nivolumab 9 周期后因低血压、心神不宁、意识模糊等原因住院治疗。内分泌评估显示早晨血清皮质醇水平为 1.1μg/dL（参考范围 5 ~ 25μg/dL），促肾上腺皮质激素水平为 9pg/mL（参考范围 6 ~ 50pg/mL）。6 小时促肾上腺皮质兴奋试验显示基础血清皮质醇从 0.7μg/dL 增至 14.7μg/dL。进一步评估显示垂体前叶功能及增强核磁共振成像结果正常。考虑孤立性促肾上腺皮质激素（ACTH）缺乏症诊断，类固醇激素替代治疗后使临床症状得到改善。

【精评】本例使用 ICIs 的患者已 84 岁，Nivolumab 使用 9 个周期后出现疲劳和厌食，血清皮质醇水平下降，糖皮质激素治疗后有效。肿瘤科医生对于内分泌系统的毒性并不熟悉，往往会导致诊断及治疗的延误。在各大指南中对于高龄的患者需慎用，因为高龄患者本身易发肾上腺皮质功能不全，使用 ICIs 有并发致命肾上腺皮质功能不全的可能。有乏力、厌食、精神不振等表现时，应想到内分泌系统毒性可能，尽早完善相关检查。

参考文献

[1] BRAHMER J R, LACCHETTI C, SCHNEIDER B J, et al. Management of immune-related adverse events in patients treated with immune checkpoint inhibitor therapy: American society of clinical Oncology clinical practice guideline[J]. J Clin Oncol, 2018, 36(17): 1714-1768.

[2] HAANEN J, CARBONNEL F, ROBERT C, et al. Management of toxicities from immunotherapy: ESMO Clinical Practice Guidelines for diagnosis, treatment and followup[J]. Ann Oncol, 2017, 28(suppl 4): iv119-iv142.

[3] PUZANOV I, DIAB A, ABDALLAH K, et al. Managing toxicities associated with immune checkpoint inhibitors: consensus recommendations from the society for immunotherapy of cancer (SITC) toxicity management working Group[J]. J Immunother Cancer, 2017, 5: 95.

（宋　鹏　邸明一　张　力）

60

肺腺癌患者 Nivolumab 诱发的甲状腺功能减退和选择性垂体功能不全：1 例病例并文献复习（内分泌系统）（T4、T3 和氢化可的松）

【附】KASTRISIOU M, FERENIKI-LIDA KOSTADIMA, ARISTIDES K, et al. Nivolumab-induced hypothyroidism and selective pituitary insufficiency in a patient with lung adenocarcinoma: a case report and review of the literature[J]. ESMO Open, 2017, 2: e000217.

Kastrisiou Myrto 等报道了 1 例 60 岁转移性肺腺癌患者，11 程 Nivolumab 治疗后，患者出现头晕、步态不稳、乏力、厌食、戒断反应、周期性意识模糊和觉醒度下降等症状。脑部 CT 扫描排除中枢神经系统转移。此后 2 周内上述症状持续恶化，行血清甲状腺功能试验（TFTs）：促甲状腺素（TSH）188IU/L（参考范围 0.38 ~ 5.33IU/L），游离 T4 0.58μg/dL（参考范围 6.09 ~ 12.23μg/dL），考虑甲状腺功能减低诊断明确，最有可能由 Nivolumab 引起。甲状腺激素替代治疗 6 周后，复查血清 TSH 20IU/L，缓慢改善，但临床症状持续恶化，出现了显著乏力、食欲缺乏、关节僵硬、恶心和腹痛。查体发现低血压、脱水和皮肤剥脱性皮炎。进一步行激素检验发现血浆皮质醇减低（42.3nmol/L），肾上腺皮质激素（ACTH）1.4pg/mL（7.2 ~ 63.6pg/mL），确诊了继发于治疗性抗 PD-1 阻滞剂引起的选择性垂体功能减退。予每日口服 T4、T3 和氢化可的松替代治疗后，患者完全康复。

【精评】Nivolumab 同时引起甲状腺功能和垂体功能减低的情况临床较少见，如能早期识别，替代治疗后一般效果良好。

（宋　鹏　邸明一　张　力）

61

Nivolumab 诱导的并发性吉兰 - 巴雷综合征和重症肌无力在转移性肾细胞癌患者中的病例报告（神经系统）（血浆置换、IVIg、Rituximab 和 Infliximab）

【附】RUTZEN-LOPEZ I M, FU J B, ARIAS-BERRIOS J E. Poster 362: Nivolumab-induced concurrent guillain-barre syndrome and myasthenia Gravis in a patient with metastatic renal cell carcinoma: a case report[J]. Pm & R, 2017, 9(9): S246-S247.

Rutzen-Lopez Isabel M. 等人报道了 1 例 67 岁转移性肾细胞癌男性，接受 Nivolumab 治疗后 3 周出现进行性复视、吞咽困难、构音障碍、全身无力以及尿失禁和大便失禁。并快速出现进展性呼吸衰竭，需要气管内插管。考虑免疫治疗相关的重症肌无力，接受高剂量类固醇和血浆置换治疗。进行了包括脑成像、肌电图、腰椎穿刺检查和血液检查，电生理检查和腰椎穿刺发现 Miller Fisher 变异，支持吉兰 - 巴雷综合征（GBS）诊断。进一步检查显示重复测试中异常的 AchR 抗体（结合和调节）持续存在，3 周后重复肌电图，结果支持神经肌肉接头（NMJ）功能障碍诊断，并发现有前期脱髓鞘改变。接受多次血浆置换、高剂量类固醇、IVIg、利妥昔单抗（Rituximab）和 Infliximab 治疗后，最终运动状况和呼吸状态得到改善。

【精评】本例报告首次描述了同时出现两种神经系统疾病（Nivolumab 相关 GBS 和重症肌无力）的患者。临床必须尽快识别和治疗该类药物引发的神经免疫相关不良事件，因为早期治疗能增加恢复的可能性。

（宋　鹏　邱明一　张　力）

62

Nivolumab 引起的鳞状细胞癌患者重症肌无力：病例报告（肌肉关节）（溴吡斯的明）

【附】CHEN Y H, LIU F C, HSU C H, et al. Nivolumab-induced myasthenia gravis in a patient with squamous cell lung carcinoma Case report[J]. Medicine, 2017, 96(27): e7350.

Chen Yu-Hsiu 等报道了 1 例患有晚期鳞状细胞癌的 65 岁男性在第 3 次 Nivolumab 输注后 5 天出现上睑下垂、复视、跌倒和全身无力症状。实验室数据显示肌酸激酶（2216U/L）、天冬氨酸转氨酶（153U/L）、丙氨酸转氨酶（110U/L）、乳酸脱氢酶（484U/L）和肌钙蛋白 I（2.62ng/mL）水平升高。脑核磁共振成像显示没有明显的卒中或脑转移。神经传导速度测试表明涉及正中神经、尺神经、腓神经、胫神经和腓肠神经的多发性神经病。基于临床症状、肌酶升高、自身抗体阴性和排除其他诊断等依据，诊断该患者患有 Nivolumab 相关的重症肌无力和肌炎。入院时开始使用类固醇治疗，包括 1mg/（kg・d）的甲泼尼龙和每天两次每次 60mg 的溴吡斯的明；然而尽管接受了治疗，患者的病情也逐渐恶化。入院 2 周出现了呼吸衰竭，其家人拒绝使用机械呼吸机，患者在第 3 次 Nivolumab 输注后的第 27 天死亡。

【精评】重症肌无力是一种发病率较低的致死性的不良反应，应以问诊、查体为基础提高早期发现率，为患者赢得一线生机；同时此类不良反应死亡率高，传统治疗有效率低，需进一步基础研究探索新型治疗模式。本例 MG 因患者治疗不够积极，未应用大剂量激素联合丙种免疫球蛋白、血浆置换、机械通气等措施。但 MMF 和细胞因子靶向药物在免疫相关 MG 中尚未见相关报道，不失为一个好的探索方向。

参考文献

GILHUS N E. Myasthenia gravis[J]. N Engl J Med, 2016, 375: 2570-2581.

（宋　鹏　邸明一　张　力）

63

Nivolumab 治疗心脏转移性黑色素瘤致纯红细胞发育不全：1 例报告（血液系统）

【附】AKIHIKO YUKI, TATSUYA TAKENOUCHI. A case of pure red cell aplasia during Nivolumab therapy for cardiac metastatic melanoma[J]. Melanoma Research, 2017, 27: 635-637.

Akihiko Yuki 等人报道了 1 例 70 岁的日本女性接受 Nivolumab 治疗原发灶不明的心脏转移性恶性黑色素瘤。在 Nivolumab 给药（31 个疗程）后 21 个月，患者因出现严重的贫血而停止治疗。血液检查结果显示正细胞性正色素性贫血和网织红细胞减少，其他成分均正常。骨髓穿刺结果显示巨核细胞增多，有核红细胞减少；这些发现与 PRCA 一致。用皮质类固醇和输血治疗后，贫血得到改善且没有复发。类固醇逐渐减量，并且迄今为止，患者没有出现贫血的复发。肿瘤变小，并且患者持续存在治疗反应，在 3 年内疾病逐渐缓解。

【精评】该患者使用 Nivolumab 后出现纯红细胞再生障碍性贫血，目前 CSCO 不良反应指南并没有 PRCA 激素使用的推荐，该例患者使用泼尼松 0.5mg/（kg · d）后血常规恢复，可为临床提供激素用药参考。但肿瘤本身所致的贫血也是正细胞正色素性贫血，需行骨髓穿刺进行鉴别诊断。

参考文献

中国临床肿瘤学会指南工作委员会 . 免疫检查点抑制剂相关的毒性管理指南 [M]. 北京：人民卫生出版社，2019：53.

（宋　鹏　邸明一　张　力）

64

非小细胞肺癌免疫治疗意外不良事件 2 例（神经肌肉）（吡啶斯的明，美斯的明）

【附】 CHABOT G DE, JUSTEAU G, PINQUIE F, et al. Unexpected adverse events of immunotherapies in non-small cell lung cancer:About 2 cases[J]. Revue de Pneumologie Clinique, 2017, 73: 326-330.

Chabot G. de 等报道了 1 例 NSCLC 患者使用 Nivolumab 治疗后出现肌炎的病例。患者在使用 2 次 Nivolumab 后出现Ⅲ度肝脏损害，AST 605IU/L（12 ~ 44IU/L），ALT 414IU/L（12 ~ 60IU/L），无胆汁淤积。肝脏超声正常，相关病毒的血清学检查呈阴性。考虑与 Nivolumab 治疗相关，停用 Nivolumab，开始 2mg/（kg·d）类固醇治疗。出现轴向对称性近端肌无力，MDRS 手动肌力测试：三角肌肌力 4/5，腰肌 3/5，股四头肌屈曲肌力 3/5 ~ 4/5，同时出现不对称的上睑下垂，吞咽障碍。血 CPK 2431IU/L（正常值：20 ~ 200IU/L）。上肢肌电图为肌源性损害，下肢的程度较轻，没有神经肌肉阻滞。下肢的轴突远端多发性运动神经病变，可能继发于化疗。肌肉活检支持淋巴细胞浸润的炎性肌病的诊断。抗平滑肌抗体为阴性，纹状体抗肌肉抗体为 1 ∶ 200 阳性。抗肌炎体（包括 N-2α 抗原和 2β，TIF1γ，MDA5，NXP2，SAE1，KU，PM-SCL100 和 Scl75，Jo1，SRP，PL-7 和 12，EJ，OJ，Ro52/TRIM21）和抗 HMG 共还原酶抗体均为阴性。抗 AchR 抗体阳性，抗 MuSK 抗体阴性，考虑诊断肌炎，重症肌无力可能。皮质类固醇治疗增加至甲泼尼龙 1g，每 8 小时 1 次，序贯以 1mg/（kg·d）的剂量继续使用 1 个月，然后逐渐减量。并予吡啶斯的明 60mg（后因不良反应换用美斯的明）。1 个月后 CPK 和转氨酶恢复正常。患者近端肌力缺陷部分恢复，右眼上睑轻度下垂持续存在，吞咽障碍消退，能够在短距离内用拐杖慢走。

【精评】 免疫检查点抑制剂的神经系统不良反应很少见且形式多样，如震颤，视力障碍，构音障碍，共济失调，麻痹和感觉异常，多发性神经病，癫痫，细菌性脑膜炎，吉兰 – 巴雷综合征，中枢神经系统的肉芽肿病、横贯性脊髓炎、肠神经病变、可逆性后部白质脑病综合征（PRES）或自身免疫性脑炎等。Pembrolizumab，Nivolumab 以及 Ipilimumab 治疗相关肌无力均有个案报道，多于用药早期（5 程）发生。血清学发现抗 AchR 抗体阳性，抗 MuSK 抗体阴性。可伴随的 CPK 升高，肌肉活检可辅助肌炎的诊断。皮质类固醇是检查点抑制剂诱导的不良反应的基本治疗。多价免疫球蛋白和（或）血浆交换在如重症肌无力等情况下可以使用。

参考文献

[1] ZIMMER L, GOLDINGER S M, HOFMANN L, et al. Neurological, respiratory, musculoskeletal, cardiac and ocular side-effects of anti-PD-1 therapy[J]. Eur J Cancer, 2016, 60: 210-225.

[2] HOTTINGER A. Neurologic complications of immune checkpoint inhibitors[J]. Curr Opin Neurol, 2016, 29: 806-812.

[3] MICHOT J M, BIGENWALD C, CHAMPIAT S, et al. Immune-related adverse events with immune checkpoint blockade: a comprehensive review[J]. Eur J Cancer, 2016, 54: 139-148.

[4] LE FOURNIS S, GOHIER P, URBAN T, et al. Corneal graft rejection in a patient treated with Nivolumab for primary lung cancer[J]. Lung Cancer, 2016, 102: 28-29.

[5] GONZALEZ N L, PUWANANT A, LU A, et al. Myasthenia triggered by immune checkpoint inhibitors: new case and literature review[J]. Neuromuscul Disord, 2017, 27: 266-268.

（邸明一　倪　军　张　力）

65

Ipilimumab 治疗黑色素瘤引起的严重眼部肌炎：2 例病例报告（神经肌肉）（IVIg，霉酚酸酯）

【附】ANNA PUSHKAREVSKAYA, ULF NEUBERGER, W ANTONIA DIMITRAKOPOULOU-STRAUSS, et al. Severe Ocular Myositis After Ipilimumab Treatment for Melanoma: A Report of 2 Cases[J]. J Immunother, 2017, 40: 282-285.

Anna Pushkarevskaya 等报道了最早的 2 例使用甲泼尼龙和霉酚酸酯联合成功治疗黑色素瘤患者使用 Ipilimumab 治疗后诱发的眼肌炎的病例报道。其中 1 例患者在 4 程 Ipilimumab 治疗后出现双侧严重的结膜水肿、头痛、盗汗和头晕等症状。全身性类固醇治疗后症状未缓解。并逐渐出现完全性双侧上睑下垂、双侧眼外肌完全麻痹，几乎没有眼球运动。瞳孔等大、正圆，直接和间接对光反射存在。没有面部麻痹或感觉缺失。下颅神经正常：未见额外的麻痹或脑膜炎。新斯的明试验阴性排除重症肌无力。抗乙酰胆碱受体抗体和神经节苷脂抗体未升高。头部 MRI 显示眼外肌增厚，无原发肿瘤进展。肌酸磷酸激酶正常。TRAK 阴性排除内分泌性眼眶病变。连续 3 次腰椎穿刺脑脊液没有检测到肿瘤细胞，也没有中枢神经系统炎性改变的证据。血清抗 SOX1 和 VCCG 抗体均为阴性。考虑为 Ipilimumab 诱导的自身免疫性眼肌炎。予 2mg/kg 甲泼尼龙（150mg）和霉酚酸酯（3g）进行全身性治疗。一周后仅双眼麻痹轻度改善，加用 2g/kg 免疫球蛋白治疗（IVIg）1 个疗程后症状明显改善。IVIg 治疗每个月 1 次，8 周后眼科检查显示患者症状有所改善，眼肌瘫痪部分缓解。4 个疗程后，患者症状明显改善，双侧上睑下垂完全缓解，只在对焦于远处的物体时存在一点困难。另一例患者在使用 Ipilimumab 治疗 2 个疗程后出现右眼运动时的轻微疼痛和灼烧感，症状持续加重，并出现间歇性对焦困难和复视。眼科门诊诊断为右眼运动障碍和调节功能不全。头部 MRI 显示右上斜肌增厚。予泼尼松龙 100mg/d 进行全身性糖皮质激素治疗，症状有所改善。治疗 2 周后，激素减量至 65mg；右眼症状出现复发，伴左眼灼烧感和运动障碍。MRI 扫描显示虽然右侧上斜肌有所好转，但是观察到双侧其他眼外肌有强化。与之前结果对比显示肌肉显著增厚，提示 Ipilimumab 治疗期间的眼肌炎。患者肌酸磷酸激酶正常。患者治疗期间出现免疫相关结肠炎，眼球运动严重受限，且甲泼尼龙 160mg/d 治疗期间无改善。故加用霉酚酸酯 3g/d 进行治疗。患者眼球运动有所改善，MRI 显示眼外肌直径恢复正常。由于肠道症状也有所改善，泼尼松龙在 3 个月内逐渐减量，并在症状完全消退后 2 周停药。3 个月后，患者双眼运动能力恢复正常，停用泼尼松龙和霉酚酸酯后无复发。

【精评】仅有0.1%的患者出现神经系统irAEs。神经肌肉受累多表现为肌炎、皮肌炎、多发性肌炎、心肌炎和眼肌炎。眼部irAEs较少见，包括葡萄膜炎、结膜炎、巩膜炎、巩膜外层炎、睑缘炎、颞动脉炎、玻璃体炎、Grave病以及眼眶肌炎等。Ipilimumab诱导的结肠炎与眼部irAEs相关。眼部irAEs的治疗取决于症状的严重程度。多数局部或全身性皮质类固醇治疗有效，严重眼部irAEs时应停用Ipilimumab，并加用霉酚酸酯、IVIg等治疗。

参考文献

[1] GOLDSTEIN B L, GEDMINTAS L, TODD D J. Drug-associated polymyalgia rheumatica/giant cell arteritis occurring in two patients after treatment with Ipilimumab, an antagonist of CTLA-4[J]. Arthritis Rheumatol, 2014, 66: 768-769.

[2] JOHNSON D B, BALKO J M, COMPTON M L, et al. Fulminant myocarditis with combination immune checkpoint blockade[J]. N Engl J Med, 2016, 375: 1749-1755.

[3] LIAO B, SHROFF S, KAMIYA-MATSUOKA C, et al. Atypical neurological complications of Ipilimumab therapy in patients with metastatic melanoma[J]. Neuro-Oncology, 2014, 16: 589-593.

[4] ZIMMER L, GOLDINGER S M, HOFMANN L, et al. Neurological, respiratory, musculoskeletal, cardiac and ocular side-effects of anti-PD-1 therapy[J]. Eur J Cancer, 2016, 60: 210-225.

[5] LEMECH C, ARKENAU H T. Novel treatments for metastatic cutaneous melanoma and the management of emergent toxicities[J]. Clin Med Insights Oncol, 2012, 6: 53-66.

（邸明一　倪　军　张　力）

66

1 例 Nivolumab 诱导的严重多发单神经病变和横纹肌溶解（神经肌肉）

【附】KATSUYA SAKAI, HITOSHI MOCHIZUKI, KOSUKE MOCHIDA, et al. A Case of Nivolumab-Induced Severe Mononeuropathy Multiplex and Rhabdomyolysis[J]. Case Rep Med, 2017(2017): 1093858.

文献报道的病例是一名 81 岁男性，原发性纵隔恶性黑色素瘤的肿瘤切除术后多发肝转移，在 Nivolumab 单药治疗后出现肢体无力和感觉障碍。基于血清学检查、肌肉活检、四肢磁共振成像和神经传导检查的结果，被诊断为 Nivolumab 诱发的多发性单神经病和横纹肌溶解症。初始治疗为静脉注射甲泼尼龙（mPSL）1g/d，持续 3 天。之后，序贯口服泼尼松龙（PSL）1mg/（kg・d）并逐渐减量。其肢体肌力有所改善，但当泼尼松龙减量至 0.3mg/（kg・d）时，再次出现肢体无力症状，神经传导检查提示为多发性单神经病变加重。再次给予患者静脉注射甲泼尼龙（0.5g/d，持续 3 天），然后口服泼尼松龙 0.5mg/（kg・d），其神经症状得到改善。Nivolumab 是一种用于治疗晚期黑色素瘤和其他恶性肿瘤的免疫检查点抑制剂，可引起多种 irAEs。然而，与 Nivolumab 相关的神经系统的 irAEs 很罕见。而且既往没有神经和肌肉同时损伤的相关报道。应该认识并合理处理影响各种器官的预料之外的少见 irAEs。

Nivolumab 是一种免疫检查点抑制剂，是 PD-1 的人 IgG4 单克隆抗体。该药物在治疗转移性黑色素瘤、非小细胞肺癌和肾细胞癌方面具有显著的临床效益。然而，它可能在各种器官中引起 irAEs。尽管 irAEs 引起的神经功能障碍很少见，但报道的这例患者同时出现了严重的多发性单神经病变和横纹肌溶解症。

此患者为日本男性，无自身免疫性疾病史及其他重要的既往史，在原发性前纵隔恶性黑色素瘤的肿瘤切除术后 4 年，因多发肝转移接受 Nivolumab（3mg/kg）治疗。在 Nivolumab 给药后第 8 天，出现了对称性下肢近端肌肉无力。第 9 天，进展到出现左手肌肉无力，及左足背屈功能受损，第 10 天收入我院。神经系统检查示对称性四肢近端肌无力，以及左侧尺神经和双侧腓神经麻痹。双侧小腿后方可见网状青斑。血液检查显示尿素氮和肌酐水平正常，但以下指标水平升高：肌酸激酶 27703U/L（59 ~ 248U/L）、天冬氨酸转氨酶 510U/L（13 ~ 30U/L）、丙氨酸转氨酶 157U/L（10 ~ 42U/L）和乳酸脱氢酶 811U/L（124 ~ 222U/L）。甲状腺功能在正常范围内。以下的自身抗体均为阴性：乙酰胆碱受体、信号识别颗粒、神经节苷脂（GM1，GM2，GM3，GD1a，GD1b，GD3，GT1b，GQ1b 和 Gal-C）、核抗原、中性粒细胞胞质抗体、Jo-1、甲状腺球蛋白和甲状腺过氧化物酶等自身抗体均为阴性。脑脊液未见癌细胞，且蛋白质（27mg/dL）和葡萄糖（85mg/dL）水平正常，细胞数没有增加（1/μL）。神经传导检查显示多发性单神经病变；在 Nivolumab 给药后第 10 天，患者左侧尺神经严重受损，但上肢的其他三根神经相对不受影响。此外，双侧斜方肌的重复刺激试验（3Hz 和 5Hz）未见异常。磁共振 T2 加权相及压脂序列示下肢肌肉的弥漫性高信号和皮下组织局部水肿改变（图 66-1）。左侧小腿网状青斑处的皮肤活检结果显示无特异性血管炎。左腓肠肌的病理结果显示肌纤维大小不等，但没有坏死或再生纤维，未见到淋巴细胞和嗜中性粒细胞的浸润。该患者被诊断为 Nivolumab 诱发的急性轴索多发性单神经病和横纹肌溶解症。随即开始针对横纹肌溶解症的水化治疗及静脉注射甲泼尼龙（1g/d，持续 3 天），之后口服泼尼松龙 [1mg/（kg·d）]，并逐渐减量。患者肌力略有改善。在 Nivolumab 给药后第 38 天，口服泼尼松龙降至 0.3mg/（kg·d）。同日患者右侧正中神经分布的远端部位新发肌肉无力。神经传导检查显示右侧正中神经有传导阻滞。这一症状被认为是不伴肌酶升高的神经病变的复发，因此患者再次静脉注射甲泼尼龙（0.5g/d，持续 3 天），然后口服泼尼松龙 0.5mg/（kg·d）。症状没有恶化，患者的握力得到恢复。在第 57 天，患者转到另一家医院做进一步康复。

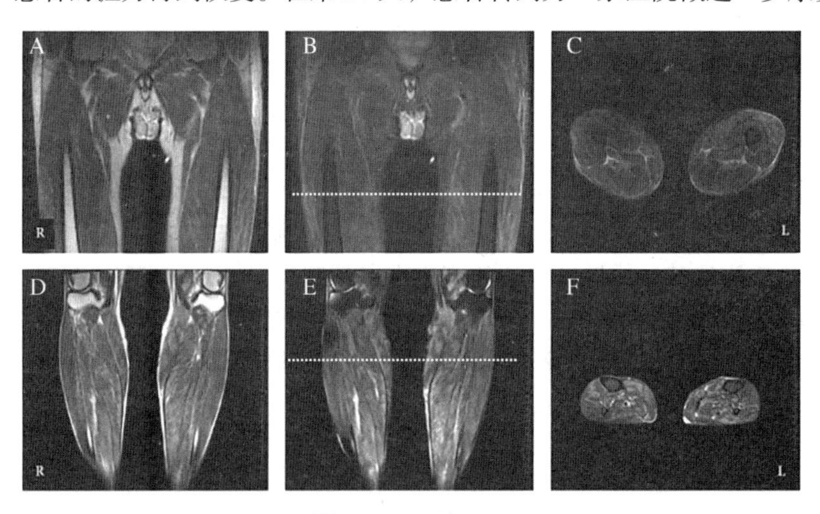

图 66-1　下肢 MRI

A ~ C 大腿；D ~ F 小腿。T2 加权 A 和 D 和短 T1 反演恢复图像（脂肪抑制法；B、C、E 和 F）。横截面图像 C 和 F 的水平用冠状图像 B 和 E 中的虚线表示。

Nivolumab 是一种抗 PD-1 特异性单克隆抗体，在治疗各种癌症方面具有显著疗效，如转移性黑色素瘤、非小细胞肺癌和肾细胞癌。然而，它也与 T 细胞过度活化导致的 irAEs 有关。在病例中，使用 Nivolumab 最初导致双侧对称性近端肌肉无力，伴横纹肌溶解引起的肌酶水平显著升高，几天后出现多发性单神经病变。虽然皮质类固醇有一定疗效，但减量可导致多发性单神经病变复发。肌肉和神经功能障碍均被认为是 Nivolumab 诱发的 irAEs 的表现。

关于 Nivolumab 的 irAEs 的报道一般涉及皮肤、胃肠道、肝脏和内分泌系统，而神经和肌肉系统的 irAEs 不太常见。既往已经报道了 Nivolumab 治疗后出现的慢性炎症性脱髓鞘性多发性神经病变、横纹肌溶解症、多发性肌炎和重症肌无力。此外，由于 Nivolumab 比 Ipilimumab 更特异地作用于表达 PD-1 配体的细胞，因此 Nivolumab 相关性 irAEs 似乎更常见局限于皮肤以外的器官。Ipilimumab 是另一种免疫检查点抑制剂，它是一种抗细胞毒性 CTLA-4 的单克隆抗体。在病例中，Nivolumab 诱发的 irAEs 同时且依次影响多个器官。

尽管皮质类固醇常用于治疗 irAEs，但尚未建立针对罕见 irAEs 的标准治疗方法，例如累及肌肉和神经的 irAEs 的标准治疗方法。也有一些用血浆置换或静脉注射免疫球蛋白治疗神经或肌肉 irAEs 的病例报告。在病例中，患者对皮质类固醇治疗有反应，但减量导致神经功能障碍的复发和恶化。尽管自身抗体试验阴性，仍认为其机制是由 Nivolumab 引起的免疫反应。在这些患者中类固醇的减量可能需要非常小心慎重。

Nivolumab 对于各种癌症的患者具有显著的临床效益，并且将被越来越广泛地使用。在使用 Nivolumab 等免疫检查点抑制剂时，应该识别各种器官的 irAEs。

【精评】神经和肌肉的 irAEs 不太常见，已有报道 Nivolumab 引起的神经肌肉病变包括慢性炎症性脱髓鞘性多发性神经病变、横纹肌溶解症、多发性肌炎和重症肌无力等。其治疗目前尚无标准方案，多以皮质类固醇为主，由于症状易复发，激素应缓慢减量。对于重症患者可考虑使用血浆置换或静脉注射免疫球蛋白等治疗。

参考文献

[1] LARKIN J, CHIARION-SILENIV, GONZALEZ R. et al. Combined Nivolumab and Ipilimumab or monotherapy in untreated melanoma[J]. New England Journal of Medicine, 2015, 373(1): 23-34.

[2] BRAHMER J, RECKAMP K, BAAS P, et al. Nivolumab versus docetaxel in advanced squamous-cell non-small-cell lung cancer[J]. New England Journal of Medicine, 2015, 373(2): 123-135.

[3] BORGHAEI H, PAZ-ARESL, HORN L, et al. Nivolumab versus docetaxel in advanced nonsquamous non-small-cell lung cancer[J]. New England Journal of Medicine, 2015, 373(17): 1627-1639.

[4] MOTZER R J, ESCUDIER B, MCDERMOTT D F, et al. Nivolumab versus everolimus in advanced renal-cell carcinoma[J]. New England Journal of Medicine, 2015, 373(19): 1803-1813.

[5] SCOTT L J. Nivolumab: a review in advanced melanoma[J]. Drugs, 2015, 75(12): 1413-1424.

[6] KUMAR V, CHAUDHARY N, GARG M, et al. Current diagnosis and management of immune related adverse events (irAEs) induced by immune checkpoint inhibitor therapy[J]. Frontiers in Pharmacology, 2017, 8: 49.

[7] TANAKA R, MARUYAMA H, TOMIDOKORO Y, et al. Nivolumab- induced chronic inflammatory demyelinating poly- radiculoneuropathy mimicking rapid-onset Guillain-Barre syndrome: a case report[J]. Japanese Journal of Clinical Oncology, 2016, 46(9): 875-878.

[8] SHIRAI T, SANO T, KAMIJO F, et al. Acetylcholine receptor binding antibody-associated myasthenia gravis and rhabdo- myolysis induced by Nivolumab in a patient with melanoma[J]. Japanese Journal of Clinical Oncology, 2016, 46(1): 86-88.

[9] BILEN M A, SUBUDHI S K, GAO J, et al. Acute rhabdomyolysis with severe polymyositis following Ipilimumab-Nivolumab treatment in a cancer pa- tient with elevated anti-striated muscle antibody[J]. Journal for Immunotherapy of Cancer, 2016, 4: 36.

[10] BOUTROS C, TARHINI A, ROUTIERETAL E. Safetyprofilesofanti-CTLA-4 and anti-PD-1 antibodies alone and in combination[J]. Nature Reviews Clinical oncology, 2016, 13(8): 473-486.

[11] VILLADOLID J, AMIN A. Immune checkpoint inhibitors in clinical practice: update on management of immune-related toxicities[J]. Translational Lung Cancer Research, 2015, 4(5): 560-575.

[12] LIAO B, SHROFF S, KAMIYA-MATSUOKA C, et al. Atypical neurological complications of Ipilimumab therapy in patients with metastatic melanoma[J]. Neuro Oncology, 2014, 16(4): 589-593.

（邱明一 倪 军 张 力）

67

非小细胞肺癌患者使用 Ipilimumab 和 Nivolumab 治疗引起重症肌无力、肌炎和多发性神经病 1 例报告及文献复习（神经肌肉）

【附】CHEN J H, LEE K Y, HU C J, et al. Coexisting myasthenia gravis, myositis, and polyneuropathy induced by Ipilimumab and Nivolumab in a patient with non-small-cell lung cancer: A case report and literature review[J]. Medicine (Baltimore), 2017, 96(50): 9262.

Chen Jia-Hung 等报道了 1 例肺鳞癌患者，接受 1 周期的 Ipilimumab 和 2 周期的 Nivolumab 治疗后，发现肝功能检测值水平升高。并逐渐出现眼睑下垂，头部下垂，四肢无力，行走不稳和轻度呼吸困难等症状。神经系统查体示右眼上睑下垂，颈部伸肌和近端肢体肌肉无力 [医学研究委员会（MRC）标准的肌肉力量等级 =4]，四肢肌肉显著萎缩和深腱反射减退。血清生化检查显示肌酸磷酸激酶和乙酰胆碱受体（AchR）抗体水平升高。脑脊液检查显示蛋白质水平略低，无脑脊液细胞增多。神经传导检查显示轴突发生感觉运动多发性神经病变；肌电图（EMG）显示采样肌肉中出现主动去神经支配和肌病变化。对正中神经、副神经核面神经的 3Hz 刺激的重复刺激试验（RST）未显示递减反应。右眼轮匝肌上的单纤维肌电图显示平均连续差异为 74ms（参考范围＜ 50ms）。诊断为重症肌无力、肌炎和感觉运动多发性神经病。患者接受静脉注射泼尼松龙治疗 [2mg/（kg・d），连续 5 天，然后 1mg/（kg・d），连续 2 天] 和口服吡啶斯的明（60mg，每天 3 次）治疗。在接受治疗后 CPK 水平下降并达到正常水平。症状也逐渐好转，可以抬起头，并且平稳地走一小段距离。四肢肌肉力量也有所改善（MRC=4+），呼吸困难症状消退。除接受呼吸康复外，患者继续口服泼尼松龙 [1mg/（kg・d）] 和吡啶斯的明（60mg，每日 3 次）维持治疗，但因继发感染去世。

【精评】本例为首例与检查点抑制剂治疗肺癌相关的涉及所有神经肌肉接头、肌肉和神经的严重神经系统不良反应的病例报告（表 67-1）。神经系统不良反应相对难以诊断，Ipilimumab，Nivolumab 或两者共同使用引起的重症肌无力的患者多于接受 1 ～ 3 剂免疫疗法后出现症状，多有抗 AchR 抗体水平升高。与典型的重症肌无力不同，免疫检查点抑制相关的重症肌无力的严重程度和结果似乎与其 AchR 量无关（表 67-2）。经吡啶斯的明，类固醇，血浆置换或静脉注射 IVIg 治疗后大多可好转。多发性肌炎是一种细胞免疫的自身免疫疾病，与其他的系统性自身免疫疾病关系最为密切。目前仅有 2 例由免疫治疗引起的多发性肌炎的报告。分别为联合用 Ipilimumab

和Nivolumab诱导的多发性肌炎和Nivolumab治疗后引起了多发性肌炎和重症肌无力。发生时间为第一次或第二次免疫治疗后出现症状。多发性神经病的发病率低(＜1%)，大多症状轻微（1～2级）。免疫介导的多发性神经病分为急性和慢性两种形式，均可由免疫检查点抑制剂诱发。目前，对这些irAEs的治疗主要基于临床经验。2级irAEs使用0.5～1mg/(kg·d)的皮质类固醇激素，3～4级irAEs使用1～2mg/(kg·d)作为初始治疗。在严重神经系统不良事件对类固醇治疗无反应的情况下，应考虑进行联合IVIg，血浆置换或单克隆抗体的进一步免疫抑制疗法。可以根据每种情况的收益/风险比来决定暂停或终止免疫治疗。本例患者因后期继发感染去世，提示在免疫抑制治疗过程中应重视感染预防，严格控制激素使用时间，根据临床情况尽早加用其他免疫抑制治疗。

表67-1　免疫检查点抑制剂治疗前后的神经传导研究和肌电图

治疗后运动神经传导				
神经和部位	延迟/ms	振幅/mV	传导速度/(m/s)	F波延迟/ms
Median. R				
腕	4.7	6.2		30.5
肘	9	6	49	
Ulnar.R				
腕	5	5.1		32.4
肘下	10.2	5.1	48	
Median. L				
腕	3.3	9.6		28
肘	7.3	9.5	54	
Ulnar.L				
腕	3.2	5.5		31.2
肘	8.4	5.4	48	
Peroneal. R				
踝	6.3	2.5		缺失
腓骨头	13.8	2.4	39	
Tibial. R				
踝	6	3.1		58.3
腘窝	15	3.3	43	
Peroneal. L				
踝	7.4	2.3		缺失
腓骨头	14.3	3.1	42	
Tibial. L				
踝	5.6	3.6		52.7
腘窝	15.9	2.7	38	

续表

治疗后感觉神经传导			
神经和部位	延迟 /ms	振幅 /mV	传导速度 /（m/s）
Median. R			
腕	3.4	43	41
Tibial. R			
腕	3.8	32	37
Median. L			
腕	2.9	34	49
Ulnar.L			
腕	3.2	24	44
Sural. R			
腿下部	3.3	10	39
Sural. RL			
腿下部	3.2	11	41

治疗前运动神经传导				
神经和部位	延迟 /ms	振幅 /mV	传导速度 /（m/s）	F 波延迟 /ms
Median. R				
腕	3.7	5.6		26.5
肘	7.7	5.6	55	
Ulnar. R				
腕	2.9	4.8		26.7
肘下部	5.6	4.8	56	
Peroneal. R				
踝	5.3	1.5		47.6
腓骨头	12.3	1.4	49	
Tibial. R				
踝	4.2	4		43.4
腘窝	11.8	3.7	51	

治疗前感觉神经传导			
神经和部位	延迟 /ms	振幅 /mV	传导速度 /（m/s）
Median. R			
腕	2.3	22	67
Ulnar. R			
腕	2.7	32	51
Sural. R			
腿下部	2.3	10	57

表 67-2 免疫检查点抑制剂引起的重症肌无力、肌炎和多发性神经病的病例报告

年份	参考文献	年龄	性别	肿瘤	药物	使用时间	AchR 抗体（用药前 / 用药后）	CRK（IU/L）	神经病变	治疗	结果
2014	Liao et al.	70	女	黑色素瘤	Ipilimmab	第 2 程	无数据 /+	1200	未提及	类固醇 + 吡斯的明 +PP*+IVIg	症状改善
2015	Johnson et al.	69	女	黑色素瘤	Ipilimmab	第 2 程	无数据 /+	无数据	未提及	类固醇 + 吡斯的明 +PP	症状改善
2015	Johnson et al.	73	女	黑色素瘤	Ipilimmab	第 2 程	无数据 /+	无数据	未提及	类固醇 + 吡斯的明	死亡（原发肿瘤）
2015	Lopez et al.	75	男	RCC	Nivolumab	第 2 程	无数据 /+	无数据	未提及	类固醇 +IVIg	死亡（重症肌无力危象）
2015	Loochtan et al.	70	男	SCLC	Ipilimumab+Nivolumab	第 16 天	无数据 /+	无数据	未提及	类固醇 +PP+IVIg	症状改善
2016	Kimura et al.	80	男	黑色素瘤	Nivolumab	第 1 程	++	7740	未提及	类固醇 +PP+IVIg	症状改善
2016	Maeda et al.	79	男	黑色素瘤	Nivolumab	第 3 程	无数据 /+	1627	未提及	无	症状改善
2016	Sciacca et al.	81	女	NSCLC	Nivolumab	第 3 程	无数据 /+	无数据	未提及	类固醇	症状改善
2016	Shirai et al.	81	男	黑色素瘤	Nivolumab	第 22 天	++	8729	未提及	拒绝	死亡（重症肌无力危象）
2016	Polat et al.	65	男	NSCLC	Nivolumab	第 3 程	无数据 /+	无数据	未提及	吡斯的明	症状改善
2017	Chang et al.	75	男	膀胱鳞癌	Nivolumab	第 2 程	无数据 /+	1587	未提及	吡斯的明 +PP+IVIg	死亡（原发肿瘤）
2017	Chen et al.	57	男	NSCLC(SCC)	Ipilimumab+Nivolumab	第 2 程	++	2682	轴突突变	类固醇 + 吡斯的明	症状改善

注：与典型的肌无力重症不同，免疫检查点抑制剂的严重程度和结果与重症肌无力患者的 AchR 滴度无关。

参考文献

[1] CUZZUBBO S, JAVERI F, TISSIER M, et al. Neurological adverse events associated with immune checkpoint inhibitors: review of the literature[J]. Eur J Cancer, 2017, 73: 1-8.

[2] KIMURA T, FUKUSHIMA S, MIYASHITA A, et al. Myasthenic crisis and polymyositis induced by one dose of Nivolumab[J]. Cancer Sci, 2016, 107: 1055-1058.

[3] JACOB A, UNNIKRISHNAN D C, MATHEW A, et al. A case of fatal Guillain– Barre syndrome from anti-PD1 monoclonal antibody use[J]. J Cancer Res Clin Oncol, 2016, 142: 1869-1870.

（邸明一　倪　军　张　力）

68

使用 Ipilimumab 治疗转移性黑色素瘤致急性炎症性脱髓鞘性多发性神经元病变 1 例病例报告及文献复习（神经肌肉）（IVIg）

【附】RUPARELIYA C, NAQVI S, JANI V B. Acute Inflammatory Demyelinating Polyneuroradiculopathy with Ipilimumab in Metastatic Melanoma: A Case Report and Review of Literature[J]. Cureus, 2017, 9(6): 1310.

Rupareliya Chintan 等报道了 Ipilimumab 治疗黑色素瘤患者时出现的单例急性炎症性脱髓鞘性多发性神经病（AIDP）的病例。在第 3 次用药后患者多次出现跌倒。其他症状包括声音嘶哑，右臂运动功能下降，双手刺痛。两周内，四肢出现完全性运动和感觉障碍，膀胱和肠道功能完好。全脊柱的平扫和 MRI 显示，无转移性疾病、脊髓压迫、水肿或其他病变。脑部平扫和增强 MRI 显示，无恶性肿瘤或任何其他急性病理学改变。右上肢 EMG 结果显示有慢性神经源性改变以及所测肌肉的募集减少。右下肢 EMG 提示出现多发性神经病或多发性神经根病（图 68-1）。复查 EMG 显示的电生理学证据与具有继发轴突特征的 AIDP 一致（图 68-2）。脑脊液（CSF）分析显示免疫球蛋白 G（IgG）升高，纹状体抗体滴度增高，血清副肿瘤标志物为阴性，谷氨酸脱羧酶（GAD65）升高、莱姆病相关的 IgG 和免疫球蛋白 M（IgM）阴性、红细胞沉降率（ESR）升高、C 反应蛋白（CRP）正常、肌酸激酶（CK）正常和肌红蛋白升高。由于声音嘶哑，考虑延髓功能障碍，患者出现中度至重度口咽性吞咽困难并伴有微量渗透和无声抽吸，纤维鼻腔镜检查示喉部运动和感觉功能降低、声门闭合不良、右侧声带无力。予 5 个周期的静脉注射免疫球蛋白（IVIg），症状无明显改善；接受静脉激素治疗，后口服逐渐减量的泼尼松，患者状况开始改善，在 2 个月结束时其功能得到完全恢复。

【精评】Ipilimumab 诱发 GBS 的机制考虑为 Ipilimumab 诱导针对轴突神经节苷脂的 T 淋巴细胞持续增值，虽然非常罕见，但神经系统也会受到正在进行的 T 细胞增殖的影响。极少数其他神经系统受累的病例包括重症肌无力、横贯性脊髓炎、垂体炎、慢性炎症性脱髓鞘性多发性神经病变（CIDP）和双侧面神经麻痹。本例出现延髓受累，为较严重情况，应及时识别和处理。

运动神经元传导测试											
神经刺激	放大 /mV			远端潜伏期 /ms			传导速度 / (m/s)			下波潜伏期 /ms	
	RT	LT	NL	RT	LT	NL	RT	LT	NL	RT	LT
正中神经运动											
腕 – 拇短展肌	10.2		> 5.0	3.4		< 4.0				42.7	
肘窝 – 腕	8.7			8.5			52		> 50.0		
尺神经运动											
尺侧腕 – 小指展肌	10.1		> 7.0	3		< 3.1				35.7	
肘 – 尺侧腕以下	8.9			7.6			48.1		> 50.0		
肘上 – 肘下	8.6			10			50.6		> 50.0		
桡神经运动											
肘 – 指总展肌	4.5		> 5.0	2.9		< 3.1					
SGR 以下 – 肘	4.1			4.5			69.6		> 50.0		
SGR 以上 –SGR 以下	3.3			5.9			63.8		> 50.0		
腓神经运动											
踝 – 趾短展肌	2.3		> 2.5	4.7		< 6.0				40.9	
腓 – 踝以下	1.8			12.3			43.6		> 40.0		
腓上 – 腓下	1.4			14.9			46.2		> 40.0		

图 68-1　症状发作后第 7 天的肌电图

运动神经元传导测试											
神经刺激	放大 /mV			远端潜伏期 /ms			传导速度 / (m/s)			下波潜伏期 /ms	
	RT	LT	NL	RT	LT	NL	RT	LT	NL	RT	LT
正中神经运动											
腕 – 拇短展肌	4.9	4.1	> 5.0	2.9	3.6	< 4.0				NR	NR
肘窝 – 腕	0.2	1.5		10.7	11.2		36.1	32.2	> 50.0		
尺神经运动											
尺侧腕 – 小指展肌	4.8		> 7.0	2.4		< 3.1				NR	
肘 – 尺侧腕以下	0.6			7.5			49.2		> 50.0		
腓神经运动											
踝 – 趾短展肌	1.7		> 2.5	5		< 6.0				NR	
腓 – 踝以下	0.6			13.2			40.6		> 40.0		
腓上 – 腓下	0.4			15.8			46.2		> 40.0		
腓神经运动 /TA											
腓 – 胫下	3.2		> 3.0	3.3							
腓上 – 腓下	2.7			6.1			42		> 40.0		
胫神经运动											
踝 – 展肌	NR		> 4.0	NR		< 6.0					

图 68-2　症状发作后第 21 天的肌电图

参考文献

[1] JOHNSON D B, SARANGA-PERRY V, LAVIN P J, et al. Myasthenia gravis induced by Ipilimumab in patients with metastatic melanoma[J]. J Clin Oncol, 2015, 33: 122-124.

[2] LIAO B, SHROFF S, KAMIYA-MATSUOKA C, et al. Atypical neurological complications of Ipilimumab therapy in patients with metastatic melanoma[J]. Neuro Oncol, 2014, 16: 589-593.

[3] ALTMAN A L, GOLUB J S, PENSAK M L, et al. Bilateral facial palsy following Ipilimumab infusion for melanoma[J]. Otolaryngol Head Neck Surg, 2015, 153: 894-895.

[4] GAUDY-MARQUESTE C, MONESTIER S, FRANQUES J, et al. A severe case of Ipilimumab-induced Guillain-Barre syndrome revealed by an occlusive enteric neuropathy: a differential diagnosis for Ipilimumab-induced colitis[J]. J Immunother, 2013, 36: 77-78.

（邱明一　倪　军　张　力）

69

1 例 Pembrolizumab 治疗恶性黑色素瘤致自身免疫性局限性脑炎的罕见病例（神经肌肉）（阿昔洛韦，IVIg）

【附】COOK C, MCKOWN A C, BRUMMEL N E. A Rare Case Of Pembrolizumab-Associated Autoimmune Limbic Encephalitis Following Treatment Of Malignant Melanoma[J]. Am J Respir Crit Care Med, 2017, 195: 2005.

Cook C. 等报道了 1 例使用 Pembrolizumab 治疗恶性黑色素瘤后出现发热、运动性失语、轻度构音障碍和右侧辨距不良，无颈项强直。脑脊液检查发现细胞异常增多、蛋白质升高，葡萄糖正常，CSF 病毒探针显示 EBV 阳性，NMDA 受体抗体和副肿瘤筛查阴性。脑 MRI 显示基底神经节和右颞叶的扩散受限。经验性使用广谱抗生素和阿昔洛韦治疗无效，症状加重并出现嗜睡和呼吸暂停。考虑 PD-1 抑制剂相关的边缘性脑炎可能。予高剂量皮质类固醇后 24 小时内患者精神状态得到改善，呼吸及意识恢复。此后患者一般状况好转，激素减量过程中出现 2 次症状反复，均予高剂量皮质类固醇和静脉注射免疫球蛋白治疗迅速改善。因继发感染死亡。

【精评】本例为第 2 例 Pembrolizumab 相关边缘性脑炎病例。5% ~ 10% 的患者中发生 Pembrolizumab 相关免疫并发症，最常见受累部位是肺、肝、肾和内分泌腺。出现精神状态改变且有 Pembrolizumab 暴露史的患者需考虑自身免疫性边缘性脑炎。

参考文献

BROWN M P, HISSARIA P, HSIEH A H, et al. Autoimmune limbic encephalitis with anti-contactin-associated protein-like 2 antibody secondary to Pembrolizumab therapy[J]. J Neuroimmunol, 2017, 305: 16-18.

（邱明一　倪　军　张　力）

70

病例报告：免疫检查点抑制剂治疗转移性黑色素瘤导致脑炎伴脑干受累（神经肌肉）

【附】SIMON BOSSART, SELINA THURNEYSEN, ELISABETH RUSHING, et al. Case report: encephalitis, with brainstem involvement, following checkpoint inhibitor therapy in metastatic melanoma[J]. Theoncologist, 2017, 22: 749-753.

Simon Bossart 等报道了首例使用 Ipilimumab 治疗后发生脑干脑炎并致死的病例报告。患者使用 Ipilimumab 4 周期后 3 个月出现乏力、虚弱、食欲不振。血清内分泌学检查显示无显著皮质醇异常及渗透压变化，除外垂体功能低下和肾上腺功能不全等疾病。头部 MRI 无新发转移灶及垂体炎征象。PET/CT 扫描显示双侧肺结节的进展。患者此后换用 Pembrolizumab 后意外死亡，尸检发现 PET/CT 所见肺结节为上皮样颗粒细胞瘤。包括脑垂体、甲状腺、心肌、肺、肝和肾上腺等多个无组织损伤征象的器官中均发现 CD4 阳性淋巴细胞浸润。大脑的组织学检查显示脑半球内出现弥漫的结节性小胶质细胞激活，脑干尤重。脑桥和延髓中出现弥漫性和血管周围淋巴细胞浸润，并出现弥漫性和结节性活化的小胶质细胞浸润，CD45 和 HLA-DR2 免疫染色阳性。浸润脑干中调节心血管和呼吸功能区域的神经元的淋巴细胞主要是细胞毒性 $CD8^{+}T$ 淋巴细胞。黑色素 -A 免疫染色结果阴性。病原学检测阴性。考虑死因为涉及心血管和呼吸中枢的免疫检查点抑制剂引起的自身免疫介导的脑干脑炎。

【精评】脑干脑炎通常伴有各种症状和体征，包括复视、眼睑下垂、头晕、恶心、呕吐、构音障碍、发音困难、感音神经性耳聋和中枢性通气不足，但本例患者症状并不特异，因此导致诊断相对困难。Ipilimumab 诱发外周神经系统病症包括颅周神经病、多灶性神经根神经病、慢性炎症性脱髓鞘性多发性神经病（CIDP）、吉兰－巴雷综合征、脑膜神经炎－神经炎、重症肌无力和痛性眼肌麻痹综合征等；中枢神经系统（CNS）的 irAEs 包括横贯性脊髓炎、无菌性脑膜炎、脑膜炎－脑炎，坏死性脊髓病和肉芽肿性中枢神经系统炎症等。Pembrolizumab 导致的周围神经系统病变包括 CIDP、吉兰－巴雷综合征和肌无力；中枢神经系统病变包括边缘脑炎、CNS 脱髓鞘、癫痫等。William 等人描述了与免疫检查点抑制剂相关的自身免疫性脑炎脑脊液中抗 N- 甲基 -D- 天冬氨酸受体抗体阳性。因此使用 Ipilimumab 联合 Pembrolizumab 可能具有协同作用增加了发生神经炎症的风险。因此在使用中需谨慎鉴别相关不特异症状的发生，做到早期诊断。通过停止免疫检查点抑制剂治疗，使用高剂量糖皮质激素，静脉注射免疫球蛋白，利妥昔单抗和（或）血浆置换等治疗方式或可治愈。

参考文献

[1] DE MALEISSYE M F, NICOLAS G, SAIAG P. Pembrolizumab-induced demyelinating polyradiculoneurop athy[J]. N Engl J Med, 2016, 375: 296-297.

[2] ZIMMER L, GOLDINGER S M, HOFMANN L, et al. Neu rological, respiratory, musculoskeletal, cardiac and ocular side-effects of anti-PD-1 therapy[J]. Eur J Cancer, 2016, 60: 210-225.

[3] SAIZ A, BRUNA J, STOURAC P, et al. Anti-Hu-associated brainstem encephalitis[J]. J Neurol Neurosurg Psychiatry, 2009, 80: 404-407.

[4] DARNELL R B, POSNER J B. Paraneoplastic syndromes involving the nervous system[J]. N Engl J Med, 2003, 349: 1543-1554.

[5] BARNETT M, PROSSER J, SUTTON I, et al. Paraneoplastic brain stem encephalitis in a woman with anti Ma2 antibody[J]. J Neurol Neurosurg Psychiatry, 2001, 70: 222-225.

[6] WILLIAMS T J, BENAVIDES D R, PATRICE K A, et al. Association of autoimmune encephalitis with combined immune checkpoint inhibitor treatment for metastatic cancer[J]. JAMA Neurol, 2016, 73: 928-933.

（邸明一　倪　军　张　力）

71

类固醇治疗 Nivolumab 相关脑炎 1 例报告（神经肌肉）

【附】KAJA Richard, WEALOW, JACQUELINE, et al. A Case Report of Steroid Responsive Nivolumab-Induced Encephalitis[J]. Cancer Control, 2017, 24(5): 1-3.

Kaja Richard 等人报道了 1 例 Nivolumab 治疗非小细胞肺癌诱发脑炎的病例。患者在首次使用 Nivolumab 后出现幻觉和躁动等精神状态改变，定向能力异常、下肢无力等症状，脑脊液及脑电检查除外相关疾病后患者中止 Nivolumab 治疗，接受静脉注射类固醇，其精神状态逐渐改善。

【精评】接受 Nivolumab 治疗的患者中有 0.2% 的人可出现免疫相关脑炎。其体征和症状多为非特异性的头痛、发热、精神错乱、记忆力障碍、嗜睡、幻觉、癫痫发作、颈部僵硬、精神状态下降、注意力受损和定向障碍等。对于新发中度至重度神经系统体征或症状的患者，必须排除其他原因，如转移、感染、副肿瘤病症和毒性 / 代谢物因素的干扰等。Nivolumab 诱导的脑炎是排除非特异性体征和症状后的诊断。其治疗取决于严重程度，对于 3 ～ 4 级（免疫介导的脑炎伴有混乱和性格改变）症状的患者，须永久停用 Nivolumab。咨询神经科医生，给予 1 ～ 2mg/（kg·d）泼尼松。如果情况改善，类固醇药量逐渐减量。如果情况恶化或出现非典型表现，可以考虑静脉注射免疫球蛋白、血浆置换、霉酚酸酯或英夫利昔单抗等治疗。对接受 Nivolumab 治疗的患者出现相关症状时的迅速识别和及时治疗可以预防神经毒性的致命并发症。

参考文献

[1] HOTTINGER A F. Neurologic complications of immune checkpoint inhibitors[J]. Curr Opin Neurol, 2016, 29(6): 806-812.

[2] WILLIAMS T J, BENAVIDES D R, PATRICE K A, et al. Association of autoimmune encephalitis with combined immune checkpoint inhibitor treatment for metastatic cancer[J]. JAMA Neurol, 2016, 73(8): 928-933.

[3] BOMPAIRE F, MATEUS C, TAILLIA H, et al. Severe meningo-radiculoneuritis associated with Ipilimumab[J]. Invest New Drugs, 2012, 30(6): 2407-2410.

[4] ANTONIA S J, LOPEZ-MARTIN, JOSE A, et al. Nivolumab alone and nivolumab plus ipilimumab in recurrent small-cell lung cancer (CheckMate 032): a multicentre, open-label, phase 1/2 trial[J]. Lancet Oncology, 2016:S1470204516300985.

[5] BOT I, BLANK C U, BOOGERD W, et al. Neurological immunerelated adverse events of Ipilimumab[J]. Pract Neurol, 2013, 13(4): 278-280.

（邸明一　倪　军　张　力）

72

抗 PD-1 治疗相关血清阴性的重症肌无力患者中发现一种抗横纹肌抗体即抗肌联蛋白抗体（神经肌肉）（依酚氯铵）

【附】KAMADA S, HANAZONO A, SANPEI Y, et al. Anti-titin antibody, one of the antistriational autoantibodies was found in a case of seronegative myasthenia gravis associated with anti-PD-1 therapy[J]. Journal of the Neurological Sciences, 2017, 381: 1129-1148.

Kamada S. 等人报道了 1 例晚期肾癌患者在接受 Nivolumab 治疗后发生血清阴性的 MG 伴 IM 的病例。患者接受 2 程 Nivolumab 治疗后出现双侧上睑下垂、四肢无力和髋部疼痛。予依酚氯铵（腾喜龙）治疗后，患者的眼睑下垂症状改善。重复神经电刺激试验提示异常波幅递减。抗 -AchR 抗体阴性。CK 高达 5350U/L。肌肉 MRI 支持 IM。抗肌联蛋白抗体阳性。停用 Nivolumab 后患者神经系统症状即完全消失。

【精评】这是首例抗肌联蛋白阳性的 Nivolumab 相关 MG，对于轻症患者，停药即可使其相关症状消失而无须激素治疗。

参考文献

KIMURA T, FUKUSHIMA S, MIYASHITA A, et al. Myasthenic crisis and polymyositis induced by one dose of Nivolumab[J]. Cancer Sci, 2016, 107: 1055-1058.

（邱明一　倪　军　张　力）

73

免疫检查点抑制致鼻窦炎 2 例（耳鼻喉）（Ipilimumab）（Nivolumab）（Adalimumab）

【附】DEIN ERIC, SHARFMAN, WILLIAM, et al. Two case of sinusitis induced by immune checkpoint inhibition[J]. J Immunother, 2017, 40(8): 312-314.

Dein Eric 等报道了 2 例恶性黑色素瘤患者在使用 Ipilimumab+Nivolumab 序贯 Nivolumab 单药治疗后出现无菌性鼻窦炎的病例报道，2 例患者均出现鼻窦压迫感、鼻塞等典型的鼻窦炎症状，且合并存在多系统免疫检查点抑制剂相关不良反应：其中一例合并出现结肠炎、关节炎、结膜炎、尿道炎及可疑的心肌炎等，另一例患者也合并出现了结肠炎和关节炎。2 例病例中患者除典型鼻窦炎症状外，均对多种抗生素治疗反应不佳，影像学均未见细菌性鼻窦炎的典型气液平影像学表现。2 例患者在开始 Adalimumab 治疗后鼻窦炎症状及其他多系统免疫不良反应均有明显和迅速的改善。在这 2 例病例报告中均对 ANCA、CCP、RF 等多种自身抗体进行了检测，除第 2 例 pANCA 阳性外，均为阴性。

【精评】由于许多 irAEs 缺乏传统的自身抗体的特征性表现，因此在鉴别诊断过程中容易出现困难，需要重点关注患者的症状学特征及用药史。2 例患者均对 TNF-α 抑制剂有良好的反应，且其治疗效果与结肠炎和炎性关节一致，考虑免疫检查点抑制剂相关的无菌性鼻窦炎的发病机制可能与免疫相关结肠炎及关节炎有所重叠。这一推论有待后续进行的鼻窦活检，通过观察黏膜免疫浸润情况进行验证。

参考文献

[1] CAPPELLI L C, SHAH A A, BINGHAM C O. Cancer immunotherapy-induced rheumatic diseases emerge as new clinical entities[J]. RMD Open, 2016, 2: 000321.

[2] WEBER J S, KAHLER K C, HAUSCHILD A. Management of immune-related adverse events and kinetics of response with Ipilimumab[J]. J Clin Oncol, 2012, 30(21): 2691-2697.

[3] FECHER L A, AGARWALA S S, HODI F S, et al. Ipilimumab and its toxicities: a multidisciplinary approach[J]. Oncologist, 2013, 18(6): 733-743.

[4] FRIEDMAN C F, PROVERBS-SINGH T A, POSTOW M A. Treatment of the immune-related adverse effects of immune checkpoint inhibitors: a review[J]. JAMA Oncol, 2016, 2(10): 1346-1353.

[5] CAPPELLI L C, GUTIERREZ A K, BINGHAM C O 3rd, et al. Rheumatic and musculoskeletal immunerelated adverse events due to immune checkpoint inhibitors: A systematic review of the literature[J]. Arthritis Care Res (Hoboken), 2016, 69(11): 1751-1763.

[6] CAPPELLI L C, GUTIERREZ A K, BAER A N, et al. Inflammatory arthritis and sicca syndrome

induced by Nivolumab and Ipilimumab[J]. Ann Rheum Dis, 2017, 76(1): 43-50.

[7] O'CONNOR A, MARPLES M, MULATERO C, et al. Ipilimumab-induced colitis: experience from a tertiary referral center[J]. Therap Adv Gastroenterol, 2016, 9(4): 457-462.

（邱明一　倪　军　张　力）

74

难治性转移性肺鳞状细胞癌患者使用 Nivolumab 治疗在获得持续缓解前出现重症肺炎的 1 例报告（呼吸系统）

【附】LI H, MA W, KEN Y Y, et al. Severe Nivolumab-induced pneumonitis preceding durable clinical remission in a patient with refractory, metastatic lung squamous cell cancer: a case report[J]. Journal of Hematology & Oncology, 2017, 10(1): 64.

Li Hong 等人报道了 1 例肺鳞癌患者在接受 Nivolumab 治疗后的第 4 周出现了有症状的免疫相关肺炎。主要表现为劳力性呼吸困难加重，PET/CT 扫描示：①介于中度和重度间的右侧胸腔积液，相邻肺组织压迫性肺不张；②右肺下叶（RLL）原先存在的大空洞病变的周围 FDG 活性显著增加；③肺实变程度和弥漫性 FDG 活性增加。尚不清楚 RLL 的这些变化是否能够代表肺炎、肿瘤进展或药物反应。双侧腋窝和纵隔淋巴结的 FDG 活性和已知肿瘤的大小出现显著降低。抗感染治疗无效。胸部 CT 扫描显示左肺下叶（LLL）肺炎。支气管镜检查未发现感染，但发现了两处不同类型的病变：右肺中叶（RML）机化性肺炎；RLL 广泛支气管内中分化鳞癌。肿瘤内有局灶性炎症，但肿瘤细胞对炎症反应不明显。这些发现提示 RLL 出现了新的肿瘤复发。RML 未见明显肿瘤，支气管活检示肺泡实质中出现成纤维细胞灶，肺泡间隔胶原纤维轻度扩张，以及非特异性慢性炎症。这些特征以及患者的临床病程提示 Nivolumab 诱导性机化性肺炎。通过 FDA 批准的免疫组化试验在 RML 样本中发现，浸润的 PD-L1 阳性细胞主要为肺泡内巨噬细胞，这些细胞可能导致了肺炎的发生。RLL 中 90% 的肿瘤活细胞高表达 PD-L1，TPS ≥ 50%，细胞膜部分或完整染色。予泼尼松（60mg/d）后，患者的症状立即得到改善，劳力性呼吸困难和胸闷减轻，精力和运动耐量提高。约 2 周后复查胸部 CT 显示肺炎显著改善。患者在类固醇迅速减量曾有症状反复，激素加量后缓慢减停，免疫相关肺炎控制良好。

【精评】PD-1 抑制剂单药治疗期间肺炎的总发生率为 2.7%（95%*CI*，1.9% ~ 3.6%），3 级及以上肺炎的发生率为 0.8%（95%*CI*，0.4% ~ 1.2%）。与黑色素瘤相比，非小细胞肺癌（NSCLC）患者的全级（4.1% *vs*. 1.6%；P=0.002）和 3 级及以上（1.8% *vs*. 0.2%；P < 0.001）肺炎发生率均较高。联合治疗相较于单药治疗，全级（6.6% *vs*. 1.6%；P < 0.001）和 3 级及以上（1.5% *vs*. 0.2%；P=0.001）肺炎的发生率更高。从治疗开始到发生肺炎的中位时间是 2.6 个月。

参考文献

[1] FRAMPTON G M, FICHTENHOLTZ A, OTTO G A, et al. Development and validation of a clinical cancer genomic profiling test based on massively parallel DNA sequencing[J]. Nat Biotechnol, 2013, 31: 1023-1031.

[2] ROSENBERG J E, HOFFMAN-CENSITS J, POWLES T, et al. Atezolizumab in patients with locally advanced and metastatic urothelial carcinoma who have progressed following treatment with platinum-based chemotherapy: a single-arm, multicentre, phase 2 trial[J]. Lancet, 2016, 387: 1909-1920.

[3] SPIGEL D R, SCHROCK A B, FABRIZIO D, et al. Total mutation burden (TMB) in lung cancer (LC) and relationship with response to PD-1/PD-L1 targeted therapies[J]. J Clin Oncol, 2016, 34(16): 9017.

[4] KOWANETZ M, ZOU W, SHAMES D S, et al. Tumor mutation load assessed by FoundationOne (FM1) is associated with improved efficacy of atezolizumab (atezo) in patients with advanced NSCLC[J]. Ann Oncol, 2016, 27: 77.

[5] GREAVES M, MALEY C C. Clonal evolution in cancer[J]. Nature, 2012, 481: 306-313.

[6] VOGELSTEIN B, PAPADOPOULOS N, VELCULESCU V E, et al. Cancer genome landscapes[J]. Science, 2013, 339: 1546-1558.

[7] LE D T, URAM J N, WANG H, et al. PD-1 blockade in tumors with mismatch-repair deficiency[J]. N Engl J Med, 2015, 372: 2509-2520.

[8] MA W, GILLIGAN B M, YUAN J, et al. Current status and perspectives in translational biomarker research for PD-1/PD-L1 immune checkpoint blockade therapy[J]. J Hematol Oncol, 2016, 9: 47.

（邸明一　倪　军　张　力）

75

抗 PD-1 药物治疗引起皮肤环状肉芽肿 2 例（皮肤）

【附】 CHAROLLAIS R, AUBIN F, ROCHE-KUBLER B, et al. Two cases of granuloma annulare under anti-PD1 therapy[J]. Ann Dermatol Venereol, 2017, 145(2): 116-119.

Charollais R. 等人报道了 2 例使用 Pembrolizumab 治疗转移性黑色素瘤后出现了皮肤环状肉芽肿的病例。一例患者使用 Pembrolizumab 22 次后出现全身多部位环形分布的红斑丘疹，经皮肤活检提示为多核巨细胞浸润，病理确诊为环状肉芽肿（GA）。继续 Pembrolizumab 治疗且未予特殊处理，皮损自行缓解。另一例使用 Pembrolizumab 3 次后出现环形排列的红斑丘疹，离心性分布，临床诊断为环状肉芽肿。继续 Pembrolizumab 治疗并局部使用皮质类固醇 1 个月后皮损完全消失。

【精评】 免疫检查点抑制剂引起的皮肤相关不良反应形式多样，发生的时间差异也较大（1 ~ 57 周）。由药物诱导的肉芽肿性反应有 4 种：环状肉芽肿、间质性肉芽肿、类风湿结节和结节病。已发表的文献中报告了 15 例由免疫治疗引起的结节性肉芽肿性反应，多为累及肺部或淋巴结的结节病，也有皮肤损伤。平均发生在 Ipilimumab、Pembrolizumab 或 Nivolumab 治疗转移性黑色素瘤或肺癌 10 个月后。既往文献中无黑色素瘤与环状肉芽肿相关的描述，无转移性黑色素瘤免疫治疗后导致环状肉芽肿的案例（有一例关于抗 BRAF 治疗转移性黑色素瘤导致环状肉芽肿的病例报告）。环状肉芽肿是以肢端环状丘疹或结节性损害为特征的慢性良性自限性皮肤病。其发病机制可能是细胞免疫抑制失调使辅助 T 细胞（$CD4^{+}$Th1）随机活化，导致白介素 2 和干扰素 γ 分泌，激活了相应部位的单核细胞和巨噬细胞，产生反应性肉芽肿。大约 50%GA 2 年内自发缓解，但容易复发。针对 GA 的局部治疗最常用的是局部外用强效糖皮质激素或者皮损内注射糖皮质激素。其他局部治疗包括局部钙调磷酸酶抑制剂（他克莫司）、划切针刺、激光、手术切除等。系统治疗包括使用抗疟药（氯喹、羟氯喹）、氨苯砜、异维 A 酸、TNF-α 抑制剂（Infliximab、Adalimumab、依那西普）等。

参考文献

[1] RIBAS A. Tumor immunotherapy directed at PD-1[J]. N Engl J Med, 2012, 366: 2517-2519.

[2] DODIUK-GAD R P, SHEAR N H. Granulomatous drug eruptions[J]. Dermatol Clin, 2015, 33: 525-539.

[3] LAI J H, MURRAY S J, WALSH N M. Evolution of granuloma annulare to mid-dermal elastolysis: report of a case and review of the literature[J]. J Cutan Pathol, 2014, 41: 462-468.

（邸明一　倪　军　张　力）

76

Nivolumab 治疗肺腺癌引起白癜风 1 例报告（皮肤）

【附】 TAKESHI U, YUKI H, MIKAKO I, et al. Vitiligo in a patient with lung adenocarcinoma treated with Nivolumab: A case report[J]. Lung Cancer, 2017, 109: 42-44.

Takeshi Uenami 等人报道了首例肺腺癌患者使用 Nivolumab 治疗后发生白癜风的病例报告。患者在使用 Nivolumab 6 天后其背部、胸部和四肢近端出现白癜风皮损，Nivolumab 治疗继续进行且白癜风未进一步进展，其肺癌治疗有效。

【精评】 Nivolumab 导致白癜风的可能机制是 PD-1/PD-L1 途径介导黑色素体蛋白的外周耐受，因此干扰 PD-1 信号可能诱发自身免疫性白癜风。由于为首例报告，关于肺癌患者中白癜风的发生是否与癌症本身相关尚不清楚，白癜风与免疫治疗的相关性及是否影响肺癌患者的预后均有待后续更多病例加以验证。

参考文献

[1] EZZEDINE K, LIM H W, SUZUKI T, et al. Revised classification/nomenclature of vitiligo and related issues: the Vitiligo Global Issues Consensus Conference[J]. Cell Melanoma Res, 2012, 25: E1-E13.

[2] SIBAUD V, ROBERT C. Pigmentary disorders induced by anticancer agents. Part II: targeted therapies[J]. Ann. Dermatol, Venereol, 2013, 140: 266-273.

[3] YIN E S, TOTONCHY M B, LEVENTHAL J S. Nivolumab-associated vitiligo-like depigmentation in a patient with acute myeloid leukemia: a novel finding[J]. JAAD Case Rep, 2017, 3: 90-92.

[4] WU J, HONG D, ZHANG X, et al. PD-1 inhibitors increase the incidence and risk of pneumonitis in cancer patients in a dose-independent manner: a meta-analysis[J]. Sci Rep, 2017, 7: 44173.

[5] TEULINGS H E, LIMPENS J, JANSEN S N, et al. Vitiligo-like depigmentation in patients with stage III-IV melanoma receiving immunotherapy and its association with survival: a systematic review and meta-analysis[J]. J Clin. Oncol, 2015, 33: 773-781.

（邸明一　倪　军　张　力）

77

肝癌肺转移患者使用 Pembrolizumab 致急性肝衰竭 1 例报告（消化系统）（血浆置换）

【附】WU Z P, LAI L L, LI M, et al. Acute liver failure caused by Pembrolizumab in a patient with pulmonary metastatic liver cancer A case report[J]. Medicine (Baltimore), 2017 , 96(51): 9431.

Wu Zhenping 等人报道了 1 例肝癌患者使用 Pembrolizumab 治疗后出现肝衰竭的病例报告。患者在使用 Pembrolizumab 1 程后出现皮肤及巩膜黄疸。丙氨酸转氨酶（ALT）升高至 1269U/L，天冬氨酸转氨酶浓度为 1193U/L，总胆红素（TBiL）浓度为 49.8μmol/L，结合胆红素（DBiL）浓度为 31.7μmol/L。嗜肝病毒检测均为阴性。血浆铜蓝蛋白和血清铜正常，无 Kayser-Fleischer 环。尿卟啉定性检查结果为阴性。抗线粒体抗体、抗核抗体、抗中性粒细胞胞浆抗体等自身免疫性抗体均为阴性。血清 α-1 抗胰蛋白酶浓度、甲状腺功能、包括甲胎蛋白（AFP）在内的凝血功能等实验室检查结果正常。CT 扫描显示患者肿瘤病灶缩小，提示 Pembrolizumab 治疗有效。凝血功能表现为凝血酶原时间（PT）为 14.3s，活化部分凝血活酶时间（APTT）为 42.5s，凝血酶原活动（PTA）为 57.6%。在排除病毒性肝炎、自身免疫疾病、代谢肝病及其他药物引发的肝损伤后，考虑患者肝损伤为 irAEs，予泼尼松治疗 [2.0mg/（kg・d）] 并继续保肝治疗。患者肝功进行性恶化，行血浆置换无效，终因肝衰竭去世。

【精评】Pembrolizumab 在治疗黑色素瘤及非小细胞肺癌中的主要不良反应有疲劳、腹泻、皮疹等。约 0.7% 的患者表现为免疫性肝炎。然而，严重的肝功能衰竭十分罕见。ICIs 引起的肝功能损伤的机理尚未完全阐明。在正常生理条件下，肝血窦上皮细胞高表达 PD-L1 以防止过度免疫，保护正常肝组织免受由 PD-1/PD-L1 通路活化的免疫损伤。Pembrolizumab 阻断了 PD-1/PD-L1 信号通路，逆转了 T 细胞的功能衰竭。它降低了自身免疫反应的抑制性调节，因此打破了肝脏免疫系统的平衡，这可能是造成严重的肝功能损伤的机制。本例患者出现不可逆的肝损伤并因肝衰竭去世，尚无法明确是否与原发病为肝脏肿瘤相关。免疫检查点抑制剂引起的肝衰竭可能是致命的，且由于糖皮质激素及人工肝脏（血浆置换）的治疗效果不满意，因此在使用 ICIs 时应格外谨慎地评估其风险。

参考文献

[1] MCDERMOTT D F, DRAKE C G, SZNOL M, et al. Survival, durable response, and long-term

safety in patients with previously treated advanced renal cell carcinoma receiving Nivolumab[J]. J Clin Oncol, 2015, 33: 2013-2020.

[2] NAIDOO J, PAGE D B, LI B T, et al. Toxicities of the anti-PD-1 and anti-PDL1 immune checkpoint antibodies[J]. Ann Oncol, 2015, 26: 2375-2391.

（邱明一　倪　军　张　力）

78

1例50岁女性膀胱癌患者接受免疫治疗引起结肠炎的病例报告（消化系统）（Ipilimumab）（Nivolumab）（Infliximab）（布地奈德）（氢化可的松栓剂）

【附】WANG Y H, CAMPBELL M, ABRAHAM S. A unique case of immunotherapy-induced colitis in a 50-year-old female with bladder cancer[S]. World Congress of Gastroenterology at ACG 2017 Meeting Abstracts, 2017.

Wang Yinghong 等报道了 1 例膀胱癌患者接受 Ipilimumab 和 Nivolumab 治疗后出现结肠炎的病例。患者接受第一程治疗后 2 周内出现了腹泻（4 ~ 9 次 / 天）。结肠镜示片状红斑和糜烂，病理示活动性炎症。予静脉甲泼尼龙 140mg/d 无效，给予 1 剂 Infliximab。后患者症状改善。在泼尼松减停后患者再发腹泻（4 ~ 5 次 / 天）、腹痛、便血及进行性虚弱。激素治疗无效，再次予 Infliximab。复查结肠镜，示病情进展，远端结肠重度炎症活动，可见深、浅溃疡，伴接触性出血；病理示炎症活动，偶可见 CMV 包涵体。同时，血 CMV PCR 试验阳性。开始抗 CMV 治疗，症状未见改善。加用布地奈德并复查结肠镜：重度炎症活性，结肠远端 30 ~ 40cm 处可见深、浅溃疡、弥漫的红斑、渗出，血管纹路消失，结肠近端完全正常。病理学示急性（隐窝炎、隐窝脓肿和点状糜烂）与慢性（隐窝结构紊乱）炎症共存，直肠活检仍存在少量 CMV 包涵体。局部加用氢化可的松栓剂后患者血性腹泻的症状改善，复查结肠镜示直肠持续有重度炎症，原先深大溃疡有轻度改善，未见 CMV 包涵体。

【精评】免疫治疗诱发的结肠炎较常见。其治疗包括非免疫抑制的药物和（或）局部的抗炎药物，在静脉和口服激素治疗失败后仍可以使用局部的氢化可的松治疗，尤其是远端结肠受累的患者，联合使用静脉 / 口服和局部治疗可以有更好的疗效。

参考文献

[1] BOIKE J, DEJULIO T. Severe Esophagitis and Gastritis from Nivolumab Therapy[J]. ACG Case Rep J, 2017, 4: 57.

[2] TIIDWELL C, GUTNIK S. Treatment of Immune Checkpoint Inhibitor Induced Colitis with Infliximab[J]. S D Med, 2019, 72(10): 454-458.

（邱明一　倪　军　张　力）

79

首例 Pembrolizumab 诱导的免疫介导的出血性胃炎（消化系统）（Infliximab）

【附】CINNOR B, CROSSMAN H, KAPLAN J, et al. First reported case of pembrolizumab-induced immune mediated hemorrhagic gastritis[J]. Gastroenterology, 2017, 152(5): S891.

Cinnor Birtukan 等人报道了首例 Pembrolizumab 治疗黑色素瘤引起的免疫介导的出血性胃炎。患者接受 Pembrolizumab 治疗后出现轻度腹泻和皮疹，予洛哌丁胺和局部类固醇可控制。9 个疗程后，患者出现了严重的腹痛、恶心、呕吐。停用 Pembrolizumab，加用高剂量甲泼尼龙无效。腹部 CT 扫描显示轻度胰腺炎和胃出口梗阻。上消化道内镜检查显示胃黏膜弥漫性出血和胃出口梗阻。病理学显示散在的上皮内淋巴细胞和淋巴浆细胞浸润，提示自身免疫病因。胃活组织检查为黑色素瘤、CMV、HSV 和 HPylori 呈阴性。予泮托拉唑 40mg 静脉注射，每日 2 次，硫糖铝和高剂量甲泼尼龙均无法改善症状。予输注 Infliximab 5mg/kg 一次后症状缓解。

【精评】这是首例关于 Pembrolizumab 诱导的免疫介导的出血性胃炎的病例报告，其对单次注射 Infliximab 反应较好。

参考文献

KOBAYASHI M, YAMAGUCHI O, NAGATA K, et al. Acute hemorrhagic gastritis after Nivolumab treatment[J]. Gastrointest Endosc, 2017, 86(5): 915-916.

（邸明一　倪　军　张　力）

80

注射 Pembrolizumab 后出现乙型肝炎再激活的1例病例报告（感染）

【附】RAGUNATHAN K, DADANA S, HUANG C H. Hepatitis B reactivation after administration of pembrolizumab (Keytruda): A unique case report: 2145[J]. The American Journal of Gastroenterology, 2017, 112: S1187-S1188.

Ragunathan Karthik 等人报道了使用 Pembrolizumab 治疗肺腺癌后出现乙型肝炎激活的病例报告。患者在用药后主要出现转氨酶的升高，嗜肝病毒检测见 HBV-DNA 增高明显，乙型肝炎五项提示病毒活动，考虑患者肝功异常的主要原因是体内的 HBV 再激活。

【精评】对于使用 ICIs 治疗的患者需常规检测病毒性感染等指标，避免免疫抑制引起病毒激活。这是首例关于 Pembrolizumab 引起乙型肝炎再激活的病例。

参考文献

ANITA, PANDEY, SUSAN, et al. A rare case of pembrolizumab-induced reactivation of Hepatitis B[J]. Case Reports in Oncological Medicine, 2018(12): 1-3.

（邸明一　倪　军　张　力）

81

病例报告和文献综述：Nivolumab 诱发原发性甲状腺功能减退症和孤立性 ACTH 缺乏症（内分泌系统）

【附】ZENG M F, CHEN L L, YE H Y, et al. Primary hypothyroidism and isolated ACTH deficiency induced by Nivolumab therapy: Case report and review[J]. Medicine (Baltimore), 2017, 96(44): e8426.

Nivolumab 是一种阻断程序性死亡受体 -1（PD-1）单克隆 IgG 抗体，恢复 T 细胞介导的抗肿瘤细胞的免疫应答。然而，该药也引起大量与自身免疫相关的不良事件，常累及内分泌系统。

PD-1 是在活化 T 细胞上表达的免疫检查点，其在正常生理条件下参与抑制剂对自身抗原的免疫应答。然而，PD-1 配体（PD-L1、PD-L2）在许多类型的癌细胞表面表达，并抑制抗肿瘤免疫应答。Nivolumab（Opdivo）是最近研发的阻断 PD-1 的单克隆 IgG 抗体，恢复 T 细胞介导的针对癌细胞的免疫应答。已经证实包括肾细胞癌在内的多种恶性肿瘤患者对该药有良好反应。然而，Nivolumab 也会增加 T 细胞对正常组织的免疫作用，引起大量 irAEs，这些事件通常累及内分泌器官，如甲状腺和垂体。

本文献描述了 1 例肾透明细胞癌患者在 Nivolumab 治疗期间发生原发性甲状腺功能减退症和孤立性促肾上腺皮质激素缺乏症。

2010 年 6 月，1 例 54 岁的中国男性经右肾切除术确诊右肾透明细胞癌患者，pT1bN0M0，Ⅰ期。既往史：2 型糖尿病，2014 年注射预混胰岛素（诺和灵 30R）控制血糖。空腹血糖控制在 5 ～ 8mmol/L；高血压（150/95mmHg），未服药。

2015 年 9 月发现骨转移（右髂骨和左股骨）和肺转移。口服索拉非尼（一种激酶抑制剂，0.4mg/ 次，每日 2 次）靶向治疗。服药 5 个月后疾病进展。2016 年 2 月开始口服阿西替尼（一种酪氨酸激酶抑制剂，5mg/ 次，每日 2 次），疾病未控制。2016 年 3 月右髂骨病变局部放疗。2016 年 4 月，静脉输注 Nivolumab 160mg（2mg/kg，每周 2 次）。6 次给药后右侧髂骨和肺部病灶缩小，左股骨病灶疗效不佳，加左股骨病灶局部放疗。同时，甲状腺功能的常规监测显示促甲状腺素升高（TSH 33.83mIU/L）和游离甲状腺素较低（＜ 5.15pmol/L），甲状腺过氧化物酶抗体（TPO Ab）和甲状腺球蛋白抗体显著增加。因此，诊断为原发性甲状腺功能减退症，口服左甲状腺素。此患者 1 个月前甲状腺功能正常（表 81-1）。

第 12 次给予 Nivolumab 后，2016 年 10 月患者出现全身疲劳、反复低血糖，血压降至 110/70mmHg。2016 年 10 月 23 日患者在午餐时晕厥，服用含糖饮料后好转。就

表 81-1　甲状腺功能动态变化

项目	2015 年 2 月	2016 年 5 月	2016 年 6 月	2016 年 10 月	2016 年 11 月	2017 年 4 月
TSH/（mIU/L）	1.14（0.35 ~ 4.94）	1.4（0.35 ~ 4.94）	33.83（0.35 ~ 4.94）	7.61（0.35 ~ 4.91）	21.6（0.35 ~ 4.91）	0.99（0.35 ~ 4.91）
FT3/（pmol/L）	5.13（2.63 ~ 5.70）	3.04（2.63 ~ 5.70）	2.56（2.63 ~ 5.70）	4.82（2.63 ~ 5.70）	5.75（2.63 ~ 5.70）	6.02（2.63 ~ 5.70）
FT4/（pmol/L）	12.13（9.01 ~ 19.05）	9.31（9.01 ~ 19.05）	$<$ 5.15（9.01 ~ 19.05）	10.6（9.01 ~ 19.05）	7.57（9.01 ~ 19.05）	13.8（9.01 ~ 19.05）
TPO Ab/（IU/ml）	N/A	$>$ 1000（0 ~ 5.61）	$>$ 1000（0 ~ 5.61）	N/A	$>$ 1048（0.5 ~ 9.0）	607.6（0.5 ~ 9.0）
TgAb/（IU/ml）	N/A	$>$ 1000（0 ~ 4.11）	$>$ 1000（0 ~ 4.11）	N/A	2121.4（0 ~ 4.0）	N/A
甲状腺超声	正常	N/A	N/A	N/A	高回声，萎缩	N/A
甲状腺素 /（μg/d）	—	—	—	50	75	100

诊于急诊，查血糖为 6.4mmol/L；脑 CT 未见转移灶。未进行其他检查。2 天后，患者就诊于我院，主诉未使用胰岛素时经常发生低血糖。考虑肾上腺功能减退。实验室检查显示清晨皮质醇低（3.65mg/dL）、皮质激素正常（ACTH 33.2CT pg/mL，参考范围 0 ~ 46）、血钠较低（131mmol/L）、血钾正常（4mmol/L）、嗜酸性粒细胞（4.2%）和白细胞（6.2×10^9/L）正常。经验性给予口服醋酸可的松（12.5mg，每日 1 次）。患者症状有所改善，偶尔可疑低血糖症发作。3 周后，为进一步检查收入院。

入院时，患者身体一般情况良好，体温 37 ℃，心率 80 次 / 分，血压为 130/78mmHg。身高 178cm，体重 75kg，BMI 23.7kg/m^2。皮肤或口腔黏膜未见色素沉着。阴毛和腋毛正常。胸部和腹部查体未发现异常。无下肢水肿。

激素检查显示清晨血浆 ACTH 和血清皮质醇水平明显降低。甲状腺功能显示原发性甲状腺功能减退症。其他垂体激素正常，如表 81-2 所示。糖尿病相关的自身免疫抗体均为阴性，包括抗谷氨酸脱羧酶（GADA）、抗血清磷酸酶抗体、抗胰岛素自身抗体（IAA）和胰岛细胞抗体（ICA）。血常规、尿常规未发现异常。磁共振成像未见脑垂体或下丘脑占位性病变，但脑垂体有不均匀强化（图 81-1）。

根据上述结果确诊新发孤立性 ACTH 缺乏症，病因为 Nivolumab 诱导的垂体炎。口服醋酸可的松激素替代治疗增加到早晨剂量为 16.7mg/dL，下午剂量为 8.3mg/dL，之后为使患者达到更好的精神状态再分别调整到 25mg 和 12.5mg。最后每天加用一次左甲状腺素 100mg。在此期间，Nivolumab 以较低剂量（1 ~ 1.5mg/kg）和较长给药间隔（4 周 1 次）给药，并且转移灶没有明显进展。随访结果显示 2017 年 4 月甲状腺激素水平正常。口服醋酸可的松 25mg 后 2 小时血清皮质醇为 14.62mg/dL。患者感觉良好。之后 Nivolumab 成功恢复到常规剂量和给药间隔。

原发性甲状腺功能减退症是一种常见疾病，主要由碘富集区的自身免疫性甲状腺炎引起。

表 81-2　给药后检验结果及随访

激素	2016 年 11 月	2017 年 4 月	正常范围
ACTH/（pg/mL）	< 10	N/A	0 ~ 46
皮质醇 /（μg/dL）	0.81	14.62	6.2 ~ 19.4
FSH/（IU/L）	7.58	7.37	1.5 ~ 12.4
LH/（IU/L）	4.11	5.33	1.7 ~ 8.6
催乳素 /（ng/mL）	16.56	N/A	3.86 ~ 22.8
睾酮 /（nmol/L）	10.99	15.71	6.68 ~ 25.7
DHEA/（μmol/L）	0.61	0.61	1.91 ~ 13.4
IGF-1/（μg/L）	264.82	255.95	87 ~ 234

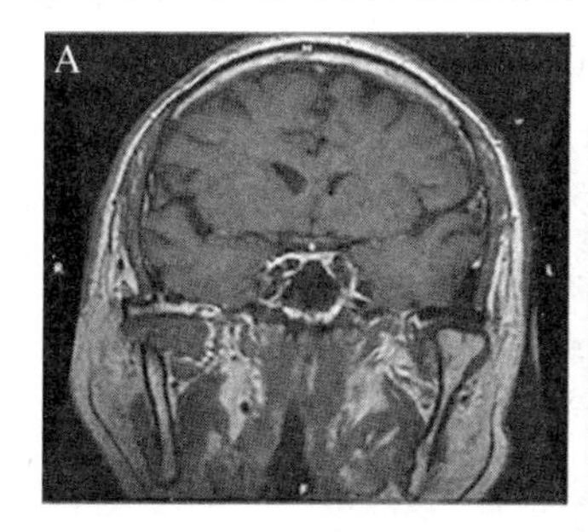

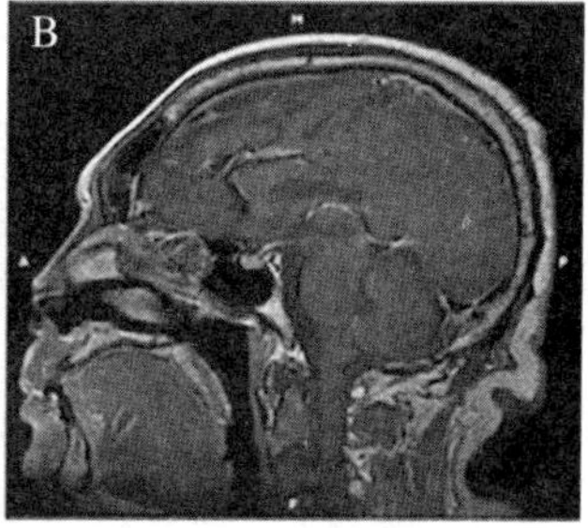

图 81-1　MRI 扫描显示垂体及基底部分异常增大，垂体及下丘脑未见占位性病灶

相比之下，成年后起病的孤立性 ACTH 缺乏症是一种罕见疾病。特征是继发性肾上腺皮质功能不全，表现为除 ACTH 以外的垂体激素分泌正常，并且没有垂体结构缺陷。与标准癌症治疗相比，PD-1 抑制剂显著增加甲状腺功能减退的风险，但不增加垂体炎风险。临床试验表明甲状腺功能减退是最常见的免疫相关不良事件，Nivolumab 单药治疗的患者中发生率为 9%（171/1994），而垂体炎发生率只有 0.6%（12/1994）。同时患有甲状腺炎和垂体炎的患者非常罕见。唯一报道过的病例是一例患有恶性黑色素瘤的日本老年男性，在房室传导阻滞后表现出垂体功能减退伴轻度甲状腺功能减退症。然而，甲状腺功能减退症存在不确定性，因为肾上腺功能减退可能导致 TSH 升高，并且不需要左甲状腺素替代治疗。

本文献病例中 Nivolumab 治疗原发病效果尚可，但 2 个月后引起了原发性甲状腺功能减退，4 个月后引起孤立性 ACTH 缺乏症。在抗 PD-1 治疗前，甲状腺功能和超声检查均正常。因此考虑甲状腺的异常变化是由 Nivolumab 诱导的自身免疫性淋巴细胞性甲状腺炎导致。与经典的甲状腺肿性桥本甲状腺炎不同，患者的甲状腺萎缩，随着左甲状腺素剂量迅速增加，甲状腺功能被迅速破坏。这提示甲状腺可能已被破坏。通过激素评估和垂体 MRI 确诊了孤立性 ACTH 缺乏症。一般认为最常见的孤立性 ACTH 缺乏症病因为成人淋巴细胞性垂体炎或创伤性损伤。因为该患者无头部外伤史，同时抗 PD-1 治疗会增强 T 细胞作用，因此考虑病因为自身免疫性垂体炎。垂体炎中激素缺乏的特定顺序如下：ACTH > TSH >促黄体生成素 / 卵泡刺激素>催乳素>生长激素。到目前为止，所有报道的 Nivolumab 诱发的垂体炎病例都关注于孤立性 ACTH 缺乏症。促肾上腺皮质激素细胞可能更容易受到 Nivolumab 诱发自身免疫激活的影响。Nivolumab 引发垂体炎和甲状腺炎的确切机制尚不清楚。最近的一项研究证实，正常甲状腺组织会表达 PD-L1 和 PD-L2 的 mRNA 和蛋白质，但是仍需要更多的研究。

垂体炎通常与其他自身免疫性疾病有关，并且在普通人群中很可能与甲状腺炎一起出现。一项研究发现 151 例垂体炎患者中，有 106 例存在甲状腺自身抗体。目前没有关于接受 Nivolumab 治疗患者的发病率数据。但是应该考虑到甲状腺激素替代治疗可以加速皮质醇清除并引发潜在肾上腺皮质功能减退患者肾上腺危象。左甲状腺素补充治疗前，医生应该注意患者的肾上腺功能。对于 Nivolumab 相关的甲状腺炎，不需要使用高剂量类固醇治疗，即使是在 Nivolumab 引起的垂体炎患者中也是如此。在之前的病例报道中，8 例患者中只有 2 例（25%）接受了高剂量皮质类固醇治疗，而临床试验中这一比例为 56%。本例患者同其他患者一样直接给予激素替代治疗。高剂量类固醇应该用于出现肾上腺危象、严重疾病、严重低钠血症、难治性低血压或严重头痛的患者。

孤立性 ACTH 缺乏症经常隐匿起病。未被确诊的肾上腺功能减退症患者未及时治疗可能是致命的。低血糖、低血压和低钠血症具有提示性的线索。建议常规检测接受 PD-1 抗体治疗的患者的空腹血糖、血压和血钠。此外，垂体炎更常见于另一种免疫检查点抑制剂细胞毒性 T 淋巴细胞抗原 -4 抗体（CTLA-4 抗体，如 Ipilimumab）的治疗，据报道发病率为 9.1%。这些患者也需要常规监测，同时告知患者肾上腺功能缺乏的常见症状。

当 ACTH 缺乏发生时，通常建议停用 Nivolumab。本文献患者因担心肿瘤复发拒绝停用 Nivolumab，要求减量使用。结果表明，Nivolumab 较低剂量和延长给药间隔可作为垂体炎患者的替代选择，以更好地控制肿瘤。然而，目前仍然需要进一步研究以证明哪种方式对患者更有益。

本例是一名术后复发转移的肾透明细胞癌的中国患者接受 Nivolumab 治疗后，发生甲状腺炎和垂体炎，并且分别导致甲状腺功能减退和孤立性 ACTH 缺乏。肾上腺功能缺乏隐匿起病，建议常规检测接受抗 PD-1 和抗 CTLA-4 治疗患者的空腹血糖、血压、血钠以及甲状腺功能。当患者出现预期外的疲劳、低血糖、低血压或低钠血症时，应考虑肾上腺功能缺乏症。另外，在左甲状腺素替代治疗前应注意肾上腺功能。

【精评】本文献报道了 1 例肾透明细胞癌患者接受 Nivolumab 治疗后出现甲状腺功能减退症及孤立性 ACTH 缺乏症。本例患者治疗规范，在继续应用 Nivolumab 基础上优先补充皮质类固醇激素，同时给予甲状腺素补充治疗。

参考文献

[1] LA-BECK N M, JEAN G W, HUYNH C, et al. Immune checkpoint inhibitors:new insights and current place in cancer therapy[J]. Pharmacotherapy, 2015, 35: 963-976.

[2] MAZZA C, ESCDIER B, ALBIGES L. Nivolumab in renal cell carcinoma:latest evidence and

clinical potential[J]. Ther Adv Med Oncol, 2017, 9: 171-181.

[3] GARBER J R, COBIN R H, GHARIB H, et al. Clinical practice guidelines for hypothyroidism in adults: cosponsored by the American Association of Clinical Endocrinologists and the American Thyroid Association[J]. Endocr Pract, 2012, 18: 988-1028.

[4] ANDRIOLI M, PECORI GIRALDI F. Isolated corticotrophin deficiency[J]. Pituitary, 2006, 9: 289-295.

[5] COSTA R, CARNEIRO B A, AGULNIK M, et al. Toxicity profile of approved anti-PD-1 monoclonal antibodies in solid tumors: a systematic review and meta-analysis of randomized clinical trials[J]. Oncotarget, 2017, 8: 8910-8920.

[6] SHANG Y H, ZHANG Y, LI J H, et al. Risk of endocrine adverse events in cancer patients treated with PD-1 inhibitors: a systematic review and meta-analysis[J]. Immunotherapy, 2017, 9: 261-272.

[7] The U.S. Food and Drug Administration. Medication Guides for Opdivo (Nivolumab), 2017. [EB/OL] https://www.accessdata.fda.gov/drug satfda_docs/label/2017/125554s024lbl.pdf#page=59. Accessed February 2, 2017.

[8] ODA T, SAWADA Y, OKADA E, et al. Hypopituitarism and hypothyroidism following atrioventricular block during Nivolumab treatment[J]. J Dermatol, 2017, 44: 144-145.

[9] TOPLISS D J, WHITE E L, STOCKIGT J R. Significance of thyrotropin excess in untreated primary adrenal insufficiency[J]. J Clin Endocrinol Metab, 1980, 50: 52-56.

[10] CATUREGLI P, DE REMIGIS A, ROSE N R. Hashimoto thyroiditis: clinical and diagnostic criteria[J]. Autoimmun Rev, 2014, 13: 391-397.

[11] FUKUOKA H. Hypophysitis[J]. Endocrinol Metab Clin North Am, 2015, 44: 143-149.

[12] OKANO Y, SATOH T, HORIGUCHI K, et al. Nivolumab-induced hypophysitis in a patient with advanced malignant melanoma[J]. Endocr J, 2016, 63: 905-912.

[13] ISHIKAWA M, OASHI K. Case of hypophysitis caused by Nivolumab[J]. J Dermatol, 2017, 44: 109-110.

[14] CHO K Y, MIYOSHI H, NAKAMURA A, et al. Hyponatremia can be a powerful predictor of the development of isolated ACTH deficiency associated with Nivolumab treatment[J]. Endocr J, 2017, 64: 235-236.

[15] KITAJIMA K, ASHIDA K, WADA N, et al. Isolated ACTH deficiency probably induced by autoimmune-related mechanism evoked with Nivolumab[J]. Jpn J Clin Oncol, 2017, 4715: 463-466.

[16] YAMAUCHI I, SAKANE Y, FUKUDA Y, et al. Clinical features of Nivolumabinduced thyroiditis: a case series study[J]. Thyroid , 2017, 27: 894-901.

[17] KASPERLIK-ZALUSKA A A, CZARNOCKA B, CZECH W. Autoimmunity as the most frequent cause of idiopathic secondary adrenal insufficiency: report of 111 cases[J]. Autoimmunity, 2003, 36: 155-159.

[18] HANNON M J, O'HALLORAN D J. IsolatedacquiredACTHdeficiencyandprimary hypothyroidism: a short series and review[J]. Pituitary, 2011, 14: 358-361.

[19] FLESERIU M, HASHIM I A, KARAVITAKI N, et al. Hormonal replacement in hypopituitarism in adults: an Endocrine Society Clinical Practice Guideline[J]. J Clin Endocrinol Metab, 2016, 101: 3888-3921.

[20] BYUU D J, WOLCHOK J D, ROSENBERG L M, et al. Cancer immunotherapy:immune checkpoint blockade and associated endocrinopathies[J]. Nat Rev Endocrinol, 2017, 13: 195-207.

（倪 军 宋 鹏 张 力）

82

Nivolumab 引起的重症肌无力：1 例病例报告（肌肉关节）

【附】MEHTA J J, MALONEY E, SRINIVASAN S, et al. Myasthenia Gravis Induced by Nivolumab: A Case Report[J]. Cureus, 2017, 9(9): e1702.

Nivolumab 是一种治疗侵袭性癌症的 PD-1 抑制剂，然而该药会导致免疫相关的不良反应。本文献报道了 1 例 73 岁男性肾细胞癌患者，经 Nivolumab 治疗后发生重症肌无力（MG），乙酰胆碱受体抗体证实了该诊断。患者出现疲劳和四肢无力，最终由于 MG 导致呼吸衰竭。Nivolumab 是一种新兴的晚期癌症疗法，但会引发严重的免疫相关不良事件。临床医生在使用 PD-1 抑制剂时应该高度警惕自身免疫疾病的指标，以便早期停药并尽早开始治疗以降低长期发病率和死亡率。

Nivolumab 是一种免疫球蛋白 G4 单克隆抗体，对许多癌症如转移性黑色素瘤、非小细胞肺癌和肾细胞癌都是一种很有前景的新型免疫疗法。它通过与 PD-1 受体结合而作为检查点抑制剂起作用，以阻断程序性死亡配体 –1（PD-L1）和程序性死亡配体 –2（PD-L2）结合 T 细胞。除了激活免疫系统来针对肿瘤外，它还有导致其他疾病的风险，例如自身免疫性甲状腺炎、结节病、眼内炎、重症肌无力和免疫相关性糖尿病。特别地，重症肌无力是一种潜在的免疫相关不良反应，可以在进行其他免疫疗法的患者中出现，如聚乙二醇干扰素和 Ipilimumab。最近 1 例病例报道确定了黑色素瘤患者的重症肌无力。报道了 3 例患有转移性肾细胞癌（RCC）的老年男性，患者在开始使用 Nivolumab 治疗后出现重症肌无力。

1 例 73 岁男性患有转移性肾细胞癌，出现疲劳、血尿和进行性四肢无力 4 天。患者 4 年前有肾切除史，并在住院前 12 周接受了替西罗莫司（Temsirolimus）治疗。由于疗效不佳，患者在出现主诉症状前 2 周开始 Nivolumab 治疗。在第 2 剂 Nivolumab 后 4 天，患者出现虚弱、四肢疼痛以及呼吸困难。由于呼吸困难和低氧血症加重，给患者进行了插管。患者多次自主呼吸试验失败，并且由于插管时间延长，需要进行气管切开术。住院期间出现的胸腔积液、心脏停搏和艰难梭状芽孢杆菌感染（clostridium difficile infection，CDI）使其病情变得更加复杂。

实验指标与横纹肌溶解症一致，肌酸磷酸激酶（CPK）为 8950U/L，血清天冬氨酸转氨酶（AST）升高为 1066U/L，丙氨酸转氨酶（ALT）升高为 824U/L。肌肉和神经活检显示没有明确的病理学证据。脑脊液检查，包括细胞分类计数与病毒和细菌培养，均为阴性。肌电图显示所有测试肌肉出现去神经电位。急性肝炎检查为阴性。患者的乙酰胆碱受体（AchR）抗体阳性（8.70nmol/L）。胸部 CT 不支持胸腺瘤，但是可见右肋的转移性溶骨病变，如图 82-1 所示。患者可能患有 Nivolumab 导致的潜在副肿瘤性重症肌无力。患者最初接受类固醇和吡啶斯的明（首剂 30mg，之后升高至 120mg/4h）治疗。由于上述初始治疗效果不佳，患者接受了 5 次血浆置换，之后接受 IVIg 治疗。经过不同方式的治疗后，患者 CPK 和转氨酶水平呈下降趋势；然而由于部分肌肉失用性萎缩，很难确定患者对治疗的反应程度。患者最终被转诊到一个长期急诊护理机构。由于患者有转移性肾细胞癌和慢性呼吸衰竭，其预后很差。患者出院时予吡啶斯的明清醒时服用 60mg，每 4 小时 1 次，和类固醇减量治疗。

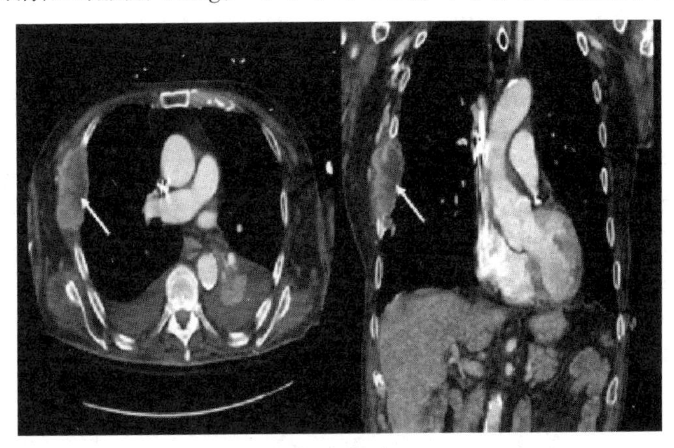

图 82-1　右侧肋骨有乳突病变的胸部计算机断层扫描

重症肌无力是一种表现为虚弱无力的疾病，在美国人中患病率为 20/10 万人。该疾病表现出疲劳、复视、呼吸功能不全和远端肢体无力的症状。AchR 抗体诊断重症肌无力的灵敏度高达 90%。40%AchR 阴性的患者肌肉受体酪氨酸激酶（MuSK）抗体阳性。使用吡啶斯的明治疗急性症状。随机对照试验的有限证据表明，糖皮质激素有长期益处。病例对照试验提示血浆置换有短期益处。在一项临床试验中，与安慰剂相比，IVIg 使中重度重症肌无力获得临床改善。然而，目前证据不足以比较 IVIg 和血浆置换的疗效。患者接受了所有治疗方式，但症状几乎没有缓解。除了重症肌无力，横纹肌溶解症和转氨酶升高也是 Nivolumab 的其他潜在不良反应。Nivolumab 单药免疫治疗即可出现重症肌无力和其他自身免疫性疾病。Nivolumab 诱导的重症肌无力的治疗可能因其他并发症而变得复杂，例如长期运动障碍和转移性癌症。

Nivolumab 是一种新兴的晚期癌症疗法，然而，免疫相关不良事件的发生是该药的一个重要危险因素。重症肌无力继发于 PD-1 抑制剂治疗的机制尚不清楚，需要更多的上市后监测数据来确定其真实的发病率。临床医生使用 PD-1 抑制剂时应高度警惕重症肌无力，以便尽早停药和治疗以降低长期发病率和死亡率。

参考文献

[1] BRAHMER J R, TYKODI S S, CHOW L Q, et al. Safety and activity of anti-PD-L1 antibody in patients with advanced cancer[J]. N Engl J Med, 2012, 366: 2455-2465.

[2] CONGENI J P, KIRKPATRICK R B. Pegylated interferon induced myasthenia crisis-a case report[J]. J Clin Neuromuscul Dis, 2013, 14: 123-125.

[3] JOHNSON D B, SARANGA-PERRY V, LAVIN P J, et al. Myasthenia gravis induced by

Ipilimumab in patients with metastatic melanoma[J]. J Clin Oncol, 2015, 33: 122-124.

[4] SHIRAI T, SANO T, KAMIJO F, et al. Acetylcholine receptor binding antibody-associated myasthenia gravis and rhabdomyolysis induced by Nivolumab in a patient with melanoma[J]. Jpn J Clin Oncol, 2016, 46: 86-88.

[5] PHILLIPS L H. The epidemiology of myasthenia gravis[J]. Ann N Y Acad Sci, 2003, 998: 407-412.

[6] CHAN K H, LACHANCE D H, HARPER C M, et al. Frequency of seronegativity in adult-acquired generalized myasthenia gravis[J]. Muscle Nerve, 2007, 36: 651-658.

[7] ZHOU L, MCCONVILLE J, CHAUDHRY V, et al. Clinical comparison of muscle-specific tyrosine kinase (MuSK) antibody-positive and-negative myasthenic patients[J]. Muscle Nerve, 2004, 30: 55-60.

[8] SCHNEIDER-GOLD C, GAJDOS P, TOYKA K V, et al. Corticosteroids for myasthenia gravis[J]. Cochrane Database Syst Rev, 2005(2): CD002828.

[9] GAJDOS P, CHEVRET S, TOYKA K. Plasma exchange for generalised myasthenia gravis[J]. Cochrane Database Syst Rev, 2002, 4: CD002275.

[10] ZINMAN L, NG E, BRIL V. IV immunoglobulin in patients with myasthenia gravis: a randomized controlled trial[J]. Neurology, 2007, 68: 837-841.

（宋 鹏 邱明一 张 力）

83

Nivolumab 诱导的双侧葡萄膜炎和黄斑水肿：病例报告（眼毒性）

【附】THEILLAC C, STRAUB M, BRETON A L, et al. Bilateral uveitis and macular edema induced by Nivolumab: a case report[J]. BMC Ophthalmol, 2017, 17(1): 227.

Nivolumab 是一种针对 PD-1 受体的完全人 IgG4 单克隆抗体，可以阻断抑制性 T 细胞检查点。Nivolumab 已被批准用于转移性黑色素瘤的一线治疗，并且常规用于临床实践。Nivolumab 对野生型和突变型患者具有相同的疗效和安全性，无论之前是否使用过 BRAF 抑制剂或 Ipilimumab 治疗。BRAF 是一个人类基因的突变，该基因是编码在大约 50% 的多转移性黑色素瘤中发现的 MAP 激酶途径中称为 B-Raf 的丝氨酸 / 苏氨酸特异性蛋白激酶。临床试验证明了这些"检查点抑制剂"在治疗转移性黑色素瘤方面的效果，实践中 irAEs 的风险也越来越为人所知。irAEs 可以影响所有器官，包括皮肤、肝脏和消化系统。迄今尚未报道接受阻断 PD-1/PD-L1 治疗的患者的眼科不良反应的发生率。本文献描述了 1 例通过 Nivolumab 免疫疗法（一种抗 PD-1 药物）治疗转移性黑色素瘤的患者发生前后病变的双侧葡萄膜炎的病例。

病例介绍：1 例 55 岁的白人患者接受了 Nivolumab 治疗作为转移性黑色素瘤的二线治疗，该患者的黑色素瘤影响了淋巴结和十二指肠，携带 BRAF V600E 突变。位于左腿的原发性黑色素瘤已于 15 年前被切除。在副肿瘤综合征中诊断出复发，包括白癜风和连续肠道出血导致的严重贫血。根据转移性黑色素瘤的法国建议，患者接受维莫非尼（抗 BRAF）作为一线治疗，没有产生任何明显的不良反应。根据实体瘤反应评估标准（RECIST），通过 CT 扫描的 3 个月肿瘤评估显示出疾病进展。此后开始用 Nivolumab（每 2 周 3mg/kg）作为二线治疗。尽管在前两次输注抗 PD-1 抗体后未观察到不良事件，但患者在第 3 次输注后几天抱怨突发的双侧视力损害。眼科评估显示视力显著下降（20/20 OD，20/40 OS）伴双眼非疼痛性发红。裂隙灯检查显示存在双侧肉芽肿性角膜沉淀，前房细胞 +++，双侧前后粘连，主要在左侧，前晶状体囊有一些色素沉积（图 83-1）。由于前段炎症，眼底翻出受限。荧光素血管造影（图 83-2）和吲哚氰绿试验（indocyaninegreen，ICG）证实双侧视乳头水肿（视乳头炎）（无血管炎，无视网膜病灶）。光学相干断层扫描（OCT）显示与左眼中心凹下部浆液性视网膜脱离相关的轻度黄斑水肿。眼科诊断为双侧肉芽肿性葡萄膜炎和单侧后路视网膜浆液性脱离（OS）（图 83-3）。首先排除了双侧肉芽肿性葡萄膜炎如结节病、梅毒和结核病等常见原因，最终诊断是抗 PD-1 诱导的葡萄膜炎和视网膜病变。首先使用皮质类固

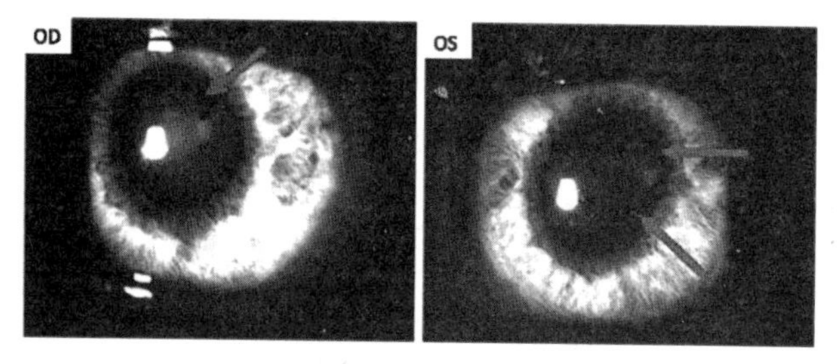

图 83-1　双边裂隙灯检查（见文后彩图）

OD 和 OS：后粘连（红色箭头）。

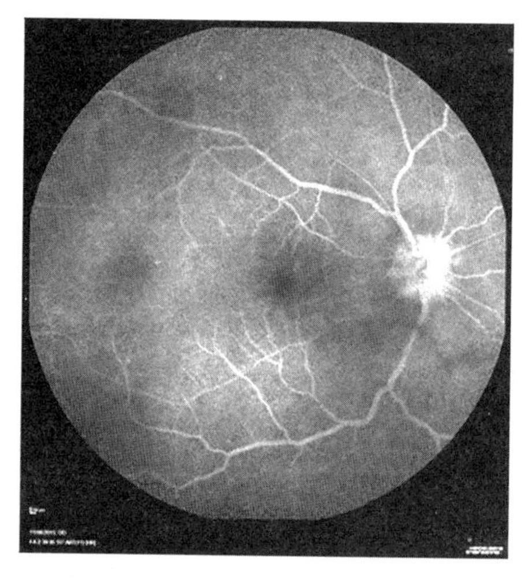

图 83-2　右眼荧光素血管造影伴乳头炎（早期 2:39）

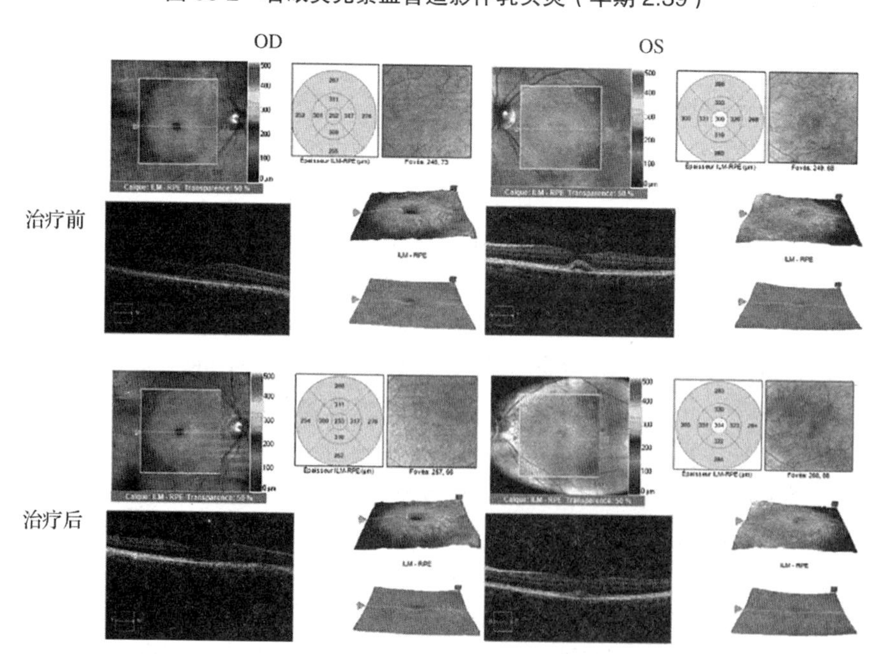

图 83-3　双边光学相干断层扫描（见文后彩图）

OD：治疗前后的正常小叶轮廓；OS：治疗前后的中央凹后视网膜脱离。

醇眼药水（磷酸钠地塞米松 0.1%）进行局部治疗。虽然在第 8 天观察到结膜发红和疼痛减少，但第 2 次眼科检查显示视力仍在下降。右眼的视敏度为 20/20，左眼的为 20/50，伴有持续性双侧葡萄膜炎 [根据不良事件常用术语标准（CTCAE）评定葡萄膜炎 2 级]。左眼的黄斑水肿和浆液性视网膜脱离在 OCT（CTCAE 中 2 级视网膜病变）上相似。在眼科医生和皮肤肿瘤治疗医师团队讨论后，开始采用口服皮质类固醇，泼尼松 [1mg/（kg・d）] 治疗。

在第 20 天进行的检查显示视力得到改善（双眼为 20/20），逆向性结膜沉淀物减少，廷德尔效应消失，持续性粘连，左眼视网膜脱离减少。口服全身性皮质类固醇和使用皮质类固醇滴眼液持续给药 2 周，然后逐渐减少剂量。

观察到了口服皮质类固醇治疗后的成功结果：1 个月后眼部炎症减少和视力完全恢复。此后重新开始用 Nivolumab 治疗，并逐渐减少皮质类固醇的服用。双侧葡萄膜炎没有复发，但是在 Nivolumab 治疗中没有完全停止皮质类固醇的使用，不得不改变疗法，因为随着皮质类固醇的减少，肿瘤有增加（3 个月，5 次注射后）。

【精评】在癌症免疫疗法时代，将药物相关效应与潜在的自身免疫相关因素和常见的不良反应区分开至关重要。抗 CTLA-4 和抗 PD-1 是两种作用不同的“免疫检查点抑制剂”（通过两种不同的途径）。抗 CTLA-4 通过促进对肿瘤抗原的非特异的 T 细胞应答起作用，而抗 PD-1 治疗最重要的是其局部效应（PD-L1 表达主要在肿瘤微环境中）。因为抗 PD-1 疗法选择性地调节肿瘤部位的炎性 T 细胞应答，所以它具有低免疫并发症。FDA 批准了两种治疗人类癌症的抗 PD-1 药物，一种来自百时美施贵宝（Nivolumab），另一种来自默克公司（Pembrolizumab）。Nivolumab 是法国最具成本效益的治疗策略。抗 PD-1 治疗最常见的免疫相关事件涉及皮肤（瘙痒，皮疹）、肠、肺、肝脏、垂体和甲状腺。到目前为止，对于 Nivolumab 治疗只有临床数据可以获得，与抗 CTLA-4 相比，不良事件发生率较低。Topalian Suzanne L 等在 2012 年的研究中，高达 14% 的患者发生 3 级或 4 级药物相关不良事件，而 11% 的患者发生严重的药物相关不良事件。在停止治疗和使用全身性类固醇后，所有病例中的肝和胃肠道不良事件均可逆转。内分泌失调可通过补充激素来控制。

癌症免疫疗法很少报道眼科的不良反应。只有不到 1% 的使用 Ipilimumab（抗 CTLA-4）的患者，眼睛受到免疫相关不良事件的影响。这些事件通常在一周内得到解决。虽然通常首先考虑使用皮质类固醇眼药水治疗，但在更严重的情况下，例如葡萄膜炎、虹膜炎或巩膜外层炎，强烈建议使用全身性皮质类固醇药物。与抗 CTLA-4 相关的葡萄膜炎描述了若干次，约 1.3% 接受 Ipilimumab 治疗的患者受到眼部不良反应影响。Pembrolizumab（抗 PD-1）诱导的主要眼科不良反应是葡萄膜炎。这是 Nivolumab 治疗相关的黄斑水肿报告的第 1 例，是葡萄膜炎的第 4 例。

当充分管理并且在多学科讨论之后，可以重新引入抗 PD-1 疗法，与此同时接受皮质类固醇治疗来逐渐减少并且最终在大多数情况下停止低风险的具有免疫相关不良事件的复发。一些研究表明，增加自身免疫可能与更好的肿瘤控制有关，尽管最近的系列病例不支持这一观点。在我们的病例中，免疫不良反应似乎与肿瘤活动增加有关。

本文报告了 1 例有症状的双侧前葡萄膜炎（2 级）伴有视网膜脱离的患者，该患者接受了 Nivolumab 治疗，这是一种经批准用于黑色素瘤和肺癌治疗的抗 PD-1 抗体。这些眼部病变是由 Nivolumab 诱导的免疫相关反应引起的。虽然罕见，但是如果这些症状被快速识别并恰当管理，是可以被治愈的。该病例，通过口服和外用皮质类固醇来治疗葡萄膜炎和浆液性视网膜脱离，并且停用 2 个月的 Nivolumab。

参考文献

[1] ROBERT C, LONG G V, BRADY B, et al. Nivolumab in previously untreated melanoma without BRAF mutation[J]. N Engl J Med, 2015, 372(4): 320-330.

[2] SCHMID-BINDERT G, JIANG T. First-line Nivolumab (anti-PD-1) monotherapy in advanced NSCLC: the story of immune checkpoint inhibitors and the sorcerers apprentice[J]. Transl Lung Cancer Res, 2015, 4(3): 215-216.

[3] LARKIN J, CHRISTOPHER D L, WALTER J U, et al. Efficacy and safety of Nivolumab in patients with BRAF V600 mutant and BRAF wild-type advanced melanoma: a pooled analysis of 4 clinical trials[J]. JAMA Oncol, 2015, 1(4): 433-440.

[4] DAY D, HANSEN A R. Immune-related adverse events associated with immune checkpoint inhibitors[J]. BioDrugs Clin Immunother Biopharm Gene Ther, 2016, 30(6): 571-584.

[5] CHEN L, HAN X. Anti-PD-1/PD-L1 therapy of human cancer: past, present, and future[J]. J Clin Invest, 2015, 125(9): 3384-3391.

[6] TOPALIAN S L. Safety, activity and immune correlates of anti-PD-1 antibody in cancer[J]. N Engl J Med, 2012, 366(26): 2443-2454.

[7] NISHINO M, SHOLL L M, HODI F S, et al. Anti-PD-1- related Pneumonitis during cancer immunotherapy[J]. N Engl J Med, 2015, 373(3): 288-290.

[8] DELLA V S G, CELESTE F, FRANCESCO P, FRANCESCO S, et al. Ipilimumab in the treatment of metastatic melanoma: management of adverse events[J]. OncoTargets Ther, 2014, 7: 203-209.

[9] PAPAVASILEIOU E, PRASAD S, FREITAG S K, et al. Ipilimumabinduced ocular and orbital inflammation–a case series and review of the literature[J]. Ocul Immunol Inflamm, 2016, 24(2): 140-146.

[10] FIERZ F C, MEIER F, CHALOUPKA K, et al. Intraocular inflammation associated with new therapies for Cutaneous melanoma-case series and review[J]. Klin Monatsbl Augenheilkd, 2016, 233(4): 540-544.

[11] MANUSOW J S, KHOJA L, PESIN N, et al. Retinal vasculitis and ocular vitreous metastasis following complete response to PD-1 inhibition in a patient with metastatic cutaneous melanoma[J]. J Immunother Cancer, 2014, 2(1): 41.

[12] ABU S K, VALDES-NAVARRO M, LEE S, et al. A case of bilateral uveitis and papillitis in a patient treated with Pembrolizumab[J]. Eur J Ophthalmol, 2016, 26(3): 46-48.

[13] AABERG M T, AABERG T M. Pembrolizumab administration associated with posterior uveitis[J]. Retin Cases Brief Rep, 2016, 11: 348.

[14] DIEM S, KELLER F, RUESCH R, et al. Pembrolizumab-triggered Uveitis: an additional surrogate marker for responders in melanoma immunotherapy? [J]. J Immunother Hagerstown Md, 1997, 2016, 39(9): 379-382.

[15] HANNA K S. A rare case of Pembrolizumab-induced Uveitis in a patient with metastatic melanoma[J]. Pharmacotherapy, 2016, 36(11): 183-188.

[16] BASILIOUS A, LLOYD J C. Posterior subcapsular cataracts and hypotony secondary to severe Pembrolizumab induced uveitis: case report[J]. Can J Ophthalmol J Can Ophtalmol, 2016, 51(1): 4-6.

[17] DE VELASCO G, BERMAS B, CHOUEIRI T K. Autoimmune Arthropathy and Uveitis as complications of programmed death 1 inhibitor treatment[J]. Arthritis Rheumatol Hoboken NJ, 2016, 68(2): 556-557.

[18] KARLIN J, GENTZLER R, GOLEN J. Bilateral anterior Uveitis associated with Nivolumab therapy[J]. Ocul Immunol Inflamm, 2016: 1-3.

[19] ARAI T, HARADA K, USUI Y, et al. Case of acute anterior uveitis and Vogt-Koyanagi-Harada syndrome-like eruptions induced by Nivolumab in a melanoma patient[J]. J. Dermatol, 2017, 44(8): 975-976.

（宋　鹏　邸明一　张　力）

84

Nivolumab 作为晚期非小细胞肺癌二线治疗引起胆道梗阻 1 例（消化系统）

【附】JUMPEI KASHIMA, YUSUKE OKUMAK. Bile duct obstruction in a patient treated with Nivolumab as second-line chemotherapy for advanced non-small-cell lung cancer a case report[J]. Cancer Immunol Immunother, 2017, 67(1): 61-65.

Jumpei Kashima 等报道了肺腺癌患者接受 Nivolumab 治疗后出现胆管梗阻的病例。患者用药 5 程后 CT 显示胆囊炎，未见胆结石，随后出现上腹疼痛、软便。血液检查显示 AST（88U/L）、ALT（92U/L）和 ALP（1543U/L）水平升高。CT 和磁共振胰胆管造影术（MRCP）中发现胆总管下部阻塞。行内镜逆行胰胆管造影术（ERCP），通过 Vater 壶腹插入支架，未观察到胃出血；胆道活检显示非典型上皮细胞有中性粒细胞浸润，病理学证实未出现明显的恶性肿瘤。后将 ENBD 管更换为胆管支架。对当时获得的胆管的活组织再次检查未发现胆道恶性肿瘤，仅发现间质纤维化和中性粒细胞浸润的非典型黏膜。随后患者再次出现发热和上腹部疼痛。超声显示胆囊壁增厚。予 ENBD 管置入，同时使用舒巴坦 / 头孢哌酮。胆道活检显示非典型黏膜中性粒细胞浸润，p53 免疫染色阴性。根据胆汁和血液培养，调整抗感染药物。将 ENBD 管更换为具有 ERCP 的支架。患者发热持续存在，腹部疼痛减弱，酶水平降低，考虑可能是抗生素引起发热，停止使用抗生素，此后患者发热逐渐减退。患者血清 ALP（5058U/L）、Amy（159U/L）和氨基转移酶（AST：121U/L，ALT：142U/L）水平 3 级升高。考虑这些异常表现由胆道梗阻和肝炎以及胰腺炎引起，且在感染被治疗并排除后依旧复发，认为这种阻塞是 Nivolumab 诱导的 irAEs。予高剂量泼尼松 [1mg/（kg · d）]，2 周后胰酶和肝酶水平依旧升高，将泼尼松的剂量加倍至 2mg/（kg · d）。后随着酶水平的逐渐下降至正常，泼尼松剂量逐渐减少至 10mg/d（0.25mg/d）。复查 CT 和 MRCP 均显示无胆管阻塞或胆总管壁增厚。

【精评】ICIs 引起胆管梗阻的病例较少见。在晚期 NSCLC 的 Nivolumab Ⅱ 期和 Ⅲ 期试验中，腹泻（8% ~ 10%）、皮疹（4% ~ 11%）、瘙痒（6% ~ 8%）、甲状腺功能减退症（4% ~ 7%）、肝炎（1% ~ 3%）和肾损伤（0 ~ 4%）是常见的并发症，然而 3 ~ 4 级 irAEs 仅占所有并发症的 0 ~ 3%。已有 4 例与 Nivolumab 相关的胆管炎被报道，3 名日本患者的病例系列证实了肝外胆管受累，而另一个报道的病例中，通过肝脏活检证实为肝内胆管受到主要影响。Nivolumab 相关性胆管炎的特征如下：①局限性肝外胆管扩张；②肝外胆管壁弥漫性肥大；③胆道酶相对于肝酶的显著增加；④表明其他肝胆疾病的血清免疫学标志物正常或低水平；⑤肝活检显示胆道有CD8阳性T细胞浸润；⑥对类固醇治疗为差至中度的反应。本例中肝外胆管活检为非特异性的中性粒细胞浸润，可能同样为irAEs的一种表型。

参考文献

[1] OHARA H, OKAZAKI K, TSUBOUCHI H, et al. Clinical diagnostic criteria of IgG4-related sclerosing cholangitis 2012[J]. J Hepatobiliary Pancreat Sci, 2012, 19(5): 536-542.

[2] IKEUCHI K, OKUMA Y, TABATA. Immune-related pancreatitis secondary to Nivolumab in a patient with recurrent lung adenocarcinoma: A case report[J]. Lung Cancer, 2016, 99: 148-150.

[3] CHAMPIAT S, LAMBOTTE O, BARREAU E, et al. Management of immune checkpoint blockade dysimmune toxicities: a collaborative position paper[J]. Ann Oncol, 2016, 27(4): 559-574.

[4] KAWAKAMI H, TANIZAKI J, TANAKA K, et al. Imaging and clinicopathological features of Nivolumab-related cholangitis in patients with non-small cell lung cancer[J]. Invest New Drugs, 2017, 35: 529-536.

[5] GELSOMINO F, VITALE G, D'ERRICO A, et al. Nivolumab-induced cholangitic liver disease: a novel form of serious liver injury[J]. Ann Oncol, 2017, 28(3): 671-672.

（邸明一　倪　军　张　力）

85

Pembrolizumab 诱发重症肌无力（神经内科）（血浆置换）（吡啶斯的明）

【附】MARCH K L, SAMARIN M J, SODHI A, et al. Pembrolizumab-induced myasthenia gravis: A fatal case report[J]. J Oncol Pharm Pract, 2018, 24(2): 146-149.

2018 年 March Katherine L 等人报道了 1 例致死性 Pembrolizumab 相关重症肌无力个案。患者，男性，63 岁，转移性恶性黑色素瘤，一线单药 Pembrolizumab，首剂 2 周后出现轻度眶周水肿，轻度右上睑下垂。生化检验：肌酸磷酸激酶（CPK）升高（10386U/L）、天冬氨酸转氨酶升高（409U/L）、丙氨酸氨转氨酶升高（179U/L）、肌钙蛋白升高（1.280ng/mL）和白细胞计数升高（18500/μL）。头部影像学（MRA、MRI）未见急性颅内病变。胸部 X 线：心脏扩大以及左侧胸腔少量积液。给予口服吡啶斯的明 120mg，每 6 小时 1 次，泼尼松 60mg，每日 1 次，头孢曲松 1g，每日 1 次。第 2 天，患者出现面部肌肉进展性无力，双肩下垂，呼吸困难，乙酰胆碱受体调节型抗体阳性（结合抑制率为 61%）和抗 MuSK 抗体阴性，吸气胸腔内负压增加（$-30cmH_2O$）、肺活量下降（15mL/kg），加用甲泼尼龙 1g，每日 1 次，给药 9 天，序贯泼尼松 60mg，每日 1 次，给药 2 天，5 次 IVIg 以及 4 次血浆置换，辅以气管插管机械通气，患者的症状持续恶化，最终去世。

【精评】重症肌无力（myasthenia gravis，MG）是一种相对罕见的神经 – 肌肉接头障碍的自身免疫性疾病，其特征在于抗乙酰胆碱抗体导致不同程度的肌肉无力，可累及眼肌、呼吸肌，ICIs 相关 MG 发病率较低，但有小样本回顾性分析发现 ICIs 确与新发 MG 或基础 MG 恶化相关。MG 为危重性 irAEs，病死率高，临床对于 ICIs 治疗后的乏力、无力、眼睑下垂、肌酸激酶升高需高度重视。值得注意的是，本例患者单次输注后发病，症状快速出现，病情急剧恶化，在传统 MG 治疗手段效果不佳的情况下，可否考虑 IL-6R 或 TNF-α 抑制剂阻断炎症反应值得探讨。

参考文献

[1] WANG D Y, SALEM J E, COHEN J V, et al. Fatal Toxic Effects Associated With Immune Checkpoint Inhibitors: A Systematic Review and Meta-analysis[J]. JAMA Oncol, 2018, 4(12): 1721-1728.

[2] SHI J, NIU J, SHEN D, et al. Clinical Diagnosis and Treatment Recommendations for Adverse Reaction in the Nervous System Related to Immunocheckpoint Inhibitor[J]. Zhongguo Fei Ai Za Zhi, 2019, 22(10): 633-638.

（倪　军　宋　鹏　张　力）

86

1 例 Nivolumab 治疗晚期肺腺癌诱发皮肌炎的病例（风湿免疫）

【附】KUDO F, WATANABE Y, IWAI Y, et al. Advanced lung adenocarcinoma with Nivolumab-associated dermatomyositis[J]. Intern Med, 2018, 57(15): 2217-2221.

2018 年 Kudo F 等人报道了 1 例 Nivolumab 相关性皮肌炎。患者，男性，42 岁，转移性肺腺癌，一线培美曲塞 + 顺铂联合贝伐珠单抗，二线多西他赛单药，三线 Nivolumab（3mg/kg，每周 2 次）单药治疗。首剂几天后出现全身疲劳和轻微的肢体肌肉无力（CTCAE1 级），逐渐（6 周内）出现明显的近端肌肉无力（下肢无法下蹲，上肢无法上抬过头），皮损大小增加并扩散到面部、左耳、背部和臀部，出现了“向阳性”紫红斑、“披肩征”和甲周红斑（图 86-1）。查体：颈部和腋窝淋巴结肿大，皮肤病变部分结痂。肱二头肌、三头肌、髂腰肌、股四头肌、前屈肌、腓肠肌的肌力 4 级伴肌痛。肌酸激酶升高（137U/mL），CRP 轻度升高（0.65mg/dL），抗 Jo-1 抗体阴性，胸部 X 线扫描显示右胸腔积液，胸部和腹部 CT 显示右胸腔积液，多发纵隔和肺门淋巴结肿大，多发肾上腺和肝脏转移。腿部的 MRI 图像中显示双侧内收肌和闭孔肌异常高强度区域，肌电图显示典型的肌源性损害。皮肌炎诊断成立，给予泼尼松龙 [0.6mg/（kg·d）] 治疗，患者症状暂时轻微改善。上述治疗 1 周后出现进行性肌肉无力、新发背部肌痛和下肢麻木，上述治疗 2 周后出现排尿障碍。根据神经系统查体怀疑存在脊髓疾病，包括新发生的腿麻痹和一般感觉障碍。患者的脊髓 MRI 显示，$C_{5\sim6}$ 颈髓异常高强度病变，对比度异常，$L_{4\sim5}$ 椎管左侧肿瘤对比度异常。考虑原发病进展（多发性脊髓和脑膜播散），最终于 Nivolumab 末次用药后 5 周死亡。

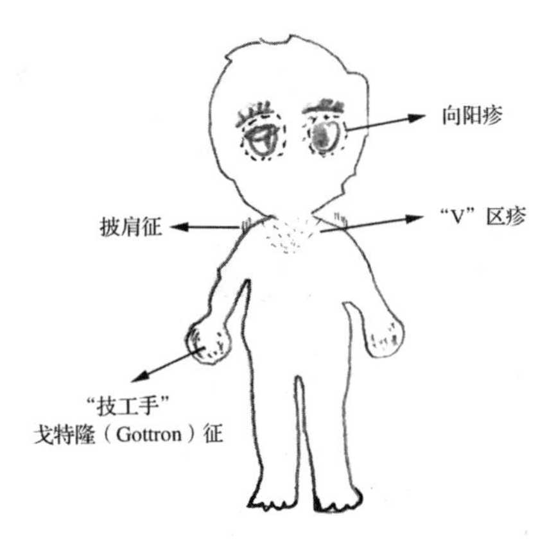

图 86-1　皮肌炎示意图

【精评】肌炎或皮肌炎临床常表现为肌痛、肌无力、肌酸激酶升高，部分可合并心肌、呼吸肌受累，属危重 irAEs，需要足量甚至冲击剂量激素治疗，48 小时评估无改善需加用 TNF-α 或 IL-6R 阻滞剂，阿巴西普（CTLA-4 激动剂）亦可尝试。临床对于危重 irAEs 需做到早期识别，及时干预，随时评效，“降阶梯”治疗。

参考文献

[1] WANG D Y, SALEM J E, COHEN J V, et al. Fatal toxic effects associated with immune checkpoint inhibitors: a systematic review and meta-analysis[J]. JAMA Oncol, 2018, 4(12): 1721-1728.

[2] SALEM J E, ALLENBACH Y, VOZY A, et al. Abatacept for Severe Immune Checkpoint Inhibitor-Associated Myocarditis[J]. N Engl J Med, 2019, 380(24): 2377-2379.

（倪　军　宋　鹏　张　力）

87

Nivolumab 治疗晚期肺癌后出现肺出血－肾炎综合征 1 例报告（呼吸系统）（血浆置换）（CRRT）

【附】TAKAHASHI N, TSUJI K, TAMIYA H, et al. Goodpasture's disease in a patient with advanced lung cancer treated with Nivolumab: An autopsy case report[J]. Lung Cancer, 2018, 122: 22-24.

2018 年 Takahashi Naoki 等人报道了首例 Nivolumab 治疗相关性肺出血－肾炎综合征（Goodpasture syndrome）。患者，男性，74 岁，肺腺癌术后复发转移，一线卡铂联合白蛋白紫杉醇，二线单药 Nivolumab（3mg/kg，每周 2 次），8 剂 Nivolumab 治疗后出现血清肌酐升高（1.98mg/dL），血尿（RBC ＞ 100 个 /HPF）、蛋白尿（Pro2+）及管型尿（颗粒及上皮细胞管型），停用 Nivolumab，加用泼尼松（20mg/d），症状持续加重，新发呼吸衰竭、中度咯血，大量蛋白尿（UPro7.0g/24h），右肺新发弥漫性磨玻璃影，血清 ANCA 及 ANA 阴性，抗 GBM 抗体升高（＞ 350U/mL），确诊肺出血－肾炎综合征。给予甲泼尼龙冲击治疗联合血浆置换、CRRT 等，最终死亡。尸检显示新月体性肾小球肾炎、双肺肺泡出血，符合肺出血－肾炎综合征。

【精评】肺出血－肾炎综合征源于发现此病医生（Goodpasture）的名字，由致病性自身抗体（抗 GBM 抗体）介导的罕见的器官特异性自身免疫疾病，诱导急进性肾小球肾炎和肺泡出血。ICIs 相关肺出血－肾炎综合征属危重 irAEs，特发性肺出血－肾炎综合征与 ICIs-Goodpasture 之间的病生理特征差异尚不明确。该病例起病危重，诊断及时规范，但治疗方面缺乏免疫抑制剂（如环磷酰胺）或 IL-6R 或 TNF-α 抑制剂等进一步抑制细胞因子活化的疗效。但因其发病率较低，免疫抑制剂或 IL-6R 或 TNF-α 应用时机目前尚无证据，需更多病例积累及临床实践。

参考文献

WANG DY, SALEM J E, COHEN J V, et al. Fatal toxic effects associated with immune checkpoint inhibitors: a systematic review and meta-analysis[J]. JAMA Oncol, 2018, 4(12): 1721-1728.

（倪　军　宋　鹏　张　力）

88

Ipilimumab 相关性自身免疫性垂体炎病例报告（内分泌系统）

【附】Ipilimumab associated autoimmune hyophysitis[Z]. 2018 AACE Annual scientific & clinical congress abstracts, 2018.

2018 年 Endocrine Practice 刊出一例 Ipilimumab 相关自身免疫性垂体炎个案。患者，女性，70 岁，恶性黑色素瘤术后，Ipilimumab 单药辅助治疗。3 剂 Ipilimumab 治疗后患者出现剧烈头痛，伴恶心、头晕、食欲不振、乏力、腹泻及精神状态改变。除轻度心动过速外，患者生命体征稳定。查体发现患者嗜睡。实验室检查：白细胞为 17.9×10^3/μL（4.3 ~ 10×10^3/μL），肌酐为 1.5mg/dL（0.5 ~ 1mg/dL），TSH 为 0.31μIU/mL（0.47 ~ 4.68μIU/mL），游离 T4 为 0.8ng/dL（0.8 ~ 2.2ng/dL），游离 T3 为 3.0pg/mL（2.8 ~ 5.3pg/mL），清晨皮质醇水平为 1.5μg/dL（4.5 ~ 22.7μg/dL）；促皮质素（cosyntropin）（250μg）刺激试验后皮质醇水平为 16.6μg/dL，FSH 水平为 4.4mIU/mL（21.5 ~ 131mIU/mL），LH 为 0.4mIU/mL（13.1 ~ 86.5mIU/mL），催乳素水平＜1ng/mL（3 ~ 18.6ng/mL）。垂体 MRI 扫描显示脑垂体和垂体柄增大和不均匀强化。诊断为 Ipilimumab 诱导的自身免疫性垂体炎，停止使用 Ipilimumab 治疗。患者开始服用氢化可的松，之后症状有所改善，并且在激素逐渐减量时出院。6 周后随访时 MRI 显示垂体增大获得影像学缓解。

【精评】自身免疫性垂体炎是一种罕见的疾病，但使用 Ipilimumab 等免疫疗法可使发病率增加数倍。正在接受 Ipilimumab 治疗的患者出现垂体功能低下的症状和体征临床应高度警惕。一旦诊断应立即启动糖皮质激素治疗。患者需要密切监测和随访，以了解症状的缓解和 MRI 表现的改善。垂体炎可诱发垂体危象，因此需要定期筛查相关激素指标，早期发现，及时外源性补充，避免致死性并发症出现。激素替代治疗后的后续随访很重要，根据激素水平调整药物剂量，避免过量或不足。

参考文献

[1] ASCIERTO P A, DEL VECCHIO M, ROBERT C, et al. Ipilimumab 10 mg/kg versus Ipilimumab 3 mg/kg in patients with unresectable or metastatic melanoma: a randomised, double-blind, multicentre, phase 3 trial[J]. Lancet Oncol, 2017, 18(5): 611-622.

[2] BARROSO-SOUSA R, BARRY W T, GARRIDO-CASTRO A C, et al. Incidence of endocrine dysfunction following the use of different immune checkpoint inhibitor regimens: a systematic review and meta-analysis[J]. JAMA Oncol, 2018, 4(2): 173-182.

（倪　军　宋　鹏　张　力）

89

卵巢癌中免疫检查点抑制剂相关不良反应的诊断和治疗（内分泌系统）

【附】CYNAE J, ANIR A J. Diagnosis and management of immune checkpoint inhibitor-related toxicities in ovarian cancer: a series of case vignettes[J]. Clin Ther, 2018, 40(3): 389-394.

2018 年 Cynae Johnson 等人报道了 1 例 ICIs 相关甲状腺功能异常。患者，女性，45 岁，卵巢癌术后，Pembrolizumab 联合化疗（紫杉醇 + 卡铂）辅助治疗。首剂联合治疗后 2 周出现心悸（窦性心律，律齐，HR 128bpm）。查体：甲状腺肿大，触痛和震颤。激素检测：促甲状腺激素为 0.02mIU/L。甲状腺超声：甲状腺轻度增大，大小为 6.4cm × 2.5cm × 1.8cm，与甲状腺炎相符合。甲状腺摄取扫描：甲状腺可视化差以及低于正常的放射性碘摄取，也与甲状腺炎相符合。给予美托洛尔 25mg，每日 1 次，控制心室率。联合治疗 12 周期后出现眼周肿胀、易疲劳、怕冷、体重增加。查体：甲状腺正常。激素检验：TSH 47.59μIU/mL（0.27 ~ 4.20μIU/mL）。予左甲状腺素 50μg/d。甲状腺素替代治疗后 3 周复查 TSH 121μIU/mL（0.27 ~ 4.20μIU/mL），左甲状腺素增至 100μg/d，8 周后症状改善，复查 TSH 降至 4.05μIU/mL（0.27 ~ 4.20μIU/mL）。

【精评】免疫检查点抑制剂治疗可能与甲状腺功能亢进和甲状腺功能减退有关，这些状态之间的过渡可能很快，并与甲状腺激素水平的剧烈波动有关。甲状腺功能减退往往发生在甲状腺功能亢进或甲状腺炎之后，通常是最终结局，这已在 4% ~ 10% 使用检查点抑制剂的患者中被报道。甲状腺功能障碍极少有十分严重者，治疗应根据患者的症状进行调整。由于甲状腺炎和甲状腺功能亢进状态通常是短暂的，仅持续数周，因此 β 受体阻滞剂通常是唯一需要的治疗。在有甲状腺功能减退症状的患者中，对于无症状的 1 级事件，无须干预。2 级事件的治疗包括用左甲状腺素治疗，内分泌科会诊，并开始使用 β 受体阻滞剂（例如普萘洛尔或阿替洛尔）治疗心动过速和震颤相关症状。罕见的 3 ~ 4 级事件需要住院治疗，延迟治疗，静脉注射泼尼松龙 1 ~ 2mg/kg 或静脉注射等效物。如果临床状态改善至 2 级或更好，3 级不良事件的患者可恢复治疗。对于 4 级不良反应应停止治疗。

参考文献

[1] BARROSO-SOUSA R, BARRY W T, GARRIDO-CASTRO A C, et al. Incidence of endocrine dysfunction following the use of different immune checkpoint inhibitor regimens: A Systematic Review and

Meta-analysis[J]. JAMA Oncol, 2018, 4(2): 173-182.

[2] KENNEDY L B, SALAMA A K S. A review of cancer immunotherapy toxicity[J]. CA Cancer J Clin, 2020, 70(2): 86-104.

[3] THOMPSON J A. New NCCN Guidelines: Recognition and Management of Immunotherapy-Related Toxicity[J]. J Natl Compr Canc Netw, 2018, 16(5S): 594-596.

（倪　军　宋　鹏　张　力）

90

两种免疫检查点抑制剂 Nivolumab 和 Ipilimumab 联合治疗晚期黑色素瘤诱发重症多形红斑病例（皮肤）（IVIg）

【附】UTSUNOMIYA A, OYAMA N, IINO S, et al. A case of erythema multiforme major developed after sequential use of two immune checkpoint inhibitors, Nivolumab and Ipilimumab, for advanced melanoma: possible implication of synergistic and/or complementary immunomodulatory effects[J]. Case Rep Dermatol, 2018, 10(1): 1-6.

2018 年 Utsunomiya Akira 等人报道了 1 例 ICIs 相关重症多形红斑个案。患者，女性，37 岁，转移性黑色素瘤，一线干扰素，二线单药 Nivolumab，12 周期单药后联合 Ipilimumab。首剂联合治疗 1 周后出现咽痛、呼吸困难、全血细胞减少（白细胞：$1.4\times10^3/\mu L$；淋巴细胞：37%；红细胞：$3.52\times10^6/\mu L$；血小板：$1.51\times10^5/\mu L$），给予泼尼松 40mg/d 联合经验性抗感染治疗（哌拉西林 / 他唑巴坦 + 甲氧苄氨嘧啶 / 磺胺甲噁唑），上述治疗第 2 天，患者新发躯干多发皮肤红色斑丘疹和结节，伴双眼结膜充血，实验室检验：白细胞 $33\times10^3/\mu L$（淋巴细胞：0.1%），红细胞 $5.29\times10^6/\mu L$，血小板 $1.15\times10^5/\mu L$，sIL2R 6580U/mL（正常值：122 ~ 496U/mL）和肝功能障碍，如丙氨酸转氨酶水平为 209IU/L，天冬氨酸转氨酶 215IU/L，乳酸脱氢酶 686IU/L。血培养和尿培养为阴性。皮肤病损的病理表明表皮的液化变性及单个细胞角质化，以及淋巴细胞和嗜酸性粒细胞浸润真皮层表面，免疫组化提示浸润 T 细胞主要为 CD8 阳性，与 CD4、Foxp3 阳性形成对比。临床诊断重症多形红斑。患者停用 Ipilimumab 及抗生素后，予甲泼尼龙（1000mg/d，连续 3 天）和免疫球蛋白（400mg/d，连续 5 天）静脉注射，后减量至泼尼松 50mg/d 口服治疗。患者皮肤症状和全身症状迅速消退，遂口服泼尼松逐渐减量，并重新开始 Nivolumab 单药治疗，皮疹无再发。

【精评】多形红斑是由多种因素（感染、食物、放射线、寒冷等）引起的，具有典型靶形损害，好发于四肢末端，对称分布的多形性皮疹（红斑、丘疹、风团、水疱 - 大疱、紫癜）。临床分为红斑丘疹型、局限水疱型和重症型。重症多形红斑多伴有发热，黏膜损害严重，发生大片糜烂和坏死，可累及眼、全身浅表淋巴结等。病理基本符合本例皮肤病理结果。重型多形红斑（Stevens-Johnson Syndrome），属于危重 irAEs，建议永久停用 ICIs，甲泼尼龙 1 ~ 2mg/（kg · d）联合 IVIg 治疗。

参考文献

[1] SHELBURNE S A 3rd, HAMILL R J, RODRIGUEZ-BARRADAS M C, et al. Immune reconstitution inflammatory syndrome: emergence of a unique syndrome during highly active antiretroviral therapy[J]. Medicine (Baltimore), 2002, 81: 213-227.

[2] WANG D Y, SALEM J E, COHEN J V, et al. Fatal toxic effects associated with immune checkpoint inhibitors: a systematic review and meta-analysis[J]. JAMA Oncol, 2018, 4(12): 1721-1728.

（倪　军　宋　鹏　张　力）

91

1 例 Nivolumab 诱导的大疱性类天疱疮：程序性死亡蛋白配体 –1/ 程序性死亡受体 –1 抑制剂相关皮肤毒症以及其诊断处理的推荐（皮肤）

【附】 LOPEZ A T, GESKIN L. A case of Nivolumab-induced bullous pemphigoid: review of dermatologic toxicity associated with programmed cell death protein-1/programmed death ligand-1 inhibitors and recommendations for diagnosis and management[J]. Oncologist, 2018, 23(10): 1119-1126.

2018 年 Lopez Adriana T. 等人报道了 1 例 Nivolumab 相关大疱性类天疱疮个案。患者，女性，72 岁，转移性肺鳞癌（PD-L1 阴性），一线化疗（原文未详述），二线单药 Nivolumab，首剂后出现全身瘙痒，可自行缓解。3 剂后瘙痒加重且持续，胸壁、手臂、腿和腹部有大量表浅的红斑样溃烂和致密的水疱，未涉及手掌以及黏膜表面。皮肤活检病理：HE 染色：血管旁淋巴细胞和嗜酸细胞浸润，与表皮下大疱性皮炎一致。直接免疫荧光：沿着基底膜区线的性 IgG 和 C3 沉积，证实了大疱性类天疱疮诊断。给予泼尼松 60mg/d，联合外用丙酸倍氯他索（每日 2 次），暂停 Nivolumab 治疗。2 周后泼尼松降至 50mg/d，瘙痒加重，新发水疱，口服泼尼松恢复 60mg/d，加用口服米诺环素 100mg/d，烟酰胺 500mg/d 作为辅助治疗。患者保持此治疗方案 6 周，随后类固醇缓慢减量无 BP 的再发。后续未挑战 Nivolumab。

【精评】 瘙痒是低级别 irAEs 的常见症状，该患者以自限性瘙痒为早期表现的 BP，因目前缺乏具有预测价值的生物标记物，早期临床诊断困难，同时强调皮肤组织活检的重要性，能够在早期或者疾病潜伏期，通过活检病理及时诊断治疗。

参考文献

SIBAUD V. Dermatologic reactions to immune checkpoint inhibitors: Skin toxicities and immunotherapy[J]. Am J Clin Dermatol, 2018, 19: 345-361.

（倪　军　宋　鹏　张　力）

92

Nivolumab 联合达帕菲尼 / 曲美替尼治疗相关 Vogt-Koyanagi-Harada 病样葡萄膜炎（眼部）

【附】FUJIMURA T, KAMBAYASHI Y, TANITA K, et al. HLA-DRB1*04:05 in two cases of Vogt-Koyanagi-Harada disease-like uveitis developing from an advanced melanoma patient treated by sequential administration of Nivolumab and dabrafenib/trametinib therapy[J]. J Dermatol, 2018, 45(6): 735-737.

2018 年 Fujimura Taku 等人报道了 2 例 Nivolumab 联合达帕菲尼 + 曲美替尼相关福格物 – 小柳 – 原田（Vogt-Koyanagi-Harada）病样葡萄膜炎。病例 1：男性，73 岁，恶性黑色素瘤术后复发转移，一线 Nivolumab 单药，6 剂后 Nivolumab 联合达帕菲尼（150mg/d）+ 曲美替尼（2mg/d），3 个月后出现视力下降、听力下降、白癜风，眼科医生会诊考虑双侧浆液性视网膜脱离。核磁共振成像显示脉络膜的双侧弥漫性增厚。听力测试显示右耳感觉神经性听力障碍。HLA 分析：HLA-DRB1*04:05。符合 VKH 疾病样葡萄膜炎，停用抗肿瘤治疗，甲泼尼龙（500mg/d）治疗 3 天，随后降至泼尼松 40mg/d，逐步减量。上述治疗 1 周后视力改善。病例 2：女性，35 岁，恶性黑色素瘤，一线 Nivolumab 单药联合达帕菲尼 + 曲美替尼，5 个月后出现视力下降、头痛、听力下降，眼科会诊：双侧浆液性视网膜脱离。HLA 分析：HLA-DRB1*04:05。符合 VKH 疾病样葡萄膜炎。给予静脉甲泼尼龙琥珀酸钠 500mg/d，持续 3 天，后续规律减量，1 周后患者视力得到改善。

【精评】典型 VKH 样葡萄膜炎为双眼发病的弥漫性肉芽肿性疾病，多伴有听觉、中枢神经系统、皮肤改变。文中 2 例患者均有易感基因（HLA-DRB1*04:05）。本文有助于认识 VKH 样葡萄膜炎这一罕见疾病，同时提醒临床中可考虑筛查相关疾病易感基因，做到对不良事件有预见性。

参考文献

MATSUO T, YAMASAKI O. Vogt-Koyanagi-Harada disease-like posterior uveitis in the course of Nivolumab (anti-PD-1 antibody), interposed by vemurafenib (BRAF inhibitor), for metastatic cutaneous malignant melanoma[J]. Clin Case Rep, 2017, 5: 694-700.

（倪 军 宋 鹏 张 力）

93

Pembrolizumab 联合立体定向放射治疗人免疫缺陷病毒感染并发晚期非小细胞肺癌（心脏、肺）

【附】 LI D, HE C, XIA Y, et al. Pembrolizumab combined with stereotactic body radiotherapy in a patient with human immunodeficiency virus and advanced non-small cell lung cancer: a case report[J]. J Med Case Rep, 2018, 12(1): 104.

2018 年 Li Dongqi 等人报道了 Pembrolizumab 联合放疗治疗人类免疫缺陷病毒（HIV）感染 NSCLC 肺癌患者后出现大量心包积液和间质性肺炎个案。患者，男性，52 岁，转移性肺腺癌（cT1bN3M1b，IVB 期，K-ras 突变，PD-L1 > 50%），基础 HIV 感染，高效抗反转录病毒治疗后。一线卡铂联合培美曲塞，局部骨转移灶姑息性放疗（调强放疗，48Gy/16f/3Gy）；二线 Pembrolizumab（2mg/kg，每周 3 次）联合肺部立体定向放疗（50Gy/5f，隔日 1 次）。3 周期 Pembrolizumab 治疗后出现心悸，胸部 CT：大量心包积液，间质性肺炎。辅助检查：$CD4^+$ 淋巴细胞计数下降。暂停 Pembrolizumab，泼尼松 1mg/（kg·d）口服，3 个月后因原发病进展死亡。

【精评】 抗反转录病毒治疗有利于 HIV 感染者生存，但增加了 HIV 相关恶性肿瘤的发病率。近期发表的关于 PD-1 抑制剂治疗 HIV 感染并发 NSCLC 病例结果不一致。多数患者疾病进展，原因与化疗后免疫细胞的抗肿瘤作用减弱有关，$CD4^+$ 细胞下降可能是化疗引起骨髓储备导致。HIV 感染对局部肿瘤微环境影响微弱，包括对免疫细胞亚群（$CD3^+$、$CD4^+$、$CD8^+$ 和 $CD68^+$）浸润和 PD-L1 表达，对于 irAEs 或致命性 irAEs 的影响尚未明确，需要更多大规模的临床研究阐明。

参考文献

[1] SIGEL K, MAKINSON A, THALER J. Lung cancer in persons with HIV[J]. Curr Opin HIV AIDS, 2017, 12: 31-38.

[2] MCCULLAR B, ALLOWAY T, MARTIN M. Durable complete response to Nivolumab in a patient with HIV and metastatic non-small cell lung cancer[J]. J Thorac Dis, 2017, 9: 540-542.

[3] HENTRICH M, SCHIPEK-VOIGT K, JAGER H, et al. Nivolumab in HIV-related non-small-cell lung cancer[J]. Ann Oncol, 2017, 28: 2890.

[4] YANIK E L, KAUNITZ G J, COTTRELL T R, et al. Association of HIV status with local immune response to anal squamous cell carcinoma: implications for immunotherapy[J]. JAMA Oncol, 2017, 3: 974-978.

（倪　军　宋　鹏　张　力）

94

Ipilimumab 引起的弥漫性，非坏死性肉芽肿性淋巴结炎和肉芽肿性血管炎的病例报告（呼吸系统）

【附】ARELLANO K, MOSLEY J C, MOORE D C. Case Report of Ipilimumab-Induced Diffuse, Nonnecrotizing Granulomatous Lymphadenitis and Granulomatous Vasculitis[J]. J Pharm Pract, 2018, 31(2): 227-229.

Arellano Kari 等人报道了 1 例转移性黑色素瘤患者经过 4 周期的 Ipilimumab 治疗后出现弥漫性、非坏死性肉芽肿性淋巴结炎和肉芽肿性血管炎。主要症状是疲惫感增加、夜间盗汗和寒战。影像学显示了涉及多个淋巴结的弥漫性腺病。活检提示非坏死性肉芽肿性淋巴结炎和肉芽肿性血管炎阳性。使用高剂量的泼尼松并在接下来的 6 周内逐渐减量，肉芽肿性炎症完全消失。

【精评】该例患者为黑色素瘤使用 Ipilimumab 治疗 4 周期后出现非坏死性肉芽肿性淋巴结炎和肉芽肿性血管炎，糖皮质激素治疗有效。在临床工作中遇到类似患者，应积极行淋巴结活检明确病理。若仅为结节病表现，则建议对症治疗基础上继续免疫治疗。但若合并肉芽肿性血管炎则应高度警惕，该病可侵犯上、下呼吸道和肾脏，继而进展为血管的弥漫性坏死性肉芽肿性炎症。临床常表现为鼻和副鼻窦炎、肺病变和进行性肾功能衰竭。还可累及关节、眼、皮肤，亦可侵及心脏、神经系统。因此需结合免疫专科医生意见决定治疗方案及是否重启免疫治疗。

参考文献

VALEYRE D, PRASSE A, NUNES H, et al. Sarcoidosis[J]. Lancet, 2014, 383: 1155-1167.

（宋　鹏　邱明一　张　力）

95

Nivolumab 诱发的肺炎高发病率和早期发作：4 例病例报告和文献复习（呼吸系统）

【附】KOYAMA N, IWASE O, NAKASHIMA E, et al. High incidence and early onset of Nivolumab-induced pneumonitis: four case reports and literature review[J]. BMC Pulm Med, 2018, 18(1): 23.

Koyama N. 等人所在医疗中心于 2014 年 10 月 ~ 2017 年 7 月有 20 例恶性肿瘤患者接受 Nivolumab 治疗，其中 4 例为 Nivolumab 引起的肺炎：2 例 NSCLC 患者，1 例 MM 患者和 1 例 HNC 患者。而且都发生在 Nivolumab 治疗开始后约 2 周。患者的计算机断层扫描图像显示主要为隐源性机化性肺炎。所有患者均为男性，在使用 Nivolumab 之前皆已接受过抗肿瘤药物治疗，采用激素治疗后肺部影像均好转。

【精评】本报道有 2 例患者为 Nivolumab 引起的 3 级肺炎，患者均采用了甲泼尼龙冲击治疗。从病例现有资料看，可能激素冲击并非首选，因为过大的激素剂量可能诱发严重感染并导致肿瘤进展。CSCO 指南推荐的 1 ~ 2mg/kg 的泼尼松使用量足以缓解 ICIs 所致肺炎。但鉴于患者的独特性及临床实际情况，还需要临床医生决定患者是否有激素冲击治疗的指征。案例 3 的肺炎患者为 2 级，使用 30mg 激素减量过程中肺炎复发，因为文章并未提及激素具体减量过程，因此考虑肺炎复发可能与激素过快减量有关，依据治疗经验，应足量使用激素至 4 ~ 6 周后再缓慢减量，可降低肺炎复发风险。

参考文献

中国临床肿瘤学会指南工作委员会 . 免疫检查点抑制剂相关的毒性管理指南 [M]. 北京：人民卫生出版社，2019.

（宋　鹏　邱明一　张　力）

96

白细胞介素 –6 作为接受免疫检查点抑制剂治疗的非小细胞肺癌患者免疫相关不良事件的潜在介质之一：病例报告的证据（呼吸系统）（Tocilizumab）

【附】NAQASH A R, YANG L V, SANDERLIN E J, et al. Interleukin-6 as one of the potential mediators of immune-related adverse events in non-small cell lung cancer patients treated with immune checkpoint blockade: evidence from a case report[J]. Acta Oncol, 2018, 57(5): 705-708.

Naqash Abdul Rafeh 等人报道了 1 例继发于抗 PD-L1 抗体 Atezolizumab 的免疫性肺炎。胸部 CT 扫描为右肺中下叶成分不均的实质性改变。在免疫治疗期间对患者的 CRP 水平进行了趋势分析，并设法在肺炎发生时获得细胞因子水平。CRP 在 irAEs 发生时为 138.9mg/L，而在开始抗 PD-L1 治疗前的基线值为 14.2mg/L。患者的白细胞介素 –6（IL-6）水平升高到 64.6pg/mL。开始用泼尼松（1mg/kg）治疗。并使用一程 Tocilizumab，随后 CRP 降低，并且在住院后 2 天内症状明显缓解。随后类固醇逐渐减量并补充性吸氧。出院 10 天后，CRP 水平恢复正常，而对吸氧的需求也持续性降为间断性。出院 4 周后复查 CT 示肺部炎症明显吸收。这些数据支持促炎细胞因子在 irAEs 病理生理学中的潜在作用。

【精评】这是目前少见的 IL-6 单抗联合糖皮质激素治疗免疫相关肺炎有效的病例，提示肿瘤科医生在遇到严重难治 irAEs 时，明确患者的细胞因子水平非常重要，对细胞因子的“精准打击”是下一步攻克 irAEs 的研究方向。但 Tocilizumab 在 irAEs 中的作用机制尚不明确，值得进一步探索。

参考文献

[1] LEE D W, GARDNER R, PORTER D L, et al. Current concepts in the diagnosis and management of cytokine release syndrome[J]. Blood, 2014, 124: 188-195.

[2] TANAKA R, OKIYAMA N, OKUNE M, et al. Serum level of interleukin-6 is increased in Nivolumab-associated psoriasiform dermatitis and tumor necrosis factor-a is a biomarker of Nivolumab reactivity[J]. J Dermatol Sci, 2017, 86: 71-73.

（宋　鹏　邱明一　张　力）

97

Nivolumab 诱导的间质性肺疾病：1 例报告（呼吸系统）

【附】ABDUL HAMEED A M, SHEIKH S A, MALIK A, et al. Nivolumab-induced interstitial lung disease: a case report[J]. Am J Respir Crit Care Med, 2018, 197: A6602.

Abdul Hameed A. M. 等报道了 1 例 72 岁肺癌患者在应用 Nivolumab 6 周期后胸部 CT 显示机化性肺炎（COP），与 Nivolumab 诱导的 ILD 一致。经糖皮质激素治疗无效后死亡。

【精评】考虑可能与患者存在肺栓塞有关，对于存在基础肺疾病的患者，使用 ICIs 应警惕 irAEs。

（宋　鹏　邸明一　张　力）

98

免疫检查点抑制剂的神经系统并发症：病例系列（神经系统）

【附】SARAH MANCONE, THOMAS LYCAN, TAMJEED AHMED, et al. Neurological Complications of Immune Check point Inhibitors: a case series[J]. Neurology, 2018, 90(15): 159.

Sarah Mancone 等报道了 3 例使用 Nivolumab（2 例患者还合用了 Ipilimumab）出现神经系统并发症的病例。病例 1 患有转移性黑色素瘤，Nivolumab 联合 Ipilimumab 治疗 4 个疗程，随后患上 CTCAE 评分 4 级的横贯性脊髓病。静脉滴注甲泼尼龙并序贯口服泼尼松逐渐减量后，症状有所缓解，但仍残余有轻度的下肢末端麻木感。之后重新开始单独使用 Nivolumab 治疗肿瘤，疗效较好。病例 2 患有肺鳞癌，Nivolumab 治疗 3 个疗程，随后患上 2 级动眼神经麻痹。减量口服皮质醇后，症状得以缓解。病例 3 患有转移性黑色素瘤，Nivolumab 合并 Ipilimumab 治疗 2 个疗程，随后患上感觉运动神经元脱髓鞘性多发性神经病。静脉滴注甲泼尼龙和免疫球蛋白无效，患者长期使用轮椅，最终死于尿路感染引起的并发症。

【精评】患者对皮质醇的反应不同，Nivolumab 联合 Ipilimumab 治疗的患者产生了更严重的不良反应。该研究着重于 CTCAE2 ~ 4 级的 irAEs，可能遗漏了 1 级不良反应。神经 irAEs 虽然罕见，但可能带来严重后果，故应及时识别并进行干预。

（宋　鹏　邸明一　张　力）

99

Nivolumab 诱发的肌炎：病例报告和文献复习（肌肉关节）（IVIg）

【附】 JULIE BOURGEOIS-VIONNET, BASTIEN JOUBERT, EMILIEN BERNARD, et al. Nivolumab-induced myositis: A case report and a literature review[J]. Journal of the Neurological Sciences, 2018(387): 51-53.

Julie Bourgeois-Vionnet 等报道了 1 例 79 岁肺腺癌患者，Nivolumab 第 2 次注射后 1 周，患者出现急性神经系统症状，包括上睑下垂、头部下垂、肌肉无力、气短、吞咽困难和言语不利。血液分析显示肌酸激酶（CK）水平升高（2450U/L，N < 200）。肌电图显示上颈肌、右上斜方肌和双侧胫骨前肌的纤颤电位及肌源性募集电位。左侧三角肌活检显示束状肌坏死和吞噬、再生，轻度周围萎缩和增生的肌内膜结缔组织。可见血管周围炎性浸润，主要由 $CD8^{+}T$ 细胞和 $PGM1^{+}$ 巨噬细胞组成。$CD4^{+}T$ 细胞和 $CD20^{+}B$ 细胞很少见。免疫染色提示纤维束周肌纤维膜存在 MHC Ⅰ类阳性纤维和较少的 HLA-DR 阳性纤维。Nivolumab 诱导的肌炎诊断成立并停止抗 PD-1 免疫治疗。接下来的 6 个月中，患者每月静脉注射免疫球蛋白和口服皮质类固醇 [1mg/（kg · d）]。临床症状逐渐改善。6 个月后，患者恢复了正常肌力，但仍有轻度吞咽困难。在无任何抗肿瘤治疗的情况下，肿瘤未复发。

【精评】 该患者使用 Nivolumab 2 程后出现急性神经系统症状，包括上睑下垂、头部下垂、肌肉无力、气短、吞咽困难和言语不利。确诊 Nivolumab 诱导的肌炎诊断成立并停止抗 PD-1 免疫治疗。此后应用 IVIg 和糖皮质激素情况下症状明显好转。患者为单纯肌炎未累及心脏、症状较轻且发现较早以及及时使用 IVIg 可能都是治疗成功的原因，值得临床借鉴。

（宋　鹏　邸明一　张　力）

100

抗 PD-1 和抗 PD-L1 免疫疗法的冠状动脉毒性：病例报告及文献综述和国际注册摘要（冠脉痉挛）（维拉帕米）

【附】FERREIRA M, PICHON E, CARMIER D, et al. Coronary toxicities of anti-PD-1 and anti-PD-L1 immunotherapies: a case report and review of the literature and international registries[J]. Target Oncol, 2018, 13(4): 509-515.

Ferreira Marion 等报道了 1 例 60 岁女性支气管腺癌患者，第 2 次 Nivolumab 给药期间，在与第一次相同的剂量和流速下，患者出现急性寒战、恶心、呕吐、心前区和胸骨后压迫性疼痛，随后出现发热 2 小时，最高体温 38.4℃。由于药物反应，输液立即停止。心电图（ECG）显示室性期前收缩，V1 和 V2 导联 ST 段抬高，侧壁导联出现镜像（既往 ECG 正常）。血液检验显示肌钙蛋白水平为 1458ng/L（正常上限 14ng/L），肌酸激酶峰值为 217IU/L（正常上限 192IU/L），血脂正常，C 反应蛋白水平为 130mg/L，紧急给予患者 600mg 氯吡格雷口服。发作后 3 小时冠状动脉造影正常，无血管痉挛。发作后 3 天行心肌核磁共振成像显示左心室前壁和间隔壁出现水肿，无缺血性心脏病或心肌局灶异常增强的证据。综上，病因考虑冠状动脉痉挛可能性大，予维拉帕米治疗，并建议患者完全戒烟。

【精评】Nivolumab 引起血管痉挛的发病机制尚不明确，首先考虑 PD-1 对心血管系统的直接毒害，其次是超敏反应机制，但该例免疫治疗和冠脉痉挛的关系难以确定，应进一步加强随访。

（宋　鹏　邱明一　张　力）

101

免疫检查点抑制剂介导的肌炎和重症肌无力：1 例病例报告以及评价和处理的回顾（肌炎）（血浆置换）

【附】KANG K H, GRUBB W, SAWLANI K, et al. Immune checkpoint-mediated myositis and myasthenia gravis: A case report and review of evaluation and management[J]. Am J Otolaryngol, 2018, 39(5): 642-645.

Kang Kylie H 等报道了 1 例患有口腔 HNSCC 的 75 岁男性，Nivolumab 按体重给药治疗。治疗 3 周后出现严重疲劳、全身无力和双侧上睑下垂。评估显示肌酸激酶升高，肌电图出现肌病性运动单位，支持潜在的肌肉疾病诊断。同时血清乙酰胆碱受体结合抗体升高，考虑有并发重症肌无力的可能。接受皮质类固醇激素和血浆置换后，患者肌肉无力无改善。随着菌血症、心脏停搏的出现，同时考虑到恶性肿瘤的复发，患者的病情越发复杂化。患者在接下来两个月的住院治疗期间接受了关怀治疗，直至死亡。

【精评】该例为免疫相关重症肌无力，应用大剂量激素联合丙种免疫球蛋白、血浆置换、机械通气等积极措施仍无效，对于此类发病率较低的致死性的不良反应需高度重视，以问诊、查体为基础提高早期发现率，为患者赢得一线生机；同时此类不良反应死亡率高，传统治疗有效率低，需进一步基础研究探索新型治疗模式。

（宋　鹏　邸明一　张　力）

102

严重的 Pembrolizumab 引起的中性粒细胞减少症 1 例（血液系统）（粒细胞集落刺激因子、IVIg、环孢素）

【附】BARBACKI A, MALIHA P G, HUDSON M, et al. A case of severe Pembrolizumab-induced neutropenia[J]. Anti-cancer Drugs, 2018, 29(8): 817-819.

Barbacki Ariane 等报道了 1 例 73 岁女性患有肌炎、克罗恩病和甲状腺功能减退症，并被诊断患有 PD-L1 阳性的Ⅳ期肺腺癌，用 Pembrolizumab 治疗。患者在第 2 次输注后 2 周发展为Ⅳ级中性粒细胞减少症。因此，被收入院治疗，最初用皮质类固醇、粒细胞集落刺激因子和静脉注射免疫球蛋白治疗。鉴于持续的中性粒细胞减少，加入了环孢素，但由于发热而迅速停止用药。患者在最初的 Pembrolizumab 输注后 6.5 周和入院后 12 天恢复正常的中性粒细胞水平。随后在随访 3 个月后，逐渐减少类固醇使用量，并且没有复发。

【精评】患者预先存在自身免疫病史，这种情况特别令人注意。其他 PD-1 抑制剂引起的严重中性粒细胞减少症的治疗一般包括类固醇、粒细胞集落刺激因子、静脉注射免疫球蛋白、霉酚酸酯、环孢素 A 和抗胸腺细胞球蛋白——尽管免疫抑制的益处尚不清楚，且可能有感染风险。需要进行大量研究以阐明免疫相关不良事件的最佳管理以及免疫检查点抑制剂在已有自身免疫性疾病患者中的总体风险和益处。

（宋　鹏　邸明一　张　力）

103

癌症免疫疗法时代免疫检查点抑制剂介导的细胞凋亡的处理：4 例报告（血液系统）

【附】SUN Y M, STEPHEN K LEE, THEIN H OO, et al. Management of immune-mediated cytopenias in the era of cancer immunotherapy: a report of 4 cases[J]. J Immunother, 2018, 41: 32-34.

Sun Yamin 等报道了 4 例在安德森癌症中心发现的 ICIs 免疫介导的血细胞减少症。病例 1 为 64 岁前列腺癌患者，在给予 2 个周期的 Ipilimumab 治疗后，评估时发现急性和无症状的中度中性粒细胞减少症。患者外周血涂片显示正常分叶和中度减少的粒细胞，红细胞正常，未见网织红细胞、球状细胞、裂片细胞或红细胞增多症。血小板数目形态正常，未见异常增生。检测到弱中性粒细胞反应性 IgM 抗体。考虑该病例为免疫检查点抑制剂介导的中性粒细胞减少症。激素治疗后血液学恢复正常。病例 2 为 58 岁转移性恶性黑色素瘤患者，Pembrolizumab 治疗 3 周后，出现贫血症。对症输血无效。患者出现了明显的疲劳表现，实验室检查显示网织红细胞计数低至 0.3%。总胆红素升高（1.3mg/dL），触珠蛋白减少（＜ 3mg/dL）。开始免疫治疗后，患者 LDH 水平 2 周内迅速升高至 1508IU/L，说明患者存在溶血性贫血。铁检查提示患者为癌症导致的慢性疾病贫血症。患者被诊断为 DAT 阴性的自身免疫性溶血性贫血，激素治疗后症状好转。病例 3 为 62 岁广泛期小细胞肺癌患者，在 Pembrolizumab 治疗 2 周后，患者出现腹痛和急性贫血，体格检查发现胸部和背部出现弥漫性斑丘疹，巩膜黄染。包括腹部 CT 在内的初步影像结果显示腹部多房室腺病和右肾上腺出现转移灶，但无急性腹部病变证据。实验室数据显示血红色蛋白降低（Hb，8g/dL）、网织红细胞增多、间接胆红素升高（1.9mg/dL）、半乳糖蛋白降低（＜ 3mg/dL）和 LDH 升高（1062IU/L）。患者诊断为 DAT 阴性的溶血性贫血，以 1mg/（kg・d）的剂量服用足量泼尼松。之后患者的 Hb、皮疹及腹痛得到改善，患者出院。病例 4 为 64 岁转移性黑色素瘤患者，目前每 3 周用 Ipilimumab 和 Nivolumab 治疗，治疗前 CBC 正常。第 2 次给药后第 32 天，患者 CBC 结果显示 Hb 为 6.9g/dL，由于患者出现小球形红细胞、升高的 LDH 及低触珠蛋白，考虑 DAT 阴性自身免疫性溶血性贫血。激素治疗后好转。

【精评】在所述病例中，Pembrolizumab 使用后贫血出现的时间与症状，以及胆红素和 LDH 升高、触珠蛋白降低、DAT 阴性及骨髓受累等表现，均与继发于免疫治疗的 DAT 阴性自身免疫性溶血性贫血症状相一致。需要特别说明的是，血液 LDH 活性有助于溶血性贫血的诊断，LDH 升高除有肝功能损害因素参与外，直接原因为红细胞溶解、破坏，并与溶血程度高度相关，且LDH的变化可以监测疗效。这为肿瘤内科医生提供了一个除胆红素外怀疑溶血的新指标。

参考文献

SEGEL G B, LICHTMAN M A. Direct antiglobulin (“Coombs”) testnegative autoimmune hemolytic anemia: a review[J]. Blood Cells Mol Dis, 2014(52): 152-160.

（宋　鹏　邱明一　张　力）

104

Ipilimumab 和 Nivolumab 治疗转移性黑色素瘤后出现 Bell 面瘫的病例报告（神经肌肉）（伐昔洛韦）

【附】 JULIA M ZECCHINI, SARA KIM, KENDRA YUM, et al. Development of Bell's palsy after treatment with Ipilimumab and Nivolumab for metastatic melanoma: a case report[J]. J Immunother, 2018, 41(1): 39-41.

Julia M Zecchini 等报道了 1 例使用 Ipilimumab 联合 Nivolumab 治疗黑色素瘤出现贝尔（Bell）面瘫的病例报告。患者经过 1 程 Ipilimumab 加 Nivolumab 治疗后 10 天，急性发作左侧面部麻木，查体见面部不对称，左侧面部下垂，无法抬起眉毛，眨眼，脸颊或微笑。面部、颈部、背部、胸部、腹部、四肢和手掌可见弥漫性斑丘疹。常规检查及头部 MRI 和 CT 检查无特异表现，脑脊液细胞病理学显示细胞数增加，为非典型单核细胞。流式细胞术显示 B 细胞几乎不存在，T 细胞占 17%，$CD4^+$ 与 $CD8^+$ 淋巴细胞的比例为 3 ∶ 3。患者面瘫症状自行缓解，口服伐昔洛韦 + 激素一周后症状完全消退。停用 Ipilimumab，继续 Nivolumab 单药治疗。神经或皮肤不良反应未复发。

【精评】 目前可检索到的免疫检查点抑制剂引起的神经麻痹病例报告共 5 例，均与 Ipilimumab 使用相关。其中 2 例为面神经麻痹，经激素治疗后神经功能完全或部分恢复。Bell 面瘫是由于周围性面神经功能障碍导致的单侧面部神经功能紊乱的最常见原因。它可以通过快速起效和不明原因区别于面部麻痹的其他原因。美国神经病学会建议开始口服类固醇治疗，泼尼松 60mg，这会增加面神经功能恢复的可能性。可同时使用抗病毒药（阿昔洛韦和伐昔洛韦）治疗。临床上应及时通过影像学和脑脊液检查，鉴别面神经麻痹的原因。面神经麻痹多是自限性的，可短期使用类固醇，标准初始剂量为 1 ~ 2mg/kg 泼尼松，并且在毒性接近有效量时至少逐渐缓慢减少 1 个月。文献中 5 例麻痹均有 Ipilimumab 治疗史。更多相关病例的收集有助于对这一疾病的充分认识。

参考文献

[1] NUMATA S, IWATA Y, OKUMURA R, et al. Bilateral anterior uveitis and unilateral facial palsy due to Ipilimumab for metastatic melanoma in an individual with human leukocyte antigen DR4: A case report[J]. J Dermatol, 2018,45(1):113-114.

[2] ALTMAN A L, GOLUB J S, PENSAK M L, et al. Bilateral facial palsy following Ipilimumab infusion for melanoma[J]. Otolaryngol Head Neck Surg, 2015, 153: 894-895.

[3] JINNUR P, LIM K G. Severe acute orthopnea: Ipilimumab induced bilateral phrenic nerve

neuropathy[J]. Lung, 2015, 193: 611-613.

[4] O'KANE G M, LYONS T G, COLLERAN G C, et al. Late-onset paraplegia after complete response to two cycles of Ipilimumab for metastatic melanoma[J]. Oncol Res Treat, 2014, 37: 757-760.

[5] MCELNEA E, NI MHEALOID A, MORAN S, et al. Thyroid-like ophthalmopathy in a euthyroid patient receiving Ipilimumab[J]. Orbit, 2014, 33: 424-427.

（邸明一　倪　军　张　力）

105

1例与使用 Pembrolizumab 相关的重症肌无力病例（神经肌肉）（IVIg）

【附】BUSRA ERKILINC, ECEM KARAGOZLU, BURHANETTIN ULUDAG. A case of myasthenia gravis related to use of Pembrolizumab[J]. Clinical Neurophysiology, 2018, 129: 142-212.

Busra 等报道了一位恶性胸腺瘤患者在使用 Pembrolizumab 治疗期间确诊重症肌无力的病例。患者在接受 Pembrolizumab 治疗 2 周期后出现复视、上睑下垂、构音障碍和吞咽困难等眼部和延髓相关的症状。单纤维肌电图检查显示有神经肌肉接头功能障碍。乙酰胆碱受体（AchR）和抗骨骼肌特异性酪氨酸激酶抗体（抗 MUSC 抗体）均呈阴性。诊断为重症肌无力（myasthenia gravis，MG）。予 170mg IVIg 和序贯的 96mg/d 甲泼尼龙治疗。患者症状缓解。

【精评】由 Pembrolizumab 引起的 MG 病例相对较少。且由于本例患者患恶性胸腺瘤，很难明确胸腺瘤和 Pembrolizumab 在诱发 MG 的过程中所扮演的角色。但由于 Pembrolizumab 同样可以引起 MG，故对使用 ICIs 的患者出现 MG 相关症状时需引起足够重视。

参考文献

[1] MAKARIOUS D, HORWOOD K, COWARD J I G. Myasthenia gravis: An emerging toxicity of immune checkpoint inhibitors[J]. Eur J Cancer, 2017, 82:128-136.

[2] FUKAZAWA R, TAKEZAWA H, TSUJI Y, et al. A case of myasthenia gravis developed during Pembrolizumab administration, suggesting an excitation-contraction connection disorder[J]. Rinsho Shinkeigaku, 2020, 60(1): 37-40.

（邸明一　倪　军　张　力）

106

高级别胶质瘤免疫治疗时代的临床决策 4 例报告（假进展）

【附】RANJAN SURABHI, QUEZADOM, GARREN N, et al. Clinical decision making in the era of immunotherapy for high grade-glioma: report of four cases[J]. BMC Cancer, 2018, 18: 239.

Ranjan Surabhi 等回顾了 4 例接受 ICIs 治疗的脑胶质瘤患者的临床过程和管理，这些患者在影像检查时出现了肿瘤进展的迹象，但后续的病理检查提示其中的 2 例为假性进展。第 1 例患者在 Nivolumab 治疗 2 个月后，在左额叶邻近侧脑室的半卵圆中心发现新发远离左额叶原发肿瘤的无症状病变，T1 对比度增强和灌注异常升高。患者临床表现稳定。Nivolumab 的后续使用过程中因左侧额叶病变增大，对侧脑室产生影响而行组织活检；病理检查发现很少的非典型细胞和明显的淋巴组织细胞浸润，提示为炎症反应，无肿瘤进展证据。尽管服用了地塞米松，头颅 MRI 显示左侧额叶病变的大小逐渐增加。在接受 Nivolumab 治疗 7 个月后，切除了左侧额叶病变部位。病理分析显示细胞增多，细胞出现异型性，血管增生，血管壁透明化和地图样坏死。组织活检发现许多巨噬细胞和淋巴样细胞，确定了免疫治疗相关假性进展的诊断。第 2 例患者在 Nivolumab 治疗开始 8 周后，右侧大脑外侧裂内出现新发病灶，原肿瘤部位周围出现了血管源性水肿。临床症状稳定。在 Nivolumab 治疗 5.5 个月后其右侧颞叶病变增大，伴有邻侧皮质沟和右侧脑室颞角的消失。行右侧颞叶病灶次全切除和右前颞叶切除术。病理示非典型细胞的反应性变化，组织细胞和小胶质细胞的数量增加以及一些没有复发型胶质瘤活性的淋巴细胞和 3% ~ 5% 的 MIB1 指数的细胞性增加。右颞叶的其余部分未见活动性或复发性胶质瘤的证据，证实新发病灶为免疫治疗相关的假性进展。第 3 例患者在使用 6 程 Ipilimumab 后影像学发现在切除腔周围的右前颞叶和后颞叶中新发两个小的增强病灶。经激素治疗后仍在继续增大。在 Ipilimumab 治疗 8.5 个月后进行了第 2 次颞骨开颅术切除肿块。病理提示较大的后颞叶病变表现为复发性胶质母细胞瘤，具有细胞过多，细胞异型性，有丝分裂活性和局灶性假栅栏样坏死等特点。MIB1 指数高达 40%。前颞叶病变显示轻度细胞过多和细胞异型性，仅有少量 MIB1 阳性细胞，与复发性胶质母细胞瘤一致。考虑原发病进展，换用 Nivolumab 联合放疗，在 Nivolumab 治疗 4.5 个月后，在脑 MRI 中观察到类似的恶化的影像学表现。病理检查显示均为炎症细胞（表明是免疫治疗相关的假性进展）。第 4 例患者在接受 Ipilimumab 治疗 8.5 个月后，影像学提示左颞叶新发增强的结节，并出现局灶性癫痫发作。2 周后进行左侧颞叶切除术，病理检测显示细胞过多，有丝分裂增加，血管增生，伪栅栏样坏死，与活动性胶质母细胞瘤一致，最高 MIB1 为 15%，提示为病情进展

（病理及影像学变化见图 106-1 ~ 图 106-3）。

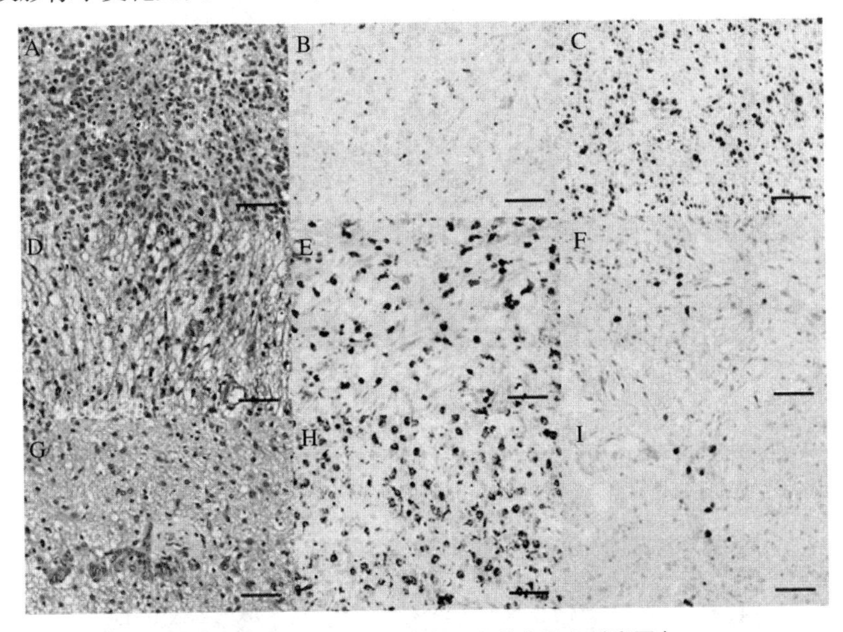

图 106-1　患者 P1 的肿瘤组织学（见文后彩图）

初诊时 HE 染色（A. 200×）显示高级别胶质瘤，细胞性增加，多形性肿瘤细胞（箭头），有丝分裂图形（箭头）和坏死区域（星星）增加。组织细胞数量最小，如 KP-1（B. 200×）染色，MIB-1 染色（C. 200×）检测到较高的增殖率。在接受 Nivolumab 治疗后 3.5 个月，肿瘤活检显示 HE 染色（D. 200×）的细胞病变要少得多，非典型细胞较少，并标记 KP-1（E. 200×）突出的组织细胞浸润，提示反应性改变。MIB-1 染色（F. 200×）增殖率指数低得多，在 7 个月时，新的活检显示了类似的发现：在 HE（G. 200×）上，细胞性和细胞异型性有所增加，仍然比治疗前少得多。KP-1 染色（H. 200×）突出了大量的组织细胞，MIB-1（I. 200×）继续显示低增殖率指数。

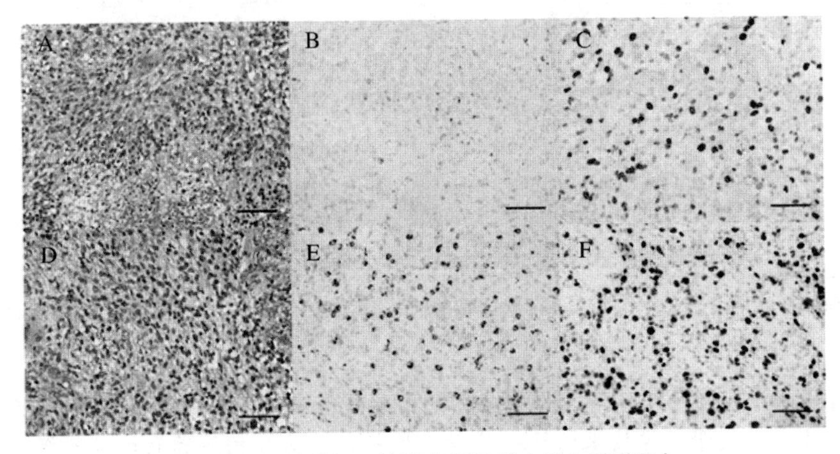

图 106-2　患者 P3 的肿瘤组织学（见文后彩图）

在最初的诊断中，HE 染色（A. 200×）显示一种具有多形性肿瘤细胞（箭头）、有丝分裂图形（箭头）增加和坏死区域（星星）的高级胶质瘤。细胞数量最小，如 KP-1（B. 200×）染色。MIB-1 显示高增殖率指数（C. 200×）。在 Ipilimumab 使用后 8.5 个月，肿瘤的一个新的活检仍然显示在 HE（D. 200×）上的一个高级别的胶质瘤，其细胞性和有丝分裂增加。反应性变化存在，大量的组织细胞被鉴定为 KP-1 染色（E. 200×）。MIB-1 表现出高增殖率指数（F. 200×），在某些区域高达 40%。

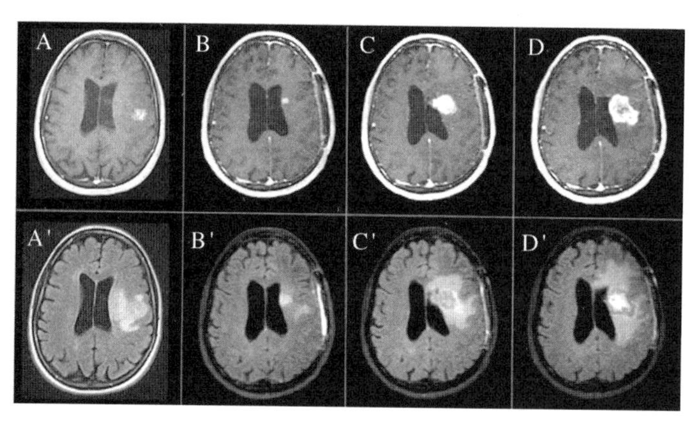

图 106-3 患者 P2 影像学变化

在最初诊断时（A 和 A′），在 Nivolumab 开始 2 个月时，当左额叶半卵中央（B 和 B′）注意到新的增强病变时，在活检前 3.5 个月开始 Nivolumab，显示增强病变的大小和对左侧侧脑室（C 和 C′）的肿块效应增加，在第二次开颅前 7 个月开始 Nivolumab 治疗，大小继续增加（D 和 D′）。

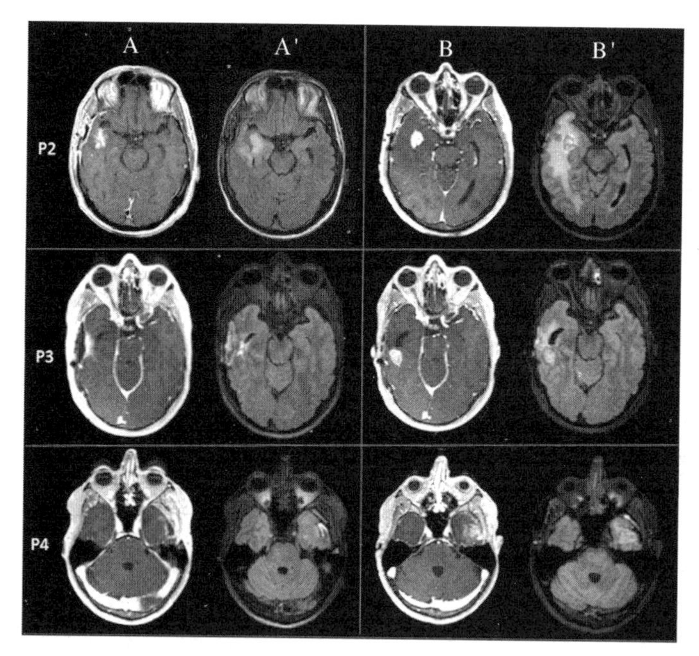

图 106-4 术后 4 周（A 和 A′）和活检或切除时（B 和 B′）P2、P3 和 P4 患者的 MRI 图像

【精评】这 4 例患者提示，常规 MRI 无法准确地区分肿瘤进展与假性进展，先进的 MR 技术和代谢成像技术为区分肿瘤进展与免疫治疗相关的假性进展提供了有用的客观数据。但对肿瘤复发的最终诊断和对治疗相关区域的炎症方面的效用尚未被证实。在必要时可能需要病理作为诊断依据，在临床中，结合患者临床情况的判断对后续治疗方案的选择是有益的。

参考文献

[1] BRANDSMA D, STALPERS L, TAAL W, et al. Clinical features, mechanisms, and management of pseudoprogression in malignant gliomas[J]. The Lancet Oncology, 2008, 9(5): 453-461.

[2] MULLINS M E, BAREST G D, SCHAEFER P W, et al. Radiation necrosis versus glioma recurrence: conventional MR imaging clues to diagnosis[J]. AJNR Am J Neuroradiol, 2005, 26(8): 1967-1972.

[3] YANG I, HUH N G, SMITH Z A, et al. Distinguishing glioma recurrence from treatment effect after radiochemotherapy and immunotherapy[J]. Neurosurg Clin N Am, 2010, 21(1): 181-186.

[4] FLOETH F W, WITTSACK H J, EENGELBRECHT V, et al. Comparative follow-up of enhancement phenomena with MRI and proton MR spectroscopic imaging after intralesional immunotherapy in glioblastoma–report of two exceptional cases[J]. Zentralblatt fur Neurochirurgie, 2002, 63(1): 23-28.

[5] KEBIR S, RAUSCHENBACH L, GALLDIKS N, et al. Dynamic O-(2-[18F] fluoroethyl)-L-tyrosine PET imaging for the detection of checkpoint inhibitor-related pseudoprogression in melanoma brain metastases[J]. Neuro-Oncology, 2016, 18(10): 1462-1464.

[6] STENBERG L, ENGLUND E, WIRESTAM R, et al. Dynamic susceptibility contrast-enhanced perfusion magnetic resonance (MR) imaging combined with contrast-enhanced MR imaging in the follow-up of immunogene-treated glioblastoma multiforme[J]. Acta Radiol, 2006, 47(8): 852-861.

[7] VRABEC M, VAN CAUTER S, HIMMELREICH U, et al. MR perfusion and diffusion imaging in the follow-up of recurrent glioblastoma treated with dendritic cell immunotherapy: a pilot study[J]. Neuroradiology, 2011, 53(10): 721-731.

[8] VOSKENS C J, GOLDINGER S M, LOQUAI C, et al. The price of tumor control: an analysis of rare side effects of anti-CTLA-4 therapy in metastatic melanoma from the Ipilimumab network[J]. PLoS One, 2013, 8(1): 53745.

（邱明一　倪　军　张　力）

107

Atezolizumab 诱发垂体炎 2 例（内分泌系统）

【附】 KANIE KEITARO, IGUCHI GENZO, BANDO, et al. Two cases of atezolizumab-induced hypophysitis[J]. Journal of the Endocrine Society, 2018, 2(1): 91-95.

Kanie Keitaro 等首次报道了 2 例 Atezolizumab 治疗 NSCLC 引起的垂体炎的病例。一例患者在使用 Atezolizumab 治疗 19 次（56 周）后，出现全身不适、食欲减退和腹泻。实验室数据显示嗜酸性粒细胞增多（14.0%），内分泌检查显示清晨血清促肾上腺皮质激素（ACTH）和皮质醇水平分别为 3.5pg/mL 和 0.2mg/dL；垂体前叶功能的激发试验表明生长激素、催乳素和促甲状腺激素（TSH）反应正常，基础促黄体激素 / 卵泡刺激素（LH/FSH）和睾酮水平得以保留，ACTH 和皮质醇的反应在胰岛素耐量试验中变迟钝。脑垂体的核磁共振成像显示垂体前叶萎缩。另一例患者在使用 Atezolizumab 18 次（52 周）后，出现食欲不振和全身不适。嗜酸性粒细胞数量增加（7.5%），晨起血清 ACTH 和皮质醇水平分别为 13.7pg/mL 和 4.9mg/dL；在对垂体功能进行激发试验时，观察到 ACTH 和皮质醇对胰岛素耐量试验的反应迟钝；其他垂体前叶激素的反应没有受到损害。垂体磁共振成像显示垂体前叶无明显异常。两例患者均诊断为 Atezolizumab 引起垂体炎导致孤立性 ACTH 缺乏。两例患者均在接受氢化可的松（15mg/d）替代治疗后一般状况迅速改善并得以继续使用 Atezolizumab 治疗。两例患者均长期存在 ACTH 缺乏，需持续接受替代治疗。

【精评】 ICIs 治疗引起的 irAEs 中垂体炎很常见，17% 的抗 CTLA-4 治疗可引起垂体炎，而抗 PD-1 抗体则相对较少（＜ 1%）。ICIs 引起垂体炎的潜在机制尚不清楚，由于 CTLA-4 在脑垂体中表达，可能直接参与垂体发育，推测 CTLA-4 抗体与垂体前叶细胞上表达的 CTLA-4 蛋白结合并引发一系列致细胞病变免疫反应，主要通过浸润到脑垂体的 $CD4^{+}T$ 细胞和 $CD20^{+}B$ 细胞发挥作用。在给小鼠施用抗 CTLA-4 抗体的实验模型中，在脑垂体中观察到淋巴细胞和巨噬细胞的局灶浸润以及补体激活和与垂体前叶细胞相关的细胞毒性反应。由 Ipilimumab（一种抗 CTLA-4 抗体）引起的垂体炎在 2003 年首次报道，10% ～ 15% 用 Ipilimumab 治疗的患者发生了垂体炎；治疗后的中位发病时间为 9 周（5 ～ 36 周），主要表现为 ACTH、TSH 和 LH/FSH 分泌受损。与抗 CTLA-4 抗体相比，抗 PD-L1 抗体引起的垂体炎发病较晚，据报道，在抗 CTLA-4 抗体引起的垂体炎中，不仅 ACTH 而且 TSH，LH 和 FSH 分泌均受损。而这两例患者均为孤立性 ACTH 缺乏，后续对 PD-L1 和 PD-L2 在垂体细胞中的表达，特别是在促肾上腺皮质激素细胞中表达的研究对进一步了解抗 PD-L1 抗体引起的垂体炎的病理生理机制具有重要意义。图 107-1 为垂体轴激素分泌情况及所调控下游靶器官。

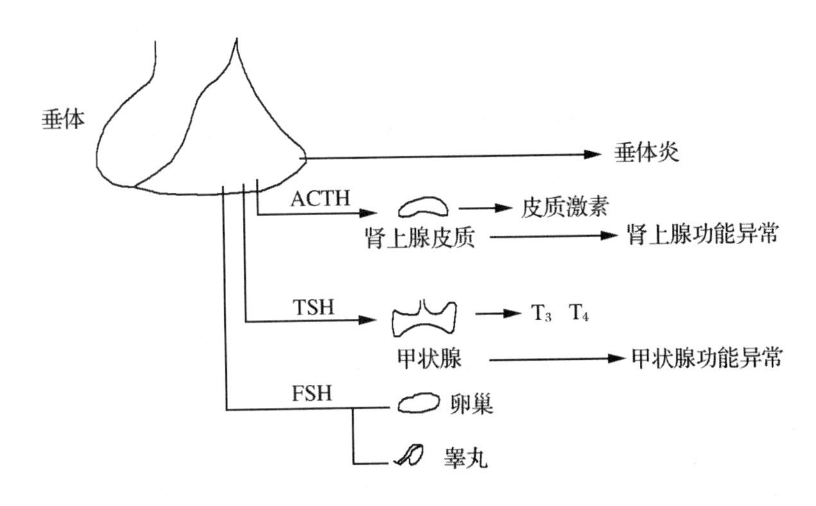

图 107-1 垂体轴激素分泌情况及所调控下游靶器官

参考文献

[1] IWAMA S, DE REMIGIS A, CALLAHAN M K, et al. Pituitary expression of CTLA-4 mediates hypophysitis secondary to administration of CTLA-4 blocking antibody[J]. Sci Transl Med, 2014, 6(230): 230-245.

[2] CATUREGLI P, DI DALMAZI G, LOMBARDI M, et al. Hypophysitis secondary to cytotoxic T-lymphocyte-associated protein 4 blockade: insights into pathogenesis from an autopsy series[J]. Am J Pathol, 2016, 186(12): 3225-3235.

[3] CATUREGLI P, NEWSCHAFFER C, OLIVI A, et al. Autoimmune hypophysitis[J]. Endocr Rev, 2005, 26(5): 599-614.

（邸明一　倪　军　张　力）

108

Nivolumab 治疗后发生自身免疫性糖尿病的病例报告（内分泌系统）

【附】STEPHANIE CRISTINA GERMANO, ANNA KARIN LUBECK, ARIANE BADOTTI, et al. The development of autoimmune diabetes after Nivolumab therapy-case report[J]. Diabetol Metab Syndr, 2018, 10(Suppl 1): 27.

Stephanie Cristina Germano 等报道了 1 例使用 Nivolumab 治疗下咽部鳞状细胞癌患者出现 1 型糖尿病的病例。患者在使用 Nivolumab 3 个周期后出现高血糖、多尿和烦渴等症状，抗 GAD 和抗 ICA 抗体阳性，确诊自身免疫性糖尿病。患者予以胰岛素治疗但血糖波动较大，难以控制。

【精评】1 型糖尿病的特征是胰腺 β 细胞破坏引起胰岛素分泌不足。Nivolumab 治疗引起的最常见的内分泌系统并发症为甲状腺功能异常，糖尿病相对罕见。其引发糖尿病的原因尚不明确，医生应该在诊断和治疗相关的并发症时引起重视。

（邱明一　倪　军　张　力）

具有挑战性的免疫相关毒性处理（消化系统）（Pembrolizumab）（Nivolumab）（Ipilimumab）（Atezolizumab）（Infliximab）

【附】WEBER JEFFREY S. Challenging Cases: Management of Immune-Related Toxicity[J]. Am Soc Clin Oncol Educ Book, 2018, 38: 179-183.

消化系统的 irAEs 以免疫介导的结肠炎最常见。此外，免疫检查点抑制剂引起的乙型肝炎病毒激活、胆道梗阻、肝功能衰竭等均较少见（图 109-1），但对原发病的治疗及 ICIs 药物的使用将带来巨大的障碍，因此同样要予以重视。针对消化系统 irAEs 的治疗，需重视 Infliximab 的地位，尽早使用在肠道相关病变中或可增加患者获益。

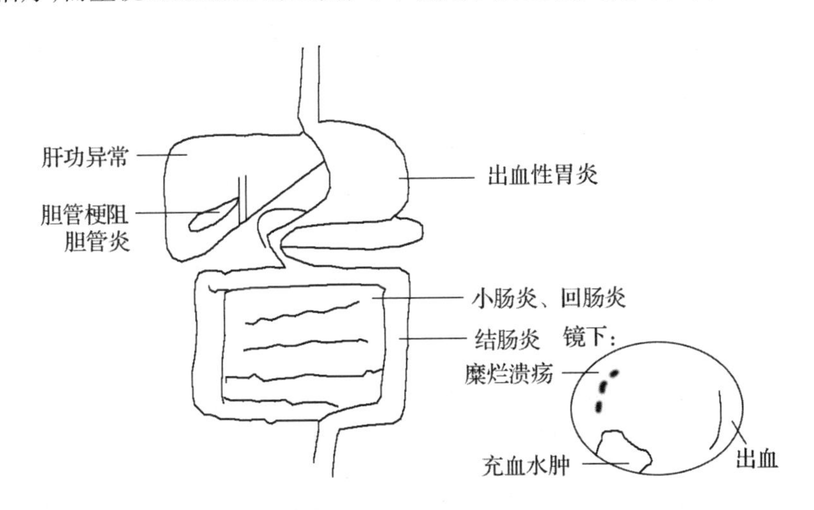

图 109-1 消化系统 irAEs

Weber Jeffrey S 等报道了 3 例 ICIs 引起的包括消化道不良反应在内的多种 irAEs 的病例。1 例为黑色素瘤接受 Pembrolizumab 治疗的患者出现结肠炎。患者在使用 5 次 Pembrolizumab 后出现腹泻伴痉挛和腹痛。直肠检查显示，粪便极少，无血便；血尿素氮水平为 37mmol/L，肌酐水平为 1.5μmol/L；CT 扫描显示降结肠和乙状结肠的水肿和增厚，未见游离气体。艰难梭菌滴度阴性。给予静脉补液，当天下午和晚上给予静脉注射甲泼尼龙，剂量为 125mg。患者腹泻次数减少，复查乙状结肠镜检查，显示肠壁弥漫性溃疡和红斑。予 5mg/kg Infliximab，用药 24 小时内症状明显好转。类固醇激素在 48 天内逐渐减量，复查 CT 显示完全缓解。第 2 例黑色素瘤患者使用 Nivolumab 和 Ipilimumab 联合治疗后出现肝功能异常及神经系统异常的病例。该患者在接受双药治疗 3 程后出现 AST 和 ALT 水平 10 倍以上升高，予甲泼尼龙治疗后肝功能恢复。在类固醇激素停药 1 周后患者出现精神错乱和轻微的定向障碍。头颅增强 MRI 无提示。甲状腺和肾上腺功能血液检查正常。腰椎穿刺无明显特异性异常。予甲泼尼龙，治疗后该患者的精神状态逐渐改善。第 3 例为 NSCLC 患者接受 Atezolizumab 治疗后基础自身免疫性疾病恶化的病例报告。患者合并硬皮病，表现在手部的僵硬和活动受限、前臂和小腿皮肤的增厚变硬以及对大块固体食物尤其是肉类轻微的吞咽困难。以氢氯喹作为维持治疗。患者接受 Atezolizumab 治疗 3 程后手足疼痛和手部僵硬开始加重。4 程 Atezolizumab 治疗后患者手足的疲劳和不适感加重，予 8mg 美卓乐口服无效并出现直肠失禁。停用 ICIs 后患者自身免疫疾病的症状得到改善。

【精评】ICIs 相关不良反应几乎可影响全身任何器官，一些 irAEs 可类似已知的自身免疫性疾病，但是 irAEs 的急性发作和消退与经典自身免疫性疾病之间存在重要差异，后者往往是慢性并可持续终生的症状。大多数 irAEs 影响肠道、肝脏、皮肤和内分泌器官。本文 3 例不同 ICIs 药物引起的 irAEs 提示免疫检查点抑制剂在使用期间可能造成多种涉及不同系统的 irAEs，由于治疗前没有可靠的生物标志物能准确预测 irAEs 的发病，这需要临床医生在工作中谨慎随诊，监测患者症状的变化。类固醇激素是 irAEs 的主要治疗方式。对于 3 级或 4 级 irAEs，泼尼松的使用剂量应为 1 ~ 2 mg/（kg・d），1 个月内逐渐减少类固醇激素的药量。如果 irAEs 的症状在类固醇激素使用后 72 ~ 96 小时内没有减轻，则应考虑使用替代性免疫抑制剂，包括 Infliximab 和霉酚酸。随着类固醇逐渐减量，可能会出现 irAEs 症状的恶化。对于结肠炎或肺炎，可给予静脉注射甲泼尼龙，并且应将类固醇剂量增加至 1.5 ~ 2 mg/kg 的泼尼松或其等效物，并在 30 ~ 60 天内逐渐减量。可以在该方案中加入单剂量 5mg/kg 的 Infliximab，但 Infliximab 不应用于肝炎，应给予替代的免疫抑制剂，如霉酚酸等。

参考文献

[1] ARRIOLA E, WHEATER M, KRISHNAN R, et al. Immunosuppression for Ipilimumab-related toxicity can cause pneumocyss pneumonia but spare antumor immune control[J]. OncoImmunology, 2015, 4: e1040218.

[2] YANAI S, NAKAMURA S, MATSUMOTO T. Nivolumab-induced colis treated by infliximab[J]. Clin Gastroenterol Hepatol, 2017, 15: 80-81.

[3] BERGQVIST V, HERTERVIG E, GEDEON P, et al. Vedolizumab treatment for immune checkpoint inhibitor–induced enterocolis[J]. Cancer Immunol Immunother, 2017, 66: 581-592.

[4] HORVAT T Z, ADEL N G, DANG T O, et al. Immune-related adverse events, need for systemic immunosuppression, and effects on survival and me to treatment failure in paents with melanoma treated with Ipilimumab at Memorial Sloan Keering Cancer Center[J]. J Clin Oncol, 2015, 33: 3193-3198.

[5] SCHADENDORF D, WOLCHOK J D, HODI F S, et al. Efficacy and safety outcomes in paents with advanced melanoma who disconnued treatment with Nivolumab and Ipilimumab because of adverse events: a pooled analysis of randomized phase II and III trials[J]. J Clin Oncol, 2017, 35: 3807-3814.

（邸明一　倪　军　张　力）

110

1 例 Nivolumab 相关胆管炎和文献综述：如何寻找正确的工具来正确诊断这一罕见的免疫相关不良事件（消化系统）

【附】FRANCESCO GELSOMINO, VITALE GIOVANNI, ARDIZZONI, et al. A case of Nivolumab-related cholangitis and literature review-how to look for the right tools for a correct diagnosis of this rare immune-related adverse event[J]. Invest New Drugs, 2018, 36(1): 144-146.

Francesco Gelsomino 等报道了 1 例非小细胞肺癌（NSCLC）患者使用 Nivolumab 治疗发生免疫相关性胆管炎的病例报道。其后 Kawakami 及其同事报道了来自单一机构数据库的其他 3 个病例。这 4 例患者均表现为发热、腹部不适和疲劳。病毒性肝炎标志物以及与肝脏疾病相关的自身抗体均为阴性；抗核抗体（ANA）仅有 1 例阳性。血清 IgG4 正常，核周型抗中性粒细胞胞浆抗体（pANCA）阴性。所有患者均有碱性磷酸酶（ALP）和谷氨酰转肽酶（GGT）显著升高，而转氨酶（AST/ALT）和总胆红素仅轻度升高。超声检查显示肝外胆管弥漫性扩张，CT 显示存在胆管扩张但未见梗阻。在 2 例患者中，Nivolumab 开始后 3 个月和 4 个月出现肝功能检查（LFT）异常；其中 1 例患者 LFT 在最后一次给药后 2 个月出现异常。每个患者 LFT 进展的时间过程是不同的。用中等剂量泼尼松龙治疗的 2 例患者反应轻微，并且在激素减量和重新加用 Nivolumab 后出现胆管酶异常加重。肝脏活组织检查显示 $CD8^+T$ 细胞为主的浸润不伴斑点或桥接坏死。肝脏活检的组织学检查显示存在 T 淋巴细胞（$CD3^+$）以及 $CD8^+$ 细胞的浸润，提示存在胆管侵袭和胆管内微小脓肿以及不伴纤维化的轻微肝窦扩张。

【精评】免疫抑制剂导致的胆管炎在 irAEs 中较少见，且由于存在不同形式的免疫介导性胆管炎，其临床表现和生化进程及预后也有一定差异。免疫相关性胆管炎与其他类型的胆管炎之间的鉴别诊断基于实验室检测、影像学和组织学特征。胆管炎对类固醇治疗反应不佳，一旦出现这类严重的不良反应时应尽早停用 ICIs 药物，并且在存在严重毒性的情况下，Nivolumab 应该永久停用。

参考文献

[1] SPAIN L, DIEM S, LARKIN J. Management of toxicities of immune checkpoint inhibitors[J]. Cancer Treat Rev, 2016, 44: 51-60.

[2] European Association for the Study of the Liver. EASL Clinical Practice Guidelines: Management of cholestatic liver diseases[J]. J Hepatol, 2009, 51: 237-267.

（邸明一　倪　军　张　力）

复发性鼻咽癌患者接受抗 PD-1 免疫治疗后出现放射治疗诱导的抗肿瘤免疫反应及免疫相关不良事件 1 例（耳鼻喉）

【附】FINAZZI T, RORDORF T, IKENBERG K, et al. Radiotherapy-induced anti-tumor immune response and immune-related adverse events in a case of recurrent nasopharyngeal carcinoma undergoing anti-PD-1 immunotherapy[J]. BMC Cancer, 2018, 18(1): 395.

复发性鼻咽癌的治疗是一个极具挑战性的临床问题。本文献报道了 1 例 46 岁的男性复发鼻咽癌患者，Pembrolizumab 全身治疗联合放疗后出现显著缓解和免疫刺激。

2010 年 11 月该患者诊断为局部晚期非角化性鼻咽癌（IVB 期；cT2N3aM0；EBV 相关）（图 111-1）。该患者接受 2 周期新辅助化疗（顺铂 100mg/m² 每天 1 次 + 氟尿嘧啶 1000mg/m² 每天 1 ～ 4 次，每周 3 次），后行同步放化疗。调强放疗（容积调强放疗：VMAT），即每日 2Gy 的剂量递送至原发肿瘤和转移淋巴结，总剂量为 70Gy，对选择性节点则进行 54Gy 的照射（图 111-2）。由于顺铂的耳毒性且患者对西妥昔单抗过敏，同步化疗采用 4 周期卡铂每周 100mg/m²（因血小板减少症而停药）。完全缓解后，2011 年 10 月患者首次出现疾病远处和局部复发，PET/CT 显示胸椎高度可疑的 FDG 高摄取病变，经过增强 MRI 后进一步检查确诊为骨转移（在多学科讨论后认为临床意义较小，未进行额外的组织活检）。患者接受了孤立性骨转移的放射治疗（3Gy/15f/45Gy）以及双侧颈淋巴结清扫术，切除左颈部共 3 个转移淋巴结。随后，患者在两年内未复发，无症状，可以全职工作。

2013 年 9 月，PET/CT 和 MRI 提示可疑右枕骨髁和邻近小骨转移。考虑该区域同步放化疗期间因毗邻初始原发病灶接受了 70Gy 的全剂量，且患者无症状，故再照射剂量减少。但几周后患者因右侧外展神经麻痹而出现复视。经枕骨髁组织活检确诊疾病复发。影像学提示周围的硬脑膜增厚及增强后可疑脑膜转移，但脑脊液未见肿瘤细胞，该患者接受了 1 周期甲氨蝶呤鞘内注射治疗。随后接受 4 个周期的联合化疗（卡铂 + 氟尿嘧啶 + 多西他赛），临床及影像学达到缓解。

2014 年 9 月患者复视恶化，头颅 MRI 提示肿瘤浸润海绵窦，外展神经受累。患者就诊其他机构接受射波刀再次照射（单次 14Gy，海绵窦），症状轻微改善。因卡铂过敏，全身治疗更换为多西紫杉醇联合吉西他滨，共 6 个周期。疾病无进展，生存期达 1 年。2015 年秋患者再次于颅底发生肿瘤进展，包括海绵窦、Meckel 腔和右侧颈内动脉以及涵盖舌下神经管的中间颅窝。

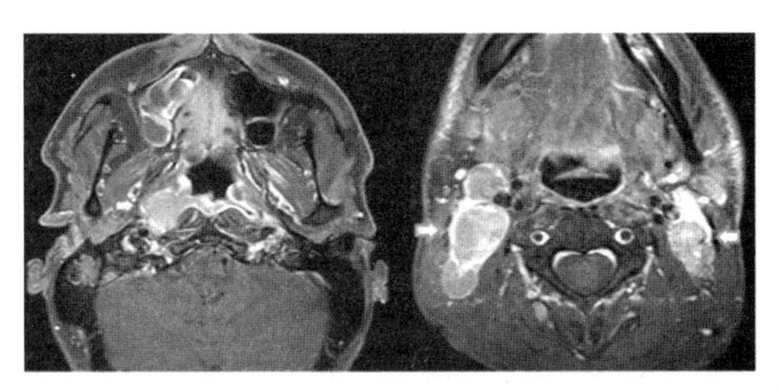

图 111-1　2010 年 11 月的增强 MRI

T1 相显示右侧鼻咽原发肿瘤（箭头）以及颈部双侧转移淋巴结（箭头）。

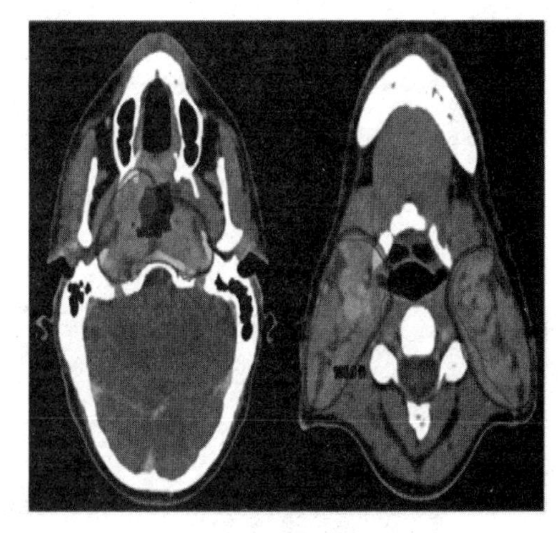

图 111-2　2010 年的调强放疗计划（见文后彩图）

显示双侧颈淋巴结的等剂量覆盖率达到 95%，同时对原发性肿瘤和转移性淋巴结的整合增强（SIB）为 70Gy。

KEYNOTE-028 临床研究为大量病情严重的鼻咽癌初治患者提供有前景的前期数据之后，患者提出了应用 Pembrolizumab 免疫治疗的医疗保险申请，同时，对多西他赛联合吉西他滨的化疗方案再挑战。2016 年 1 月经医疗保险批准开始使用 Pembrolizumab 进行免疫治疗。此时，PET/CT 未显示任何远处转移灶，且 EBV-DNA 无复制（鼻咽癌的生物标志物）。

Pembrolizumab 开始治疗 3 个月后，患者整体状态稳定；Pembrolizumab 治疗 6 个月后（2016 年 6 月）患者疾病进展，MRI 显示海绵窦、Meckel 腔、右颈动脉、枕骨髁以及椎前间隙肿瘤浸润明显增大（图 111-3）。同时，患者出现进行性牙关紧闭，右侧舌下神经和舌咽神经麻痹伴吞咽困难以及右侧面部感觉异常，符合疾病进展的放射学诊断标准，且非免疫治疗下的假性进展。由于肿瘤无法切除（肿瘤浸润范围大，侵及硬脑膜、海绵窦、斜坡和颈内动脉，无法达到 R0 切除），患者再次进行放射治疗。经过仔细地评估和治疗方案设计，采取立体定向放疗，总剂量为 45Gy，25 次，单次剂量 1.8Gy，6 周内完成（图 111-4）。放射治疗期间暂停 Pembrolizumab 免疫治疗，放疗于 2016 年 10 月初完成。放疗总体耐受性良好，除了明显的疲劳外，仅有轻度吞咽困难和两次恶心发作（自限性，无须使用类固醇治疗）。

治疗结束后两周，患者表现出鼻塞的普通感冒症状，就诊于我院耳鼻喉科，接受了对症治疗及抗生素（阿莫西林 / 克拉维酸）和鼻腔及鼻咽部黏液黏稠的治疗。患者还出现了眼部的刺激症状，伴有烧灼感、干燥和溢泪，以及清晨眼睑明显肿胀，就诊于眼科后对症治疗。部分症状改善后，患者出现左下颌下腺疼痛肿胀，表现为可疑唾液腺炎且没有涎石症的超声征象（患者拒绝细针穿刺活检）。几天后，患者出现了全身的瘙痒性斑丘疹，皮肤活检提示血管周围淋巴细胞与嗜酸性粒细胞混合浸润，考虑阿莫西林引起的药疹，皮肤科给予局部和全身性类固醇治疗后缓慢恢复（超过 6 周）。

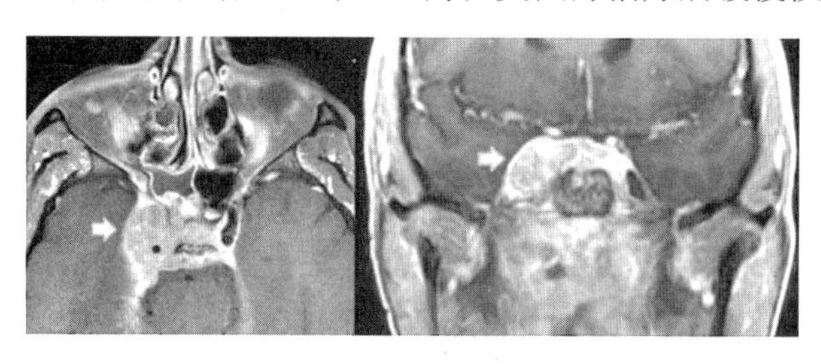

图 111-3　2016 年 6 月的 T1 加权 MRI

显示轴向和冠状面内肿瘤复发（箭头）。

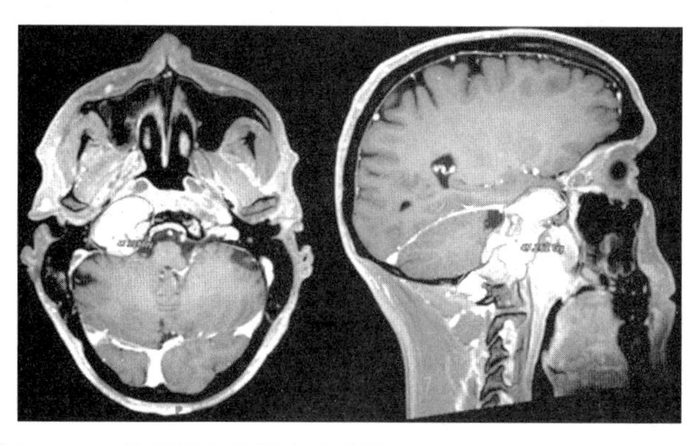

图 111-4　使用调强放射疗法（体积调制弧光疗法：VMAT）进行立体定向再照射的治疗计划（见文后彩图）

融合的 MRI 在轴向和矢状平面上显示了规定的 45Gy 的 95% 等剂量覆盖率，后者显示了广泛的颅尾（包括椎骨前）肿瘤转移。

患者于放疗结束 7 周后重新开始 Pembrolizumab 免疫治疗。2016 年 12 月开始 PET/CT 和 MRI 复查，提示所有肿瘤病变消退，临床缓解（图 111-5）。值得注意的是，泪腺和唾液腺明显肿胀（图 111-6），考虑为放疗后机体对免疫治疗的免疫应答加强。患者继续 Pembrolizumab 治疗，耐受良好，上述炎性症状缓慢消退，神经症状明显改善（如吞咽困难、复视、三叉神经功能障碍）。2017 年 2 ~ 5 月定期复查 MRI 提示疾病持续缓解，肿瘤病灶进一步消退（图 111-7）。在炎性症状几乎完全恢复之后，2017 年 8 月 PET/MRI 显示出炎性体征消退，而且疾病持续局部控制且没有远处转移（首次因骨转移接受放射治疗后近 6 年）。在本文发布时，患者病情控制良好，继续 Pembrolizumab 治疗及康复治疗，定期随访。

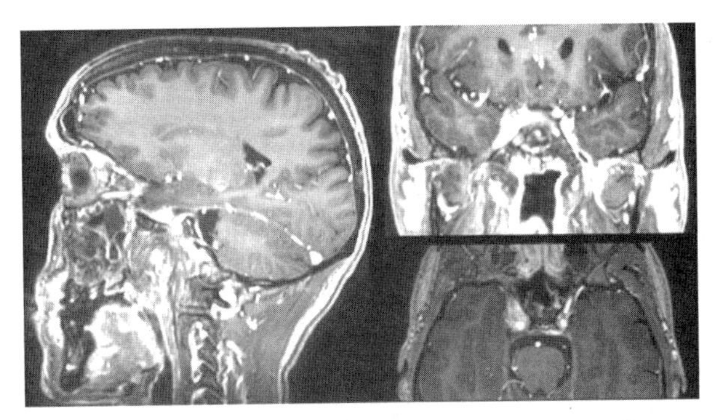

图 111-5　2016 年 12 月的 T1 加权 MRI（一）

显示在矢状、冠状和轴向平面再次放射后的肿瘤缓解。

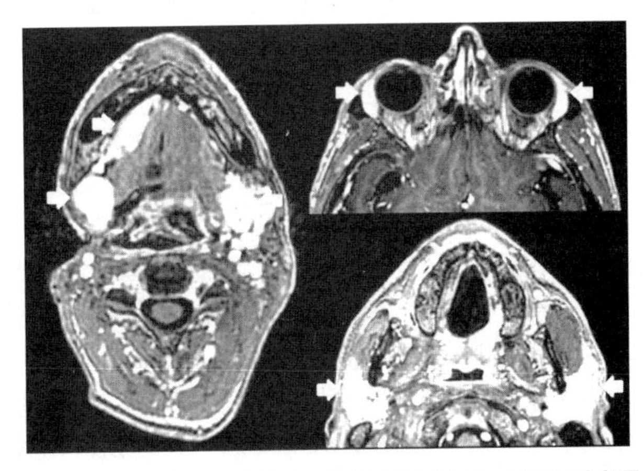

图 111-6　2016 年 12 月的 T1 加权 MRI（二）（见文后彩图）

显示炎症迹象，唾液腺（舌下，红色箭头；下颌，蓝色箭头；腮腺，橘色箭头）以及泪腺（绿色箭头）明显肿胀。

复发性鼻咽癌的治疗是一个重要的临床问题，局部复发是高发病率和高死亡率的主要原因。如何管理这些患者具有挑战性，选择的方法包括手术以及各种形式的放疗[外部调强放疗（IMRT），包括立体定向放射治疗或放射外科治疗，质子照射，近距离放射治疗]联合或不联合化疗。

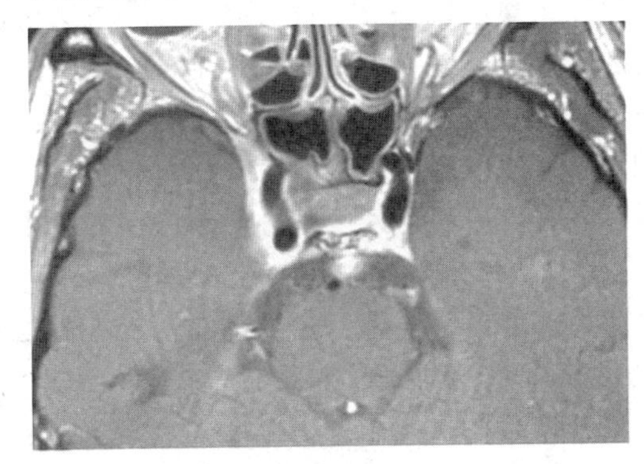

图 111-7　2017 年 5 月的 T1 加权 MRI

MRI 显示正在进行的肿瘤反应。

本文献病例揭示了对于多次治疗后反复复发的鼻咽癌患者接受免疫治疗联合放疗的可喜疗效。据我们所知，本例为复发性鼻咽癌患者接受联合治疗的首次报道。该病例显示出显著局部缓解，以及放射域外的临床和放射性炎症征象，这增加了患者经过免疫检查点抑制剂治疗后，受到放射治疗时加强了免疫刺激作用的病例数目。

临床疗效归功于局部放疗还是免疫治疗一时难以区分，结合放疗时间及放疗区域考虑归功于免疫治疗可能性大。回顾病史，首次免疫刺激临床症状出现在Pembrolizumab治疗开始后10个月，并且在此后2个月首次出现肿瘤缓解，应答的时间较长。大部分的临床研究显示免疫治疗开始有效时间中位数在2个月左右。值得注意的是，使用现代外部束辐射技术，利用标准分割和大分割方案，应用高生物剂量进行再照射（有或无近距离放射治疗）已被证明可以在多种类型的复发性鼻咽癌中实现有效的局部控制，而且有时化疗可作为放射增敏剂。因此，很难将通过辐射实现的良好局部控制与任何其他重叠治疗的协同效应区分开来。考虑到将剂量适中的45Gy拆分为1.8Gy后出现反应的程度和持续时间，我们认为将局部控制归因于放射疗法的可能性较小，特别是先前靶病灶部分已经射波刀在照射却没有持久的效果。

免疫检查点抑制剂治疗与独特的免疫相关不良事件谱相关联，反映了其针对T细胞活化的潜在作用机制和增强的抗肿瘤免疫应答。皮肤毒性是最常见（通常最早）的炎性不良反应，其他免疫相关不良事件还包括黏膜和胃肠道毒性、肺毒性、肝毒性、内分泌疾病和更少见的神经、肾、胰及眼部毒性。尽管本例患者出现的临床症状（黏膜刺激，包括鼻和眼；泪腺和唾液腺肿胀；斑丘疹）可能代表感染和过敏性疾病，但结合临床病程，认为是抗PD-1免疫治疗后相关的免疫刺激。值得注意的是，免疫相关不良事件的皮肤毒性和放射学征象，可能与患者良好预后相关，尽管数据尚不充分。

基于越来越多令人鼓舞的临床前和临床证据，提出了旨在提高缓解率和长期肿瘤控制的放射疗法与免疫检查点抑制剂的协同效应的概念。放疗免疫刺激，募集辐射场内的抗肿瘤反应的细胞因子。长期以来一直在讨论放射线的免疫原性特性（包括观察到放射治疗后的远隔效应这一罕见的临床现象），而免疫疗法的出现和临床前数据的不断增加已使联合治疗方法的理论基础成为焦点。通过研究可使放疗模式转变。本文同时引起对如何管理经过了大量前期治疗、仅有有限治疗方案可选的患者的探究。但需强调对于正在进行的放疗和免疫检查点抑制剂相结合的试验的作用和临床意义尚不明确。

总之，我们观察到鼻咽癌复发患者对联合免疫治疗和再次照射的良好反应，我们希望该方法未来的发展可以改善治疗方案有限的患者的治疗效果。

【精评】本文献报道1例鼻咽癌患者接受Pembrolizumab治疗期间出现黏膜刺激、唾液腺肿胀及皮疹，因考虑患者反复接受鼻咽部放疗，上述症状是否为ICIs相关不良事件存疑。上述症状程度不重，给予对症支持后逐渐好转。临床实践中遇到类似症状、体征，需注意完善感染、干燥综合征等筛查、肿胀腺体活检、皮疹处皮肤活检等进一步明确诊断，以便针对性治疗。

参考文献

[1] OTT P A, BANG Y J, PIHA-PAUL S A, et al. T-cell-inflamed gene-expression profile, programmed death ligand 1 expression, and tumor mutational burden predict efficacy in patients treated with pembrolizumab across 20 cancers: KEYNOTE-028[J]. J Clin Oncol, 2019, 37(4): 318-327.

[2] SUAREZ C, RODRIGO J P, RINALDO A, et al. Current treatment options for recurrent nasopharyngeal cancer[J]. Eur Arch Otorhinolaryngol, 2010, 267: 1811-1824.

[3] CHUA D T, SHAM J S, LEUNG L H, et al. Re-irradiation of nasopharyngeal carcinoma with intensity-modulated radiotherapy[J]. Radiother Oncol, 2005, 77: 290-294.

[4] ROEDER F, ZWICKER F, SALEH-EBRAHIMI L, et al. Intensity modulated or fractionated stereotactic reirradiation in patients with recurrent nasopharyngeal cancer[J]. Radiat Oncol, 2011, 6: 22.

[5] LANGENDIJK J A, LEEMANS C R, BUTER J, et al. The additional value of chemotherapy to radiotherapy in locally advanced nasopharyngeal carcinoma: a meta-analysis of the published literature[J]. J Clin Oncol, 2004, 22: 4604-4612.

[6] TEO P M, KWAN W H, CHAN A T, et al. How successful is high-dose (≥ 60gy) reirradiation using mainly external beams in salvaging local failures of nasopharyngeal carcinoma?[J]. Int J Radiat Oncol Biol Phys, 1998, 40: 897-913.

[7] KING W W, KU P K, MOK C O, et al. Nasopharyngectomy in the treatment of recurrent nasopharyngeal carcinoma: a twelve-year experience[J]. Head Neck, 2000, 22: 215-222.

[8] HSU M M, KO J Y, SHEEN T S, et al. Salvage surgery for recurrent nasopharyngeal carcinoma[J]. Arch Otolaryngol Head Neck Surg, 1997, 123: 305-309.

[9] WANG S Y, LOU J L, CHEN J, et al. Salvage surgery for neck residue or recurrence of nasopharyngeal carcinoma after primary radiotherapy: options of surgical methods and regions[J]. World J Surg Oncol, 2016, 14: 89.

[10] WEI W I. Salvage surgery for recurrent primary nasopharyngeal carcinoma[J]. Crit Rev Oncol Hematol, 2000, 33: 91-98.

[11] XU Z, TU G, TANG P. Salvage surgery for nasopharyngeal carcinoma after irradiation failure[J]. Zhonghua Er Bi Yan Hou Ke Za Zhi, 1998, 33: 103-105.

[12] CHANG J T, SEE L C, LIAO C T, et al. Locally recurrent nasopharyngeal carcinoma[J]. Radiother Oncol, 2000, 54: 135-142.

[13] CHUA D T, SHAM J S, HUNG K N, et al. Predictive factors of tumor control and survival after radiosurgery for local failures of nasopharyngeal carcinoma[J]. Int J Radiat Oncol Biol Phys, 2006, 66: 1415-1421.

[14] WIDESOTT L, PIERELLI A, FIORINO C, et al. Intensity-modulated proton therapy versus helical tomotherapy in nasopharynx cancer: planning comparison and ntcp evaluation[J]. Int J Radiat Oncol Biol Phys, 2008, 72: 589-596.

[15] CHOY D, SHAM J S, WEI W I, et al. Transpalatal insertion of radioactive gold grain for the treatment of persistent and recurrent nasopharyngeal carcinoma[J]. Int J Radiat Oncol Biol Phys, 1993, 25: 505-512.

[16] KWONG D L, WEI W I, CHENG A C, et al. Long term results of radioactive gold grain implantation for the treatment of persistent and recurrent nasopharyngeal carcinoma[J]. Cancer, 2001, 91: 1105-1113.

[17] WEICHSELBAUM R R, LIANG H, DENG L, et al. Radiotherapy and immunotherapy: a beneficial liaison? [J]. Nat Rev Clin Oncol, 2017, 14(6): 365-379.

[18] DENG L, LIANG H, BURNETTE B, et al. Irradiation and anti-pd-l1 treatment synergistically

promote antitumor immunity in mice[J]. J Clin Invest, 2014, 124: 687-695.

[19] PILONES K A, VANPOUILLE-BOX C, DEMARIA S. Combination of radiotherapy and immune checkpoint inhibitors[J]. Semin Radiat Oncol, 2015, 25: 28-33.

[20] RECK M, RODRIGUEZ-ABREU D, ROBINSON A G, et al. Pembrolizumab versus chemotherapy for pd-l1-positive non-small-cell lung cancer[J]. N Engl J Med, 2016, 375: 1823-1833.

[21] HERBST R S, BAAS P, KIM D W, et al. Pembrolizumab versus docetaxel for previously treated, pd-l1-positive, advanced non-small-cell lung cancer (keynote-010): a randomised controlled trial[J]. Lancet, 2016, 387: 1540-1550.

[22] CHOW L Q, HADDAD R, GUPTA S, et al. Antitumor activity of Pembrolizumab in biomarker-unselected patients with recurrent and/or metastatic head and neck squamous cell carcinoma: results from the phase ib keynote-012 expansion cohort[J]. J Clin Oncol, 2016, 34(32): 3838-3845.

[23] ROBERT C, SCHACHTER J, LONG G V, et al. Pembrolizumab versus Ipilimumab in advanced melanoma[J]. N Engl J Med, 2015, 372: 2521-2532.

[24] BAUML J, SEIWERT T Y, PFISTER D G, et al. Pembrolizumab for platinum- and cetuximab-refractory head and neck cancer: results from a single-arm, phase ii study[J]. J Clin Oncol, 2017, 35: 1542-1549.

[25] SEIWERT T Y, BURTNESS B, MEHRA R, et al. Safety and clinical activity of Pembrolizumab for treatment of recurrent or metastatic squamous cell carcinoma of the head and neck (keynote-012): an open-label, multicentre, phase 1b trial[J]. Lancet Oncol, 2016, 17: 956-965.

[26] FERRIS R L, BLUMENSCHEIN G Jr, FAYETTE J, et al. Nivolumab for recurrent squamous-cell carcinoma of the head and neck[J]. N Engl J Med, 2016, 375: 1856-1867.

[27] BORGHAEI H, PAZ-ARES L, HORN L, et al. Nivolumab versus docetaxel in advanced nonsquamous non-small-cell lung cancer[J]. N Engl J Med, 2015, 373: 1627-1639.

[28] BRAHMER J, RECKAMP K L, BAAS P, et al. Nivolumab versus docetaxel in advanced squamous-cell non-small-cell lung cancer[J]. N Engl J Med, 2015, 373: 123-135.

[29] BELLMUNT J, DE WIT R, VAUGHN D J, et al. Pembrolizumab as second-line therapy for advanced urothelial carcinoma[J]. N Engl J Med, 2017, 376: 1015-1026.

[30] KONG L, LU J J. Reirradiation of locally recurrent nasopharyngeal cancer: history, advances, and promises for the future[J]. Chinese Clin Oncol, 2016, 5(2): 26.

[31] WU S X, CHUA D T T, DENG M L, et al. Outcome of fractionated stereotactic radiotherapy for 90 patients with locally persistent and recurrent nasopharyngeal carcinoma[J]. Int J Radiat Oncol Biol Phys, 2007, 69: 761-769.

[32] KOUTCHER L, LEE N, ZELEFSKY M, et al. Reirradiation of locally recurrent nasopharynx Cancer with external beam radiotherapy with or without brachytherapy[J]. Int J Radiat Oncol Biol Phys, 2010, 76: 130-137.

[33] VILLADOLID J, AMIN A. Immune checkpoint inhibitors in clinical practice: update on management of immune-related toxicities[J]. Transl Lung Cancer Res, 2015, 4: 560-575.

[34] WEBER J S, POSTOW M, LAO C D, et al. Management of adverse events following treatment with anti-programmed death-1 agents[J]. Oncologist, 2016, 21: 1230-1240.

[35] NAIDOO J, PAGE D B, LI B T, et al. Toxicities of the anti-pd-1 and anti-pd-l1 immune checkpoint antibodies[J]. Ann Oncol, 2015, 26: 2375-2391.

[36] SANLORENZO M, VUJIC I, DAUD A, et al. Pembrolizumab cutaneous adverse events and their association with disease progression[J]. JAMA Dermatol, 2015, 151: 1206-1212.

[37] LO J A, FISHER D E, FLAHERTY K T. Prognostic significance of cutaneous adverse events

associated with Pembrolizumab therapy[J]. JAMA Oncol, 2015, 1: 1340-1341.

[38] BRONSTEIN Y, NG C S, HWU P, et al. Radiologic manifestations of immune- related adverse events in patients with metastatic melanoma undergoing anti-ctla-4 antibody therapy[J]. AJR Am J Roentgenol, 2011, 197: 992-1000.

[39] FREEMAN-KELLER M, KIM Y, CRONIN H, et al. Nivolumab in resected and unresectable metastatic melanoma: characteristics of immune-related adverse events and association with outcomes[J]. Clin Cancer Res, 2016, 22: 886-894.

[40] VANPOUILLE-BOX C, PILONES K A, WENNERBERG E, et al. In situ vaccination by radiotherapy to improve responses to anti-ctla-4 treatment[J]. Vaccine, 2015, 33: 7415-7422.

[41] WENNERBERG E, LHUILLIER C, VANPOUILLE-BOX C, et al. Barriers to radiation- induced in situ tumor vaccination[J]. Front Immunol, 2017, 8: 229.

[42] SHARAB A B, NIRCH CJ, KOCHE C M, et al. Stereotactic radiation therapy augments antigen-specific pd-1-mediated antitumor immune responses via cross-presentation of tumor antigen[J]. Cancer Immunol Res, 2015, 3: 345-355.

[43] TWYMAN-SAINT VICTOR C, RECH A J, MAITY A, et al. Radiation and dual checkpoint blockade activate non-redundant immune mechanisms in cancer[J]. Nature, 2015, 520: 373-377.

[44] SHAVERDIAN N, LISBERG A E, BORNAZYAN K, et al. Previous radiotherapy and the clinical activity and toxicity of Pembrolizumab in the treatment of non- small-cell lung cancer: a secondary analysis of the keynote-001 phase 1 trial[J]. Lancet Oncol, 2017, 18: 895-903.

[45] KANG J, DEMARIA S, FORMENTI S. Current clinical trials testing the combination of immunotherapy with radiotherapy[J]. J Immunother Cancer, 2016, 4: 51.

[46] REYNDERS K, ILLIDGE T, SIVA S, et al. The abscopal effect of local radiotherapy: using immunotherapy to make a rare event clinically relevant[J]. Cancer Treat Rev, 2015, 41: 503-510.

[47] LEVY A, CHARGARI C, MARABELLE A, et al. Can immunostimulatory agents enhance the abscopal effect of radiotherapy? [J]. Eur J Cancer, 2016, 62: 36-45.

（倪　军　宋　鹏　张　力）

112

Pembrolizumab 诱导急性血栓形成（血液系统）

【附】KUNIMASA K, NISHINO K, KIMUR A M, et al. Pembrolizumab-induced acute thrombosis: A case report[J]. Medicine (Baltimore), 2018, 97(20): 10772.

Pembrolizumab 是一种抗 T 细胞表面受体 PD-1[程序化死亡 1（programmed death-1）或程序性细胞死亡 1（programmed cell death-1）] 的人源化单克隆免疫球蛋白（Ig）G4 抗体。研究显示在 PD-L1 高表达 NSCLC（非小细胞肺癌）患者中一线治疗，与传统的含铂双药治疗相比，Pembrolizumab 可显著延长晚期 NSCLC 患者的无进展和总生存期。尽管 Pembrolizumab 的整体安全性似乎更好，但是 Pembrolizumab 组会发生不常见却更严重的 irAEs。

迄今为止，血栓形成尚未被报道为 Pembrolizumab 在肺癌治疗中的不良反应。本篇案例报道 1 例与 Pembrolizumab 治疗 NSCLC 相关的急性血栓形成。深静脉血栓（deep vein thromboisis，DVT）导致的肺栓塞常可危及生命，需高度警惕免疫检查点抑制剂治疗中的血栓性不良事件的发生。

本研究通过了大阪国际癌症研究所（Osaka International Cancer Institute）伦理委员会的伦理审查，知情同意书由患者签署。

患者，女性，48 岁，无吸烟史，因左颈淋巴结肿大和左肩疼痛就诊。既往体健，否认过敏史及肿瘤家族史。CT 扫描显示肺部肿块侵袭主动脉和多发性纵隔淋巴结肿胀。左颈部淋巴结的外科活检病理提示腺癌。结合脑增强 MRI 和 PET/CT 辅助分期判断，患者被诊断为肺腺癌，临床分期Ⅳ期（cT3N3M1c），多发脑转移。EGFR 野生型，ALK 和 ROS1 融合基因均野生型。使用 PD-L1 22C3 pharmDx 进行 PD/L1 免疫组织化学检查，提示肿瘤 PD-L1 百分比评分（tumor PD-L1proportion score，TPS）≥ 90%。凝血试验提示凝血功能在正常范围内，检测项目包括全血细胞计数、V 因子测定、纤维蛋白原水平和凝血酶原时间。一线化疗方案，Pembrolizumab（200mg，每周 3 次）。在第 1 个疗程的第 7 天时，患者感到左小腿疼痛和麻木，静脉超声检查显示下肢深静脉血栓，该血栓未在 Pembrolizumab 注射前检查到。进一步的胸部增强 CT 提示肺动脉栓塞，急性血栓栓塞诊断成立（图 112-1）。血清 D- 二聚体水平从 6.9μg/mL 升到 33.5μg/mL。开始连续输注肝素，患者的症状在 7 天内得到改善。肝素输注后续改为直接口服抗凝剂之一（DOACs）阿哌沙班。使用肝素时暂停使用 Pembrolizumab，口服阿哌沙班后重新开始免疫治疗。持续使用 Pembrolizumab 和阿哌沙班显示出良好的临床效果（图 112-2），未观察到血栓形成复发。

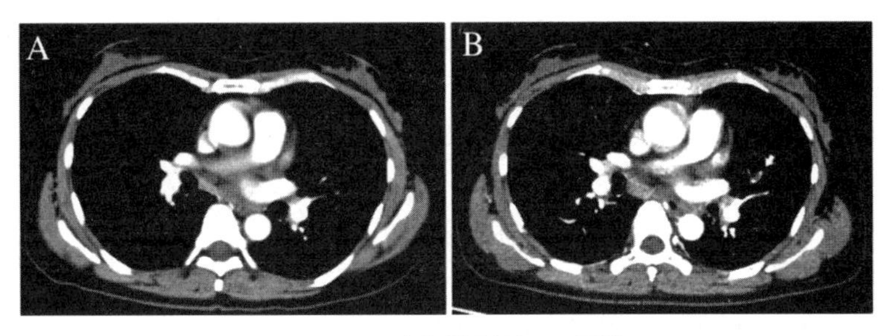

图 112-1　胸部增强的 CT 图像

A. 在接受 Pembrolizumab 治疗前；B. 在给药第 7 天。箭头表明左肺动脉血栓形成。

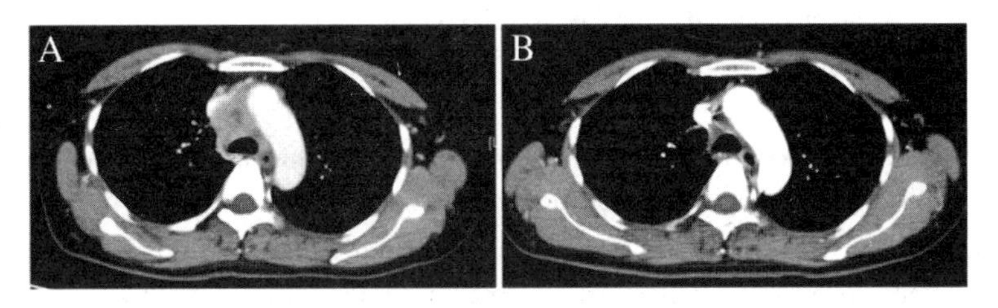

图 112-2　胸部增强 CT 图像

A. 使用 Pembrolizumab 之前；B. 使用 3 个疗程之后。

PD-1 通路抑制剂的抗肿瘤作用主要是耗竭的 PD-1（+）T 细胞的再激活，在超过 20% 的治疗患者中诱导 irAEs 的产生。大多数案例中，irAEs 是温和且易于控制的。本文献报道一例 Pembrolizumab 诱导急性血栓形成的 NSCLC 患者。尽管与 Pembrolizumab 相关的急性血栓形成非常罕见，且未被报道过，一旦发生，可能导致治疗终止，甚至致命。

血液淤滞，血浆高凝状态和内皮功能障碍的相互作用会引发血栓形成。近年来，人们对炎症导致局部纤维蛋白溶解 – 血栓形成的平衡被打破，最终导致血管血栓形成的认识加深。PD-1 通路抑制剂使肿瘤释放并重新激活耗竭 T 细胞，进一步导致炎症的发生。外周血中重新激活的 PD-1（+）T 细胞在治疗开始后的第 3 周达到高峰。本例中，在较早时即形成血栓，可能反映了早期 Pembrolizumab 诱导的炎症发生。

尽管治疗癌症相关的高凝疾病的主要方法是消除致病性肿瘤，但在凝血级联上有多个调控位点的肝素仍是首选替代方案。仅有很少的关于 Xa 或凝血酶的特异性阻断因子治疗癌症相关的凝血病的疗效和安全性相关的数据，在以前的报告中提示效果不佳。目前，患者开始接受持续的肝素输注治疗，后续由于患者拒绝持续肝素治疗故在门诊予 DOACs。使用 Pembrolizumab 的同时提供抗凝血治疗支持有效，血栓未复发。

本例首次报道与包括 Pembrolizumab 在内的 PD-1 通路抑制剂治疗相关的 irAEs 急性血栓形成。Pembrolizumab 诱导的 T 细胞重激活引起的炎症反应可导致血栓形成。为减轻急性血栓形成的严重后果，早期发现和治疗至关重要。

【精评】本文献报道 1 例非小细胞肺癌患者应用 Pembrolizumab 治疗期间出现急性静脉血栓形成，经抗凝治疗后好转。血栓形成的危险因素（Virchow 三联征）包括静脉血液阈值、静脉系统内皮损伤和血液高凝状态。恶性肿瘤、长期静脉化疗、反复住院均为血栓形成高危因素，再者患者未筛查蛋白S、蛋白C、抗凝血酶等遗传因素，因此本例中急性血栓形成是否为ICIs治疗相关存疑。但提示急性血栓形成需考虑ICIs相关可能性，日后临床工作中应多加注意。

参考文献

[1] RECK M, RODRIGUEZ-ABREU D, ROBINSON A G, et al. Pembrolizumab versus chemotherapy for PD-L1-positive non-small-cell lung cancer[J]. N Engl J Med, 2016, 375: 1823-1833.

[2] WANG M, MA X, GUO L, et al. Safety and efficacy profile of Pembrolizumab in solid cancer: pooled reanalysis based on randomized controlled trials[J]. Drug Des Devel Ther, 2017, 11: 2851-2860.

[3] DI NISIO M, van ES N, BULLER H R. Deep vein thrombosis and pulmonary embolism[J]. Lancet, 2016, 388: 3060-3073.

[4] HUANG A C, POSTOW M A, ORLOWSKI R J, et al. T-cell invigoration to tumour burden ratio associated with anti-PD-1 response[J]. Nature, 2017, 545: 60-65.

[5] VILLADOLID J, AMIN A. Immune checkpoint inhibitors in clinical practice: update on management of immune-related toxicities[J]. Transl Lung Cancer Res, 2015, 4: 560-575.

[6] IBA T, LEVY J H. Inflammation and thrombosis: roles of neutrophils, platelets and endothelial cells and their interactions in thrombus formation during sepsis[J]. J Thromb Haemost, 2017, 16: 231-241.

[7] LUTHER N, SHAHNEH F, BRAHLER M, et al. Innate effector-memory T-cell activation regulates post-thrombotic vein wall inflammation and thrombus resolution[J]. Circ Res, 2016, 119: 1286-1295.

[8] VARKI A. Trousseau’s syndrome: multiple definitions and multiple mechanisms[J]. Blood, 2007, 110: 1723-1729.

（倪　军　宋　鹏　张　力）

113

Nivolumab 诱导风湿免疫患者出现缓解型血清阴性对称性滑膜炎伴凹陷性水肿：1 例病例报告（风湿免疫）

【附】NGO L, MILLER E, VALEN P, et al. Nivolumab induced remitting seronegative symmetrical synovitis with pitting edema in a patient with melanoma: a case report[J]. J Med Case Rep, 2018, 12(1): 48.

免疫检查点抑制剂可用于治疗黑色素瘤、非小细胞肺癌、霍奇金淋巴瘤和小细胞肺癌。通常，它们被用作补救疗法。Nivolumab 是一种单克隆 IgG4 抗体，靶向结合 T 淋巴细胞程序性细胞死亡蛋白 1（PD-1）受体，从而破坏免疫调节并促进免疫激活和抗肿瘤反应。其他检查点抑制剂，例如 Ipilimumab，靶向结合细胞毒性 T 淋巴细胞相关抗原 4（CTLA-4）。作为免疫激活的副产品，一系列免疫相关不良反应，包括白癜风，急性发热性嗜中性细胞皮肤病（Sweet 综合征），黏膜炎，淋巴细胞性皮疹，非感染性结肠炎，肺炎，垂体炎，自身免疫性甲状腺疾病，1 型糖尿病，吉兰－巴雷综合征，暴发性心肌炎，炎症性关节炎，干燥综合征和葡萄膜炎已被广泛报道。

缓解型血清阴性对称性滑膜炎伴凹陷性水肿（RS3PE）是一种罕见的炎性关节炎，其特征为急性起病的对称性远端腱鞘炎和手足部凹陷性水肿。它通常对低剂量糖皮质激素有反应，且在老年男性中发生率更高。炎症标志物可能升高，但类风湿因子（RF）和抗环瓜氨酸肽（CCP）抗体通常是阴性的。MRI 和超声检查结果显示伸肌腱鞘炎伴较少量的屈肌腱鞘炎、关节滑膜炎和皮下组织增厚。RS3PE 是一种相对较差的特征性综合征，与恶性肿瘤、药物和自身免疫疾病有关。文献回顾发现先前已报道了 1 例 Nivolumab 引起 RS3PE 的病例。但还不清楚是停止使用抑制恶性肿瘤进展的 Nivolumab 还是继续使用可能会使 RS3PE 进展的 Nivolumab。

1 例 70 岁的白人患者出现右膝疼痛和肿胀，随后 1 周内出现左踝关节的疼痛和肿胀。接下来的 4 个月里，患者症状进展累及双膝、双足和双手。由于症状严重，患者无法走动或进行日常活动。患者服用布洛芬 800mg，每日 3 次，起初症状有轻微改善，但再就诊时，未发现任何改善。

此外，患者诉晨僵持续，占了一天中大部分时间。由于关节僵硬，患者难以走路，坐在轮椅上就诊。患者以前日常生活能良好地自理，是一个狂热的钓鱼爱好者，现在无法追求自己的兴趣。

患者 2 年前确诊了转移性黑色素瘤，这具有重要意义。最初的病变位于左侧颈部，行 Mohs 手术，切缘为负。密切监测了 1.5 年后，PET/CT 发现右下肺结节氟脱氧葡萄糖

（FDG）摄取增加。右肺下叶的楔切示转移性黑色素瘤，野生型BRAF且没有C-KIT突变。持续监测示6个月内右肺结节数量不断增加。患者开始使用Nivolumab（每3周1次，1g/kg，4剂，随后每2周1次240mg）和Ipilimumab（每3周3mg/kg）两药联合免疫治疗。在免疫疗法第2疗程后，患者出现重度的非感染性结肠炎，需要住院治疗。患者停止免疫疗法，通过对症支持和使用糖皮质激素，结肠炎好转。未进一步免疫治疗，患者在6个月内出现新发左肺结节，其大小不断增加。在就诊于风湿科前4个月开始用单剂的Nivolumab治疗（每2周240mg）。单剂免疫治疗后，患者的肺结节完全消退，3个月后的PET/CT未见进一步的转移病灶。

患者其他值得注意的病史是高血压和良性前列腺增生。

药物和过敏史：患者正在使用氢氯噻嗪、阿司匹林和Nivolumab治疗，没有已知的药物过敏史。

家族和社会史：没有结缔组织病或炎性关节炎的家族史。患者的母亲80多岁时死于结肠癌，父亲患有冠状动脉疾病。患者已婚，有3个孩子，在越南战争期间曾在海军服役，并在退役后担任机械师直到退休。否认有毒品或酒精滥用史。抽烟20年，10年前戒烟。

系统回顾：患者否认有胸痛、呼吸急促、皮疹、口腔或鼻腔溃疡、脱发、雷诺病、发热、发冷、盗汗或体重减轻。由于患者的慢性疾病，确实认为自己很虚弱。

体格检查：患者符合真实年龄，没有明显的痛苦貌。体温37℃，血压116/78mmHg，心率70次/分，氧饱和度为100%。肌肉骨骼查体双侧掌指关节（MCP）、近端指间关节（PIPs）、腕关节、肘关节、膝关节、踝关节和跖趾关节（MTPs）对诊断滑膜炎关节积液很有意义。全身关节均无可触及的积液，但患者的四肢有明显的软组织凹陷性水肿。双手和双足背部有Ⅲ°凹陷性水肿，分别延伸到手腕和胫骨中部。关节上有轻微的红疹和发热，MCP最明显（图113-1）。患者的手、足、踝、肘部和膝关节运动范围减小。双侧MCPs触诊和听诊发现运动范围内存在伸肌腱的摩擦。余肌肉骨骼检查和一般体检无特殊。检查未发现类风湿结节。

实验室检查：结果如表113-1所示。患者的红细胞沉降率和C反应蛋白（CRP）增加明显。余实验室检查结果无特殊。患者手部超声和平片如图113-2和图113-3，示软组织肿胀和伸肌腱鞘炎。没有蚀骨现象。

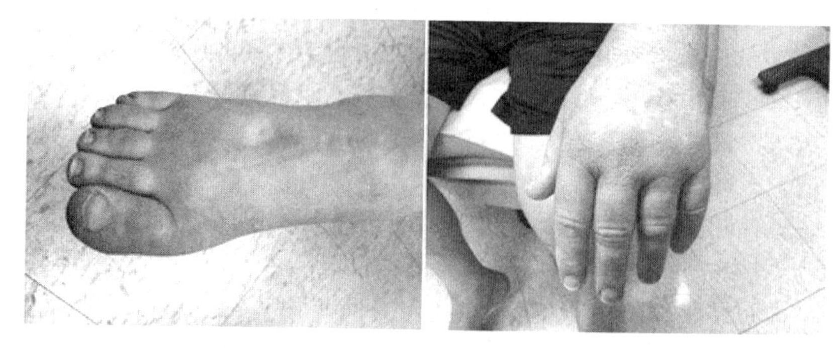

图113-1　手脚软性肿胀和凹陷性水肿

表 113-1　实验室检查结果

实验室检查项目	首次结果	正常值
白细胞 /（$\times 10^9$/L）	3.8	4.0 ~ 11.0
血红蛋白 /（mg/dL）	12.2	11.5 ~ 15.7
血小板 /（$\times 10^9$/L）	233	150 ~ 400
AST/（U/L）	42	10 ~ 47
ALT/（U/L）	36	7 ~ 45
LDH/（U/L）	125	88 ~ 192
ESR/（mm/h）	119	0 ~ 20
CRP/（mg/dL）	11.3	< 5.0
铁蛋白 /（ng/mL）	672	25 ~ 345
TSH/（mIU/L）	1.73	0.4 ~ 5.0
HBcAg	阴性	阴性
HBsAg	阴性	阴性
HBcAb	阴性	阴性
ANA	阴性	< 1 ∶ 40
RF	阴性	< 12
抗 CCP 抗体	阴性	< 20

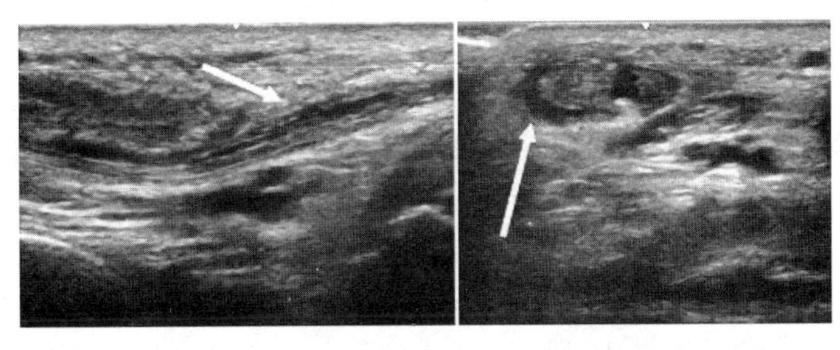

图 113-2　腕伸肌腱纵向和横向视图

显示腱鞘炎和肌腱病（箭头）。

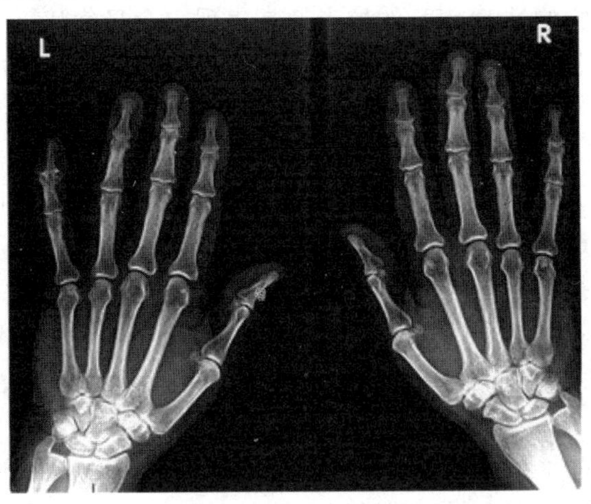

图 113-3　双手平片

患者病程：患者开始使用泼尼松 40mg[0.5mg/（kg・d）]，在 6 周内逐渐减量至每天 10mg。患者对泼尼松的反应非常迅速，症状几乎完全缓解。一旦泼尼松减少到 10mg 以下时，症状开始逐渐出现。在此期间，患者继续使用 Nivolumab 治疗，影像学监测发现转移性疾病完全得到缓解。由于患者的黑色素瘤对免疫疗法的显著反应，认为副肿瘤性 RS3PE 可能性不大。虽然当时没有关于 Nivolumab 或其他检查点抑制剂引起 RS3PE 的报道，但由于 Nivolumab 与其症状的急性发作之间的时间关系，认为二者是相关的。先前描述的许多与检查点抑制剂相关的自身免疫疾病也提示 RS3PE 可能是另一种自身免疫疾病表现。面临的临床困境是，之前已经证明患者的 4 期黑色素瘤在停止治疗后会非常迅速地复发，但现在患者因治疗不良反应而致残。经仔细讨论后，选择每日维持使用稳定剂量的泼尼松 7.5mg，以控制风湿病症状，并继续使用 Nivolumab。在 9 个月时，患者表现出凹陷性水肿程度轻微，没有炎症性关节炎，且持续对 Nivolumab 治疗有效。

RS3PE 是一种独特类型的血清阴性类风湿关节炎，首次报道于 1985 年。其特征表现为对称性的远端凹陷性水肿伴手足的滑膜炎，通常对低剂量糖皮质激素非常敏感。据报道，更常见于 60 岁及以上的男性。日本大型队列中报道 RS3PE 的发病率为 0.09%。

目前已描述了 RS3PE 的多种亚型，包括特发性，以及与其他自身免疫疾病如干燥综合征（Sjogren 综合征）共存的重叠型。也有报道认为它是一种副肿瘤或药物诱发的综合征。一些研究表明，鉴于相似的人口学特征和实验室检查，特发性 RS3PE 属风湿性多肌痛（PMR）的范围。在一项涉及 23 例 RS3PE 综合征患者的前瞻性研究中，所有患者均在 MRI 上发现手部和（或）足部腱鞘炎。在同一项研究中，将 RS3PE 患者与 PMR 患者进行比较，发现其具有相似的人口学特征、临床表现和 MRI 结果，这表明两者可能是同一疾病过程的不同阶段。但是，RS3PE 和 PMR 之间也存在差异。RS3PE 常见于男性，治疗所需的糖皮质激素持续时间更短、累积量更少，并且症状和复发频率更低。另一方面，PMR 使用糖皮质激素的持续时间平均较长，更常见于女性，复发率较高，RF 阳性率高达 16.5%。

副肿瘤性 RS3PE 与特发性 RS3PE 的表现相似，但往往具有更严重的病程，复发率更高。此外，副肿瘤性 RS3PE 的患者通常表现出全身症状，并且可能对糖皮质激素的治疗反应不如特发性 RS3PE 的患者。通常，RS3PE 早于恶性肿瘤出现。欧洲、美国和日本队列数据的荟萃研究发现，RS3PE 患者的总体癌症患病率约为 20%。副肿瘤性 RS3PE 通常与恶性的实体肿瘤相关，包括前列腺癌、胃癌和结肠腺癌。然而，它也见于血液系统恶性肿瘤，包括非霍奇金淋巴瘤和慢性淋巴细胞白血病。据报道，黑色素瘤不会引起 RS3PE。

小型系列病例报道中已报道了自身免疫疾病相关和感染相关的 RS3PE。包括系统性红斑狼疮、Sjogren 综合征、结节性多动脉炎和强直性脊柱炎在内的自身免疫疾病均与 RS3PE 有关。据报道，包括细小病毒和链状芽孢杆菌在内的感染也会引起 RS3PE。

药物诱发的 RS3PE 并不常见，但包括胰岛素、利福平和二肽基肽酶 -4 抑制剂在内的药物都与 RS3PE 有关。最近报道了 1 例 Nivolumab 治疗的Ⅳ期 BRAF 野生型黑色素瘤的 80 岁男性患者，该患者在开始使用 Nivolumab 后出现与 RS3PE 一致的体征和症状。

在副肿瘤和结缔组织病相关患者中，RS3PE 与患者的血管内皮生长因子（VEGF）水平升高有关，VEGF 随着糖皮质激素的使用而降低。VEGF 是一种有效的血管扩张剂，可增加血管通透性，并在血管生成中发挥重要作用。因此，VEGF 有助于肿瘤的生长、侵袭和转移。其他可能在 RS3PE 患者中升高的生物标志物包括基质金属蛋白酶 3（MMP3）和白细胞介素 -6。

RS3PE 的治疗基础是治疗任何已存在的疾病。特别是肿瘤性 RS3PE，通过治疗恶性肿瘤，患者可获益，因为那些患者也可能对糖皮质激素没有反应。在特发性 RS3PE 的情况下，预后是较好的，并且并不是完全可靠的证据表明糖皮质激素非常有效，可以在数周内逐渐减少至最低有效剂量，且维持 12 ~ 18 个月的缓解。该患者临床情况较为复杂，患有 4 期的晚期黑色素瘤，可选治疗方案也很少。患者的恶性肿瘤对 Nivolumab 反应良好，暂时停药导致疾病复发。患有转移至其他部位皮肤和淋巴结的 4 期黑色素瘤患者，5 年存活率为 15% ~ 20%。若有其他器官的转移，存活率较低。

病例表明，在某些情况下，使用低剂量糖皮质激素治疗，可能足以缓解免疫检查点抑制剂的不良反应，同时仍维持其对恶性肿瘤的治疗。对于转移性恶性肿瘤患者，这可能是可采取的选择，因为转移性恶性肿瘤没有其他治疗选择。

【精评】缓解型血清阴性对称性滑膜炎伴凹陷性水肿综合征（RS3PE），是一种特殊类型的类风湿关节炎。RS3PE 综合征为一组急性起病的对称性、水肿性和可缓解性疾病，其自身免疫抗体多为阴性：基本病理改变为滑膜炎，以屈（伸）肌腱鞘滑膜的炎症为其显著特点。从 1985 年起，MeCarty 及其同事首先报道了 10 例 RS3PE，随后报道逐渐增多，迄今国内也已报道约 200 例。本病目前无统一诊断标准，多推荐以下几点支持诊断：①老年起病（年龄大于 50 岁）；②急性发作；③对称性多关节炎伴肢端凹陷性水肿，在 6 ~ 8 个月内缓解；④属持续性良性疾病，无侵蚀、残余畸形或其他形式的关节损害；⑤ RF 和 ANA 阴性；⑥糖皮质激素治疗有效；⑦病情缓解后不再复发。该患者有使用 ICIs 诱因，以大关节疼痛、肿胀及晨僵起病，自身免疫抗体阴性，四肢有明显的软组织凹陷性水肿，糖皮质激素治疗有效。符合 RS3PE 诊断标准。提示肿瘤专科医生患者出现上述症状，即使无血清抗体的支持，也应依据影像学、ESR、CRP 等指标，想到本病可能性，及时请免疫专科医生会诊，指导治疗。

参考文献

[1] HAMANISHI J, MANDAI M, MATSUMURA N, et al. PD-1/PD-L1 blockade in cancer treatment: Perspectives and issues[J]. Int J Clin Oncol, 2016, 21: 462-473.

[2] MEDINA P J, ADAMS V R. PD-1 pathway inhibitors: Immuno-oncology agents for restoring antitumor immune responses[J]. Pharmacotherapy, 2016, 36: 317-334.

[3] GUIBERT N, MAZIERES J. Nivolumab for treating non-small cell lung cancer[J]. Expert Opin Biol Ther, 2015, 15: 1789-1797.

[4] SUNSHINE J, TAUBE J M. PD-1/PD-L1 inhibitors[J]. Curr Opin Pharmacol, 2015, 23: 32-38.

[5] ALEXANDER W. The checkpoint immunotherapy revolution: What started as a trickle has

become a flood, despite some daunting adverse effects; new drugs, indications, and combinations continue to emerge[J]. PT, 2016, 41: 185-191.

[6] FRANCISCO L M, SAGE P T, SHARPE A H. The PD-1 pathway in tolerance and autoimmunity[J]. Immunol Rev, 2010, 236: 219-242.

[7] BUQUE A, BLOY N, ARANDA F, et al. Trial watch: Immunomodulatory monoclonal antibodies for oncological indications[J]. Oncoimmunology, 2015, 4: e1008814.

[8] EIGENTLER T K, HASSEL J C, BERKING C, et al. Diagnosis, monitoring and management of immune-related adverse drug reactions of anti-PD-1 antibody therapy[J]. Cancer Treat Rev, 2016, 45: 7-18.

[9] KONG B Y, MICKLETHWAITE K P, SWAMINATHAN S, et al. Autoimmune hemolytic anemia induced by anti-PD-1 therapy in metastatic melanoma[J]. Melanoma Res, 2016, 26: 202-204.

[10] SYRIGOS K, TSAGOULI S, GRAPSA D. Nivolumab-induced recurrence of rheumatoid arthritis in a patient with advanced non-small cell lung cancer: A Case report[J]. Ann Intern Med, 2016, 165: 894-895.

[11] RAPTOPOULOU A P, BERTSIAS G, MAKRYGIANNAKIS D, et al. The programmed death 1/programmed death ligand 1 inhibitory pathway is up-regulated in rheumatoid synovium and regulates peripheral T cell responses in human and murine arthritis[J]. Arthritis Rheum, 2010, 62: 1870-1880.

[12] JOHNSON D B, BALKO J M, COMPTON M L, et al. Fulminant myocarditis with combination immune checkpoint blockade[J]. N Engl J Med, 2016, 375: 1749-1755.

[13] SINGH J A, SAAG K G, BRIDGES S L J, et al. 2015 American college of rheumatology guideline for the treatment of rheumatoid arthritis[J]. Arthritis Care Res (Hoboken), 2016, 68: 1-25.

（倪　军　宋　鹏　张　力）

114

黑色素瘤患者经免疫检查点抑制剂治疗中被隐藏的完全缓解：2例病例报告（消化系统）

【附】SCHLIEP S, AGAIMY A, CAVALLARO A, et al. Concealed complete response in melanoma patients under therapy with immune checkpoint inhibitors: two case reports[J]. J Immunother Cancer, 2018, 6(1): 2.

免疫检查点抑制剂在转移性黑色素瘤的治疗中有效，2011年美国批准了第一批抗体。Ipilimumab是抗CTLA-4的抗体，能够提升（转移性黑色素瘤）患者总体生存情况。Nivolumab和Pembrolizumab都是靶向PD-1的抗体，甚至比Ipilimumab有更好的应答率和更好的生存优势，但是目前黑色素瘤患者应答最好的治疗方案是Ipilimumab和Nivolumab联合治疗。免疫检查点抑制剂治疗的最大缺陷就是各种各样的不良反应，其中大多数是免疫介导的。除了这些改善的治疗结局和新不良反应谱，已经在Ⅱ期项目中观察到新型应答模式。因而发展出特异性的影像学“免疫相关应答标准（irRC）”，可以互补已经建立的RECIST 1.1标准。越来越多证据支持即使影像学出现肿瘤负荷增加的表现，之后也可以出现部分或者完全缓解——被称作假性进展的现象。需要提及的是在4周后进行评效检查时肿瘤负荷增长＞25%则被认为是真性进展。这条原则也同样适用于本文献展示的两例患者，不论在irRC还是RECIST 1.1标准中均评估为进展性疾病。但是令人意外的是，在影像学检查之后对进展性转移灶进行组织病理学检查证明它们都完全没有活性肿瘤细胞。

病例1：男性，72岁，确诊左前臂结节状黑色素瘤（T4b），在切除后安全切缘达到2cm，前哨淋巴结活检（0/1）。辅助低剂量干扰素alpha（3×3Mio IE/周）治疗时发现左侧腋窝淋巴结转移，后进行腋窝淋巴结清扫。一年以后发现了远处淋巴结转移，通过根除术后组织病理学检查证实诊断。

另外，患者有冠心病，2007年出现一次心肌梗死并进行搭桥手术，2011年再次评估射血分数正常。

患者还患有2型糖尿病、高血压、下肢动脉阻塞性疾病、结肠息肉。患者2013年入组了一项免疫检查点抑制剂的临床研究（CA 209067）。初始影像学显示颈部、锁骨上、纵隔、脐部和腹部淋巴结转移。患者接受了4程Ipilimumab（3mg/kg）联合Nivolumab（1mg/kg），后5程Nivolumab（3mg/kg）治疗，每两周进行一次。利用RECIST评估分析患者表现出部分缓解，最低值1.5cm，和基线5.5cm相比较。由于患者心肌炎造成射血分数降至15%，治疗出现中断。心肌活检和免疫介导的改变一致，开始进行糖皮质激素治疗，几天内射血分数即出现好转。治疗后患者维持稳定达 1 年，随后通过颈部、纵隔、脐部以及腹部影像学提示结节影，诊断疾病进展，患者接受 Pembrolizumab 治疗。随后出现了严重的心肌病，2 个月后由于心脏失代偿去世。进行尸检意外发现所有之前怀疑转移灶的大块组织的病理检查结果提示扩大的坏死区，玻璃样变、钙化和混合的炎症性浸润，伴有各种各样的肺矽病样改变，无活性肿瘤细胞（ypT0 ypM0 L0 V0 Pn0；见图 114-1B）。进一步尸检证明临床诊断的心肌病没有自身免疫性心肌炎的迹象。

病例 2：男性，64 岁，诊断头皮结节状黑色素瘤（T4b）切除术后，前哨淋巴结活检（0/1），7 个月后出现 BRAF 野生型转移性黑色素瘤。肿瘤分期显示患者弥散性头皮、肝脏、肺转移复发，淋巴结（颈部、双侧腋窝、纵隔、肺门）出现转移。对于头皮快速生长性转移灶姑息性术后，影像学提示在肺、肝、肾、骨出现转移以及扩大淋巴结和软组织转移（图 114-1C）。给予患者 Nivolumab 和 Ipilimumab 治疗，初次治疗后患者出现自身免疫性结肠炎伴 CTCAE 分级 1 级的腹泻。4 程之后患者因为骨转移后出现病理性股骨骨折而入院进行骨缝合术。住院期间出现了全腹痛，由于 X 线显示腹腔自由气体诊断肠穿孔而上台手术。令人意外的是对切除的回肠肿瘤，可疑肠系膜淋巴结转移以及骨折骨进行组织病理检验，未发现活性肿瘤细胞。切除的回肠肿瘤表现为肿瘤内坏死，瘢痕形成，巨噬细胞、嗜中性粒细胞聚集（图 114-1D），未发现黑色素瘤细胞以及淋巴细胞浸润。因此推测坏死性的转移造成了肠穿孔，而不是自身免疫性结肠炎。Nivolumab 治疗继续，但是患者后续出现肺炎和随即出现脓毒血症，尽管立刻进行治疗干预，患者还是去世。CT 扫描排除肺炎，不幸的是没有进行尸检。

目前肿瘤应答是通过肿瘤在 CT 和 MR 扫描上的体积大小进行评估的。FDG-PET/CT 相比较于 CT 而言提供了更好的敏感度和特异度，可以检测代谢上的早期病变，早于形态学改变。在 Imatinib 治疗的胃肠道实质肿瘤中利用 PET 影像学可以建立和 PFS 的关联，可以早于肿瘤体积缩小几周。免疫检查点抑制剂治疗的成功可以诱导免疫细胞浸润继而出现肿瘤体积的增加，即假性进展，其后可以出现肿瘤的部分缓解或者完全缓解。这项观察导致免疫相关应答标准的建立，定义进展为两个相距至少 4 周的时间点上的肿瘤负荷相比，后者增长 > 25% 则为真性进展。两个患者在病理检查之前不久都出现了 CT 扫描上的进展征象，但是病理提示瘢痕组织，即使应用免疫相关应答标准也无法探及肿瘤转移灶。

在患者 2 免疫检查点抑制剂治疗后 6 周即出现了隐藏的应答，而患者 1 则在治疗开始和应答后 1 年仍有进展性结节。这说明隐藏的转移灶应答可以在免疫检查点抑制剂治疗下很早出现，也可以在治疗后 15 个月后仍然出现假性进展，尽管病理组织证实为应答。患者 2 中其他地方的活性肿瘤细胞不能排除，因为只有腹腔和骨肿瘤经过病理诊断评估。实际临床实践中，经过免疫检查点抑制剂治疗稳定或进展的肿瘤患者身上，隐藏的应答效果可能远比预期和实际发现的更常见。重要的发现是两个经过 PD-1 抗体治疗，而且影像学脑肿瘤假性进展的患者，一个是经过病理显示和坏死组织一致，无活性肿瘤细胞的肺癌患者，在抗 PD-1 治疗前经过 2 年以上的放疗。而另一个是单用 Pembrolizumab 治疗的，具有多发小型脑转移灶的 BRAFV600E 突变的黑色素瘤患者，病理显示存在肿瘤细胞以及治疗相关 $CD45^+$ 和 $CD68^+$ 细胞浸润。

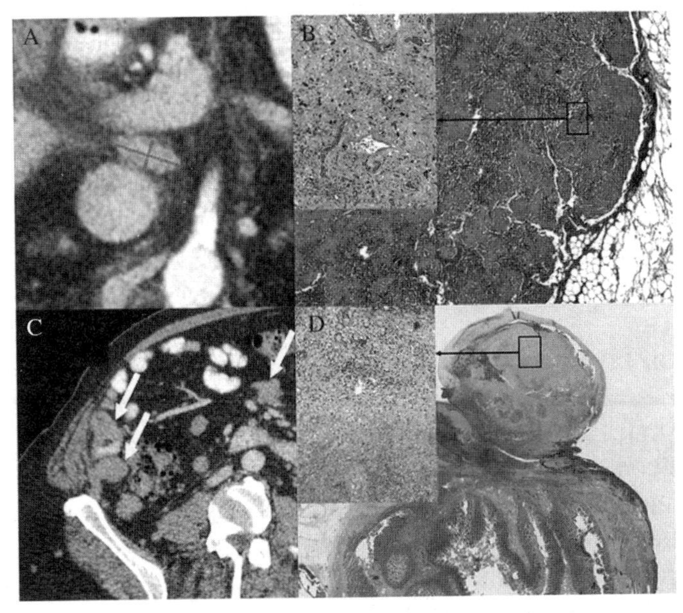

图 114-1　CT 扫描显示用检查点抑制剂治疗后的转移性疾病以及相应的无靶病灶评估（见文后彩图）

在患者 1 中，转移性黑色素瘤在检查点抑制剂治疗后最初观察到部分缓解。然后，再次淋巴结转移进展（根据 Recist 1.1 评估，进展为 28%；（图 A）。在因心力衰竭而死亡后的尸检中，这些结节未显示出肿瘤组织的证据（图 B）。在患者 2 中，发现肠系膜脂肪和肠附近的多个肿瘤结节增大（图 C 箭头）。如回肠的代表性病变所示，由于病理性骨折和穿孔而进行的组织学分析显示没有活的肿瘤组织（图 D）。

为了防止给患者增加不必要的潜在毒性，或者甚至改变应答人群的有效的治疗方式，急需能够探查活性肿瘤组织的创新方式。在黑色素瘤中 FDG-PET/CT 是具有重要价值的，至少在硬化的损伤部位，但是在免疫细胞高度浸润的位置由于它的代谢特殊性在 FDG-PET 下也呈现高摄取信号。

应该考虑进一步设计前瞻性研究验证我们的发现，通过组织学检查评估检查点抑制剂治疗下的“转移灶”。经免疫检查点抑制剂治疗的肿瘤患者中，进展性肿瘤的征象可能代表一个无活性肿瘤区的掩盖应答。一旦怀疑，只有组织学检查能够解决诊断上的挑战。

【精评】本文献报道了 2 例恶性黑色素瘤患者经 Ipilimumab 联合 Nivolumab 治疗后完全缓解病例。本文献强调 ICIs 治疗患者再次活检的重要性，单独影像学上新发或原有病灶增大无法确定疾病进展，可能存在假性进展、免疫相关不良反应等多种可能性，临床中对于病灶迅速增大且与临床表现不符的需再次活检确定诊断。当然无论是疾病进展、假性进展还是不良反应造成的病灶增大，一旦出现临床症状，仍然建议停药、严密观察。

参考文献

[1] JOHN L, COWEY C L. The rapid emergence of novel therapeutics in advanced malignant

melanoma[J]. Dermatol Ther (Heidelb), 2015, 5: 151-169.

[2] HODI F S, O'DAY S J, MCDERMOTT D F, et al. Improved survival with Ipilimumab in patients with metastatic melanoma[J]. N Engl J Med, 2010, 363: 711-723.

[3] ROBERT C, LONG G V, BRADY B, et al. Nivolumab in previously untreated melanoma without BRAF mutation[J]. N Engl J Med, 2015, 372: 320-330.

[4] ROBERT C, SCHACHTER J, LONG G V, et al. Pembrolizumab versus Ipilimumab in Advanced Melanoma[J]. N Engl J Med, 2015, 372: 2521-2532.

[5] LARKIN J, CHIARION-SILENI V, GONZALEZ R, et al. Combined Nivolumab and Ipilimumab or Monotherapy in untreated melanoma[J]. N Engl J Med, 2015, 373: 23-34.

[6] VOSKENS C J, GOLDINGER S M, LOQUAI C, et al. The price of tumor control: an analysis of rare side effects of anti CTLA-4 therapy in metastatic melanoma from the Ipilimumab network[J]. PLoS One, 2013, 8: e53745.

[7] WOLCHOK J D, HOOS A, O'DAY S, et al. Guidelines for the evaluation of immune therapy activity in solid tumors: immunerelated response criteria[J]. Clin Cancer Res, 2009, 15: 7412-7420.

[8] EISENHAUER E A, THERASSE P, BOGAERTS J, et al. New response evaluation criteria in solid tumours: revised RECIST guideline (version 1.1) [J]. Eur J Cancer, 2009, 45: 228-247.

[9] XING Y, BRONSTEIN Y, ROSS M I, et al. Contemporary diagnostic imaging modalities for the staging and surveillance of melanoma patients: a meta-analysis[J]. J Natl Cancer Inst, 2011, 103: 129-142.

[10] STROOBANTS S, GOEMINNE J, SEEGERS M, et al. 18FDG-positron emission tomography for the early prediction of response in advanced soft tissue sarcoma treated with imatinib mesylate (Glivec) [J]. Eur J Cancer, 2003, 39: 2012-2020.

[11] HODI F S, BUTLER M, OBLE D A, et al. Immunologic and clinical effects of antibody blockade of cytotoxic T-lymphocyte-associated antigen 4 in previously vaccinated cancer patients[J]. Proc Natl Acad Sci USA, 2008, 105: 3005-3010.

[12] DOHERTY M K, JAO K, SHEPHERD F A, et al. Central nervous system Pseudoprogression in a patient treated with PD-1 checkpoint inhibitor[J]. J Thorac Oncol, 2015, 10: 100-101.

[13] COHEN J, ALOMARI A K, VORTMEYER A O, et al. Melanoma brain metastasis pseudoprogression after Pembrolizumab treatment[J]. Cancer Immunol Res, 2015, 4: 179-182.

[14] GIALLEONARDO V D, WILSON D M, KESHARI K R. The potential of metabolic imaging[J]. Semin Nucl Med, 2016, 46: 28-39.

（倪　军　宋　鹏　张　力）

115

Ipilimumab 和 Nivolumab 联合治疗慢性淋巴细胞性甲状腺炎合并糖尿病患者诱发甲状腺风暴：1 例病例报告（内分泌系统）

【附】YONEZAKI K, KOBAYASHI T, IMACHI H, et al. Combination therapy of Ipilimumab and Nivolumab induced thyroid storm in a patient with Hashimoto's disease and diabetes mellitus: a case report[J]. J Med Case Rep, 2018, 12(1): 171.

甲状腺风暴是一种由于甲状腺毒症患者甲状腺激素过度释放引起的急性危及生命的状态。临床症状包括发热、心动过速及神经和胃肠道（GI）异常。诊断依赖于临床症状，没有特定的实验室检验结果。许多因素包括一些药物可促使甲状腺毒症进展为甲状腺风暴。在甲状腺风暴中，患者的心率、血压和体温可能达到危险的高水平。如果没有及时治疗，甲状腺风暴往往是致命的。

免疫检查点抑制剂广泛用于治疗晚期黑色素瘤。如 Ipilimumab 用于阻断活化 T 细胞表面的负性检查点调控子细胞毒性 T 淋巴细胞抗原 -4（CTLA-4）。其他免疫检查点抑制剂也已开发出来，包括 Pembrolizumab 和 Nivolumab；这两种免疫检查点抑制剂都是免疫球蛋白 G4（IgG4）单克隆抗体，靶向负调节性 T 细胞表面受体程序性细胞死亡蛋白 1（PD-1）。在这些免疫检查点抑制剂的开发过程中，其很快被发现与一种新的自身免疫或自身炎症不良反应综合征有关。这些毒性被称为免疫相关不良事件，并且在这些药物联合使用时更易出现不良事件。在本文献中报道了 1 例非常罕见的晚期黑色素瘤患者接受 Ipilimumab 和 Nivolumab 双重治疗后发生甲状腺风暴的病例，并讨论了患有慢性淋巴细胞性甲状腺炎和 2 型糖尿病患者的临床表现和治疗干预。

患者是一名患有鼻腔黑色素瘤的 85 岁日本男性，就诊时有严重的甲状腺毒症及血糖控制不良。患者在接受黑色素瘤治疗前进行了慢性淋巴细胞性甲状腺炎继发的甲状腺功能减退及 2 型糖尿病自我注射胰岛素的治疗。患者首先进行了鼻腔外科手术，后进行 4 个疗程的 Nivolumab 治疗，随后是 Nivolumab 治疗后标准疗法的 2 疗程 Ipilimumab。在接受作为第 3 次治疗的 Ipilimumab 双疗程的 2 周后，患者出现疲劳、恶心和出汗的症状，并进展为临床和生化上的甲状腺毒症。入院时，体温 38℃，心动过速，情绪激动，严重焦虑但仍有意识（烦躁不安）。Glasgow 评分 14/15，血压降至 70/50mmHg。查体发现弥漫性甲状腺肿，无眼球突出。腹软，无肌紧张，皮肤温暖湿润。大汗，颈静脉扩张，外周水肿，双肺呼吸音清，无干湿啰音。既往史包括 62 岁时诊断为慢性淋巴细胞性甲状腺炎引起的甲状腺功能减退症，并行甲状腺激素替代治疗；2 型糖尿病，自我注射胰岛素，血糖控制良好。有甲状腺疾病和糖尿病的家族史。心电图示心动过速、心房颤动，胸片正常。

实验室结果如表 115-1 所示。实验室检查示甲状腺功能如下：促甲状腺激素（TSH）低于检测敏感值，游离三碘甲腺原氨酸（FT3）31.7pg/mL，游离甲状腺素（FT4）3.43ng/dL。值得注意的是，患者的甲状腺球蛋白增加到 48000IU/mL。TSH 受体抗体为阴性，^{99m}Tc 标记的甲状腺扫描显示摄取显著降低（Tc 储留指数 – 摄取率为 0；正常范围 0.4 ~ 3.0）。血糖明显升高；在这种情况下，需要增加胰岛素的量来控制血糖。进一步的免疫学检验显示抗谷氨酸脱羧酶（GAD）抗体，抗胰岛素瘤抗原 2（IA-2）抗体和胰岛素自身抗体（IAA）均在正常血清水平。

表 115-1　实验室检验结果

检验项目	结果	参考值
血生化		
C- 反应蛋白 /（mg/dL）	11.6	≤ 0.20
血钠 /（mmol/L）	135	135 ~ 146
血钾 /（mmol/L）	3.9	3.5 ~ 4.6
血氯 /（mmol/L）	101	96 ~ 110
血钙 /（mg/dL）	8.9	8.2 ~ 10.2
血磷 /（mg/dL）	3.0	2.5 ~ 5.5
血尿素氮 /（mg/dL）	38.3	7.0 ~ 20.0
肌酐 /（mg/dL）	0.85	0.7 ~ 1.3
eGFR/（mL/min）	51.9	≥ 60.0
总蛋白 /（g/dL）	6.1	6.5 ~ 8.2
白蛋白 /（g/dL）	2.8	3.5 ~ 5.5
总胆红素 /（mg/dL）	0.6	0.1 ~ 1.2
谷草转氨酶 /（U/L）	33	10 ~ 35
谷丙转氨酶 /（U/L）	34	5 ~ 40
碱性磷酸酶 /（U/L）	245	100 ~ 340
乳酸脱氢酶 /（U/L）	284	110 ~ 220
γ- 谷氨酰转移酶 /（U/L）	12	≤ 60
肌酸激酶 /（U/L）	132	40 ~ 200
血常规		
红细胞 /（$\times 10^4$/μL）	341	427 ~ 570
血红蛋白 /（g/dL）	10.7	13.5 ~ 17.6
平均红细胞体积 /fL	90.0	82.7 ~ 101.6
血小板 /（$\times 10^4$/μL）	23.7	13.1 ~ 36.2
白细胞 /μL	13380	3900 ~ 9800
中性粒细胞计数 /μL	11600	
糖尿病相关指标		
血糖 /（mg/dL）	142	70 ~ 109

续表

检验项目	结果	参考值
糖化血红蛋白 /%	6.7	4.7 ~ 6.2
胰岛素 / (μIU/mL)	102.1	3.0 ~ 18.0
C- 肽 / (ng/mL)	0.63	0.6 ~ 1.8
GAD/ 抗体	≤ 5.0	≤ 5.0
IA-2/ 抗体	≤ 0.4	≤ 0.4
尿蛋白肌酐比 / (mg/gCr)	281.0	
甲状腺相关指标		
游离 T3/ (pg/mL)	31.7	2.2 ~ 4.1
游离 T4/ (ng/dL)	3.43	0.88 ~ 1.81
TSH/ (μIU/mL)	0.128	0.35 ~ 3.73
TSH 受体抗体	0.51	< 2.0
甲状腺刺激性抗体 /%	102	≤ 120
甲状腺球蛋白 / (ng/mL)	48.000	≤ 33.70
甲状腺球蛋白抗体 / (IU/mL)	457	< 28
甲状腺过氧化物酶抗体 / (IU/mL)	8.0	< 16
内分泌相关指标		
皮质醇 / (μg/dL)	27.5	4.5 ~ 21.1
生长激素 / (ng/mL)	0.13	≤ 2.47
促生长因子 / (ng/mL)	39	48 ~ 177
LH/ (mIU/mL)	18.8	0.8 ~ 5.7
FSH/ (mIU/mL)	5.8	2.0 ~ 8.3
游离睾酮 / (pg/mL)	11.0	4.6 ~ 16.9
泌乳素 / (ng/mL)	9.6	3.6 ~ 12.8
抗利尿激素 / (pg/mL)	2.7	≤ 2.8

eGFR：估测肾小球滤过率；GAD 谷氨酸脱羧酶；IA-2 胰岛抗原 2；TSH 促甲状腺释放素；LH 黄体生成素；FSH 卵泡刺激素。

根据日本甲状腺协会对甲状腺风暴的诊断标准，患者有甲状腺毒症，中枢神经系统症状（烦躁不安），发热（38℃），胃肠道症状（恶心，呕吐）和心房颤动时心动过速（心率：135 次 / 分钟），明确诊断为甲状腺风暴 1 型（TS1）。根据 Burch 和 Wartofsky 甲状腺风暴的诊断标准，患者评分为 60 分；而高于 45 分则提示甲状腺风暴。格雷夫斯病（Graves）的可能性较小，因为其促甲状腺素受体抗体在正常范围内，且 ^{99m}Tc 闪烁扫描示摄取率很低。这些结果表明患者的甲状腺风暴诊断是由于破坏性的甲状腺炎。

患者的临床进程如图 115-1 所示。患者接受静脉胰岛素输注和静脉液体治疗。首先是通过口服碘化钾（每 6 小时 50mg）治疗甲状腺风暴，并以每分钟 4 ~ 10μg/kg 的速度使用短效 β 肾上腺素受体阻滞剂（盐酸兰地洛尔）控制心率。当患者诊断为破坏性甲状腺炎时停用碘化钾。每天予泼尼松龙 0.5 ~ 0.7mg/kg 治疗 irAEs 和甲状腺风暴。

虽然之前的报道建议泼尼松龙的最佳剂量为每天 1 ~ 2mg/kg，但由于合并控制不佳的糖尿病，使用了较低的剂量。到第 5 天，患者的心动过速已经缓解，并停用了盐酸兰地洛尔。第 11 天，患者的甲状腺功能有所改善，并且用于控制血糖的总胰岛素量减少。在第 25 天，患者出现甲状腺功能减退症，因此重新使用甲状腺激素替代治疗。第 35 天患者出院，并维持每日胰岛素注射和左甲状腺素钠水合物治疗。

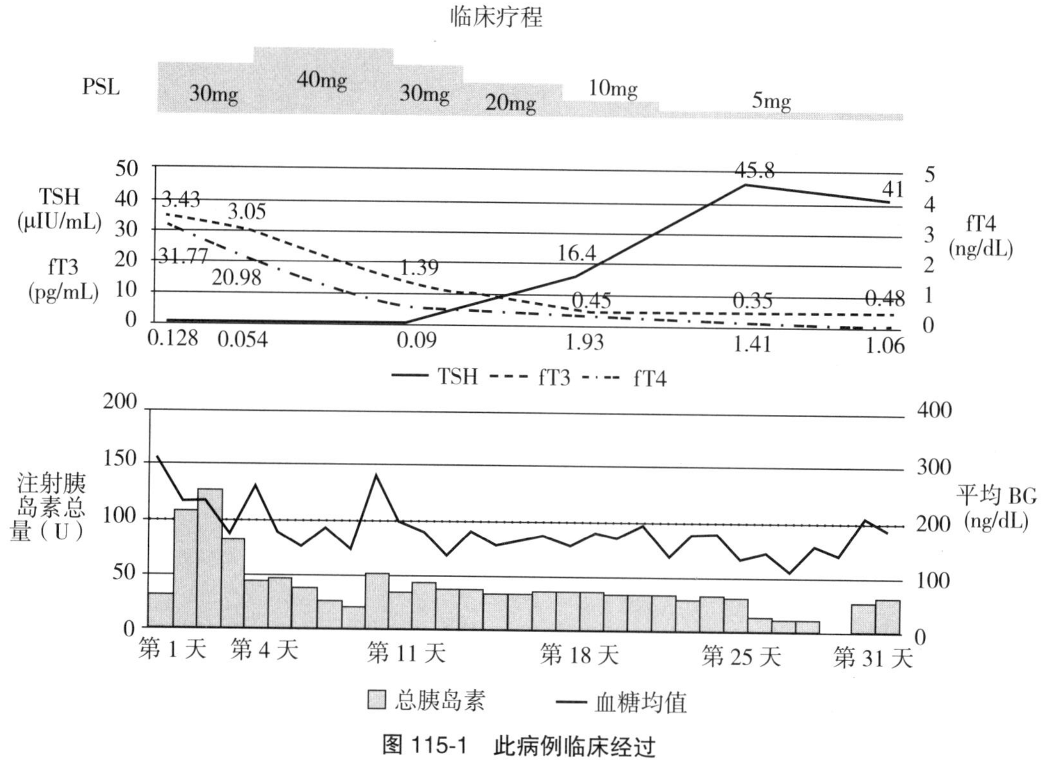

图 115-1　此病例临床经过

BG 血糖，FT3 游离三碘甲状腺原氨酸，FT4 游离甲状腺素，PSL 泼尼松龙，TSH 促甲状腺素。

甲状腺风暴是一种在数天或数小时内迅速恶化且高死亡率的内分泌急症。大多数甲状腺风暴病例是因为某些诱发条件与潜在的甲状腺疾病共同作用而引起的。这通常涉及未治疗或控制不良的 Graves 病，但也可能是由于少见的甲状腺毒性疾病，如毒性多结节性甲状腺肿，分泌 TSH 的垂体腺瘤，分泌人绒毛膜促性腺激素（hCG）的葡萄胎，转移性甲状腺癌和破坏性甲状腺炎。甲状腺风暴可由许多因素诱发，如不规律或中断服用抗甲状腺药物、感染、糖尿病酮症酸中毒、手术、放射性碘治疗、肾上腺皮质功能不全和碘造影剂的给药。此外，几种药物的不良反应包括甲状腺毒症，如胺碘酮，索拉非尼和 Ipilimumab，都被报道会致甲状腺风暴。重要的是该患者在开始 Nivolumab 和 Ipilimumab 治疗之前进行了 1 年的胺碘酮治疗。而胺碘酮与甲状腺功能障碍有关；当患者收入院时中止了胺碘酮治疗。在开始使用 Nivolumab 和 Ipilimumab 之前，患者的甲状腺功能检测在正常范围内；然而，我们不能除外胺碘酮治疗诱发甲状腺风暴的可能性。先前的由 Ipilimumab 和 Nivolumab 联合治疗引起的甲状腺风暴的病例报告已发表。此外，Yu 等人还报告了 1 例单用 Ipilimumab 治疗的黑色素瘤患者出现甲状腺风暴。与 Ipilimumab 单药治疗相比，Ipilimumab 和 Nivolumab 联合使用导致破坏性甲状腺炎的概率更大也更为严重，但两种方案出现破坏性甲状腺炎都很少见（$< 1\%$）。由于在大多数免疫治疗试验中不常规进行甲状腺功能评估，其真实的发病率尚不清楚。

Ipilimumab 和 Nivolumab 联合的免疫检查点抑制作用可以对晚期黑色素瘤患者产生频繁和持久的抗肿瘤反应，并且有望在其他癌症中起到作用。然而，irAEs 常常使治疗复杂化，使得近 40% 的患者需要停止治疗。临床上严重、长期甚至致命的事件很少发生，通常是用高剂量糖皮质激素治疗。因此，对于罕见的事件，要优先识别这些严重毒性反应。

Morganstein 等人报道了已发表的涉及 Ipilimumab 和（或）Nivolumab 的 3 期试验中明显甲状腺功能障碍的发生率。在使用 Ipilimumab 和 Nivolumab 联合治疗的 18 名患者中，4 名患者患有甲状腺功能减退症，其中 1 名患者曾先发生了甲状腺功能亢进，2 名患者曾先有过亚临床甲状腺功能亢进，均不需要抗甲状腺药物，2 名接受甲状腺素治疗（T4）。1 名患者患有亚临床甲状腺功能减退症，另有 4 名患者患有亚临床甲状腺功能亢进而无继发的甲状腺功能减退症。总体而言，29.5% 的患者发生甲状腺功能异常，使用 Ipilimumab 治疗的患者发生率最低，为 23%，联合治疗组发生率最高，为 50%。甲状腺异常在女性患者中更常见。虽然大多数异常无须治疗，但就甲状腺功能的随访和重复化验的需求而言，这仍会造成资源负担。值得注意的是，发生甲状腺功能减退症的亚组常有初始一过性的甲亢阶段（通常是亚临床），突出了对甲状腺异常患者进行仔细识别和随访的必要性。另一方面，一些报告显示少数因 Graves 病而非破坏性甲状腺炎引起的甲亢患者也很少被报道接受过 Ipilimumab 治疗。甲巯咪唑似乎在治疗这些患者方面是有效的。

皮质类固醇应该用于预防由甲状腺风暴中的高代谢状态引起的相对肾上腺皮质功能不全。大剂量的皮质类固醇已被证明可抑制甲状腺激素合成以及 T4 在外周转化为三碘甲状腺原氨酸（T3）。一般建议高剂量的类固醇（泼尼松，每天 1 ~ 2mg/kg）治疗免疫检查点抑制剂相关的 irAEs。对该患者，我们减少了类固醇的剂量，因为患者自我注射胰岛素时仍有控制血糖不良。

一些报道描述了与使用抗 PD-1 抗体治疗相关的自身免疫性糖尿病（即 1 型糖尿病）病例。自身免疫性糖尿病的特征在于产生了针对特定 β 细胞抗原的适应性免疫应答。纵向研究表明，某些自身抗体如抗 IAA、抗 ICA512 和抗 GAD65 在症状出现前就已存在于血清中多年，因此定义了临床前疾病。先前报道的在抗 PD-1 治疗后发生胰岛素依赖性糖尿病的患者中有一半未检测到胰岛自身抗体。因此，这部分患者的发病机理应与涉及胰岛自身抗体的经典自身免疫性 1 型糖尿病的发病机理不尽相同。安萨里等人通过在小鼠中阻断 PD-1-PD-L1 途径发现 IAA 水平与糖尿病的发展之间没有关联，并且一些小鼠虽明显缺乏自身抗体但仍发展为糖尿病。在本案例中，胰岛自身抗体的所有结果均为阴性。但本病例不似 1 型糖尿病。尽管在患者症状出现后 3 个月内胰岛自身抗体保持阴性，但其胰岛素分泌水平恢复到检查点抑制剂治疗之前的水平。在这种情况下，检查点抑制剂引起的甲状腺毒症使患者的血糖控制恶化，因此需要注射更多的胰岛素。

免疫检查点抑制剂将广泛用于黑色素瘤。了解 Ipilimumab 和 Nivolumab 联合治疗引起甲状腺风暴的可能性很重要。

【**精评**】本文献报道了 1 例既往甲状腺功能减退、糖尿病的恶性黑色素瘤患者经 Ipilimumab 联合 Nivolumab 治疗后出现甲亢危象的病例，给予 β 受体阻滞剂联合泼尼松龙治疗缓解。随访 25 天患者转为甲状腺功能减退。联合治疗出现免疫相关不良事件发生率高于单药治疗，对于既往存在甲状腺疾病患者尤其应注意监测甲状腺功能，警惕甲亢危象 / 甲减危象发生。本例患者处理及时有效，患者转危为安。

参考文献

[1] SATOH T, ISOZAKI O, SUZUKI A, et al. 2016 Guidelines for the management of thyroid storm from The Japan Thyroid Association and Japan Endocrine Society (First edition)[J]. Endocr J, 2016, 63(12): 1025-1064.

[2] PARDOLL D M. The blockade of immune checkpoints in cancer immunotherapy[J]. Nat Rev Cancer, 2012, 12(4): 252-264.

[3] PAGE D B, POSTOW M A, CALLAHAN M K, et al. Immune modulation in cancer with antibodies[J]. Annu Rev Med, 2014, 65: 185-202.

[4] CHEN T W, RAZAK A R, BEDARD P L, et al. A systematic review of immune-related adverse event reporting in clinical trials of immune checkpoint inhibitors[J]. Ann Oncol, 2015, 26(9): 1824-1829.

[5] HORVAT T Z, ADEL N G, DANG T O, et al. Immune-related adverse events, need for systemic immunosuppression, and effects on survival and time to treatment failure in patients with melanoma treated with ipilimumab at memorial sloan kettering cancer center[J]. J Clin Oncol, 2015, 33(28): 3193-3198.

[6] BURCH H B, WARTOFSKY L. Life-threatening thyrotoxicosis. Thyroid storm[J]. Endocrinol Metab Clin N Am, 1993, 22(2): 263-277.

[7] GEORGES J L, NORMAND J P, LENORMAND M E, et al. Life-threatening thyrotoxicosis induced by amiodarone in patients with benign heart disease[J]. Eur Heart J, 1992, 13(1): 129-132.

[8] HARAIDSDOTTIR S, LI Q, VILLALONA-CALERO M A, et al. Case of sorafenib-induced thyroid storm[J]. J Clin Oncol, 2013, 31(16): 262-264.

[9] MCMILLEN B, DHILLON M S, YONG-YOW S. A rare case of thyroid storm[J]. BMJ Case Rep, 2016, 2016: 10.

[10] YU C, CHOPRA I J, HA E. A novel melanoma therapy stirs up a storm: ipilimumab-induced thyrotoxicosis[J]. Endocrinol Diabetes Metab Case Rep, 2015, 2015: 140092.

[11] LARKIN J, CHIARION-SILENI V, GONZALEZ R, et al. Combined nivolumab and ipilimumab or monotherapy in untreated melanoma[J]. N Engl J Med, 2015, 373(1): 23-34.

[12] POSTOW M A, CHESNEY J, PAVLICK A C, et al. Nivolumab and ipilimumab versus ipilimumab in untreated melanoma[J]. N Engl J Med, 2015, 372(21): 2006-2017.

[13] MORGANSTEIN D L, LAI Z, SPAIN L, et al. Thyroid abnormalities following the use of cytotoxic T-lymphocyte antigen-4 and programmed death receptor protein-1 inhibitors in the treatment of melanoma[J]. Clin Endocrinol, 2017, 86(4): 614-620.

[14] AZMAT U, LIEBNER D, JOEHLIN-PRICE A, et al. Treatment of ipilimumab induced Graves' disease in a patient with metastatic melanoma[J]. Case Rep Endocrinol, 2016, 2016: 2087525.

[15] BIANCO A C, NUNES M T, HELL N S, et al. The role of glucocorticoids in the stress-induced

reduction of extrathyroidal 3,5,3′-triiodothyronine generation in rats[J]. Endocrinology, 1987, 120(3): 1033-1038.

[16] GAUDY C, CLEVY C, MONESTIER S, et al. Anti-PD1 Pembrolizumab can induce exceptional fulminant type 1 diabetes[J]. Diabetes Care, 2015, 38(11): 182-183.

[17] HUGHES J, VUDATTU N, SZNOL M, et al. Precipitation of autoimmune diabetes with anti-PD-1 immunotherapy[J]. Diabetes Care, 2015, 38(4): 55-57.

[18] JABERI-DOURAKI M, LIU S W, PIETROPAOLO M, et al. Autoimmune responses in T1DM: quantitative methods to understand onset, progression, and prevention of disease[J]. Pediatr Diabetes, 2014, 15(3): 162-174.

[19] ANSARI M J, SALAMA A D, CHITNIS T, et al. The programmed death-1 (PD-1) pathway regulates autoimmune diabetes in nonobese diabetic (NOD) mice[J]. J Exp Med, 2003, 198(1): 63-69.

（倪　军　宋　鹏　张　力）

116

关于 Nivolumab 引起肺炎的高发和早发：4 例病例报告及文献综述（呼吸系统）

【附】KOYAMAL N, IWASE O, NAKASHIMA E, et al. High incidence and early onset of Nivolumab-induced pneumonitis: four case reports and literature review[J]. BMC Pulmonary Medicine, 2018, 18: 23.

人源化 IgG4 单克隆抗体 Nivolumab 是一种免疫检查点抑制剂，为靶向程序性细胞死亡 1（PD-1）蛋白，在 T 细胞上表达免疫抑制性受体。它通过阻断 PD-1 及其配体 PD-L1 和 PD-L2 的结合来促进免疫应答。Nivolumab 对恶性肿瘤患者可产生持久反应，且具有良好安全性，目前多用于治疗恶性黑色素瘤（MM）、非小细胞肺癌（NSCLC）、肾细胞癌、霍奇金淋巴瘤和头颈癌（HNC）。

由于上述肿瘤的替代治疗策略的转变，现有研究表明免疫检查点抑制剂可造成一系列尚未充分表征的独特毒性效应，这些效应被称为“免疫相关不良反应（irAEs）”，包括内分泌功能障碍、神经障碍、肝炎、肾炎、皮肤毒性、心功能不全、结肠炎和肺炎。在这些 irAEs 中，肺炎是一种相对不常见但可能危及生命的不良事件。之前的一项荟萃分析显示，与 PD-1 抑制剂单一疗法（如 Nivolumab 或 Pembrolizumab 单药治疗）相关的肺炎发病率：全级为 2.7%，≥ 3 级为 0.8%。此外，该研究显示，在 NSCLC 患者中，与 Nivolumab 单药治疗相关的全级肺炎发生率为 4.1%（1.4% ~ 8.5%），3 级毒性为 1.7%（0 ~ 3.4%）；而 MM 患者中，全级肺炎发生率为 1.5%（0 ~ 1.9%），3 级毒性为 0.1%（0 ~ 0.3%）。Nivolumab 诱发肺炎的患病率因肿瘤类型而异，在 NSCLC 患者中应特别注意这一问题。最近的一项回顾性研究显示了不同 CT 图像模式和 Nivolumab 引起肺炎的临床过程，主要包括隐源性机化性肺炎（COP），中位发病时间为 2.6 个月，并且大多数患者可使用皮质类固醇成功治疗。

2014 年 10 月 ~ 2017 年 7 月在东京医科大学八王子医疗中心接受 Nivolumab 治疗的 20 例恶性肿瘤患者中，有 4 例 Nivolumab 引起的肺炎：2 例 NSCLC 患者，1 例 MM 患者和 1 例 HNC 患者。这些患者显示出与先前报道的肺炎不同的临床特征。在这些病例中，Nivolumab 诱发的肺炎发病较早且发病率较高，受影响的患者有重度抗肿瘤治疗史。为了更新临床医生对 Nivolumab 诱发肺炎的了解，本报告分别介绍了 2 例 NSCLC，1 例 MM 和 1 例 HNC 患者在 Nivolumab 单药治疗后 CT 影像学表现和肺炎临床病程。

患者 1：男性，71 岁，无吸烟史，因左侧拇趾肿瘤入院，手术切除并诊断为 MM

（pT1bN0M0）。患者接受了干扰素 –β 治疗，但 2 年后肿瘤复发，并有多发性淋巴结转移，开始用达卡巴嗪进行化疗。达卡巴嗪治疗 3 年后，患者发生脑转移、肺转移和肾转移。在全脑照射（共 30Gy）后 4 天，针对 MM（rT0N2bM1c）开始用 Nivolumab（2mg/kg）治疗。在 Nivolumab 给药的第 9 天，患者出现发热并且随后在运动时出现呼吸困难。第 17 天的 CT 扫描显示两肺下叶均有非节段性磨玻璃影（GGO）（图 116-1）。评估患者的尿抗原检测、痰和血培养以及病毒抗体和流感抗原的检测后，否定了感染的可能性，根据不良事件的常用术语标准（CTCAE）4.0 版，患者被诊断为 Nivolumab 诱发的 1 级肺炎，具有非特异性间质性肺炎（NSIP）特征。由于患者未出现呼吸衰竭，在没有额外治疗停止 Nivolumab 治疗（未使用皮质类固醇的情况下），患者肺炎得到改善，症状消失。

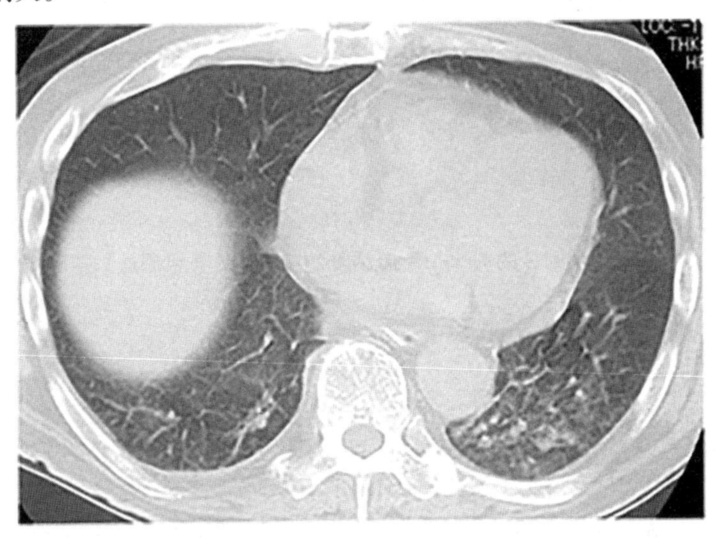

图 116-1　病例 1 的 Nivolumab 诱发的肺炎的计算机断层扫描图像

在 Nivolumab 治疗的第 17 天，双肺下叶出现非节段性浑浊磨玻璃影。

患者 2：男性，46 岁，无吸烟史，因左侧胸腔积液和左肺上叶肿块入院。胸腔镜胸膜活检的病理结果为腺癌，该患者临床诊断为Ⅳ期肺腺癌（cT2aN2M1a）。肿瘤无表皮生长因子受体（EGFR）基因突变及间变性淋巴瘤激酶（ALK）基因重排。患者先接受 4 个周期的顺铂、培美曲塞和贝伐单抗联合化疗，然后用贝伐单抗进行 8 个周期的维持治疗。疾病进展后将治疗方案改为多西紫杉醇单药治疗，随后由于Ⅰ型过敏反应终止。然后患者接受卡铂及替加氟 / 吉美嘧啶 / 奥替拉西联合化疗；在治疗 4 个周期后发生了胸椎转移。在先前治疗终止后 2 个月，开始 Nivolumab（3mg/kg）作为对肺癌（rT2aN2M1b）的第 4 线治疗。在 Nivolumab 给药后的第 13 天，患者出现发热和呼吸困难，CT 结果显示两肺均有多处实变和 GGO（图 116-2）。痰培养、尿抗原检测、β-D 葡聚糖和病毒抗体检测结果的阴性排除了感染引起肺炎的可能；由于肺炎引起患者呼吸衰竭，未进行支气管镜检查。

根据这些结果及 CT 图像和临床表现诊断患者为 Nivolumab 诱发的 3 级肺炎，具有 COP 特征。此后，患者先使用甲泼尼龙冲击疗法（每天 1000mg，持续 3 天），然后进行泼尼松龙治疗（每天 60mg）；治疗后肺部实变及症状减退，随后开始减少泼尼松龙剂量。

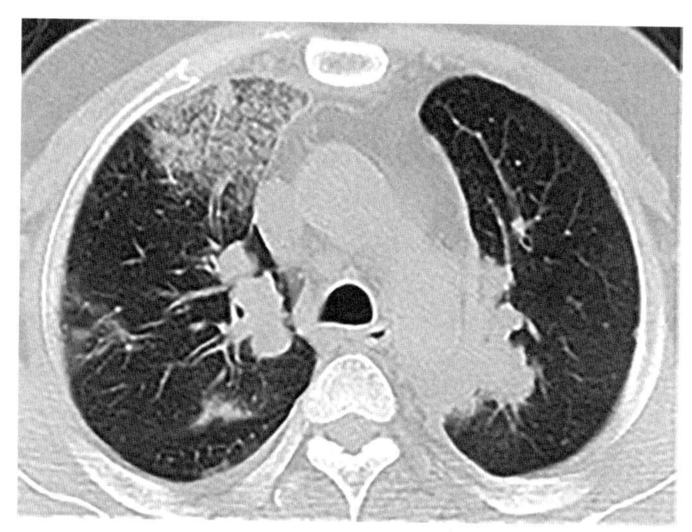

图 116-2　病例 2 的 Nivolumab 诱发的肺炎的计算机断层扫描图像

双肺出现多处结节和磨玻璃样浑浊。

患者 3：男性，59 岁，大量吸烟史（吸烟指数 52.5 包 / 年），右后腰痛入院。CT 显示有肺右上叶和左下叶的肿块，伴有右侧胸腔积液，右侧纵隔淋巴结病和明显的低密度区。CT 引导下细针穿刺活检病理结果为腺癌，患者诊断为Ⅳ期肺腺癌（cT3N2M1a），无 EGFR 突变或 ALK 重排。患者接受了 6 线化疗方案：顺铂、培美曲塞和贝伐单抗（Bevacizumab）一线化疗 4 个周期，接着培美曲塞和贝伐单抗维持治疗 4 个周期；二线多西紫杉醇单药治疗 4 个周期；卡铂和纳米颗粒白蛋白结合的紫杉醇进行 3 线化疗 4 个周期；4 线药物厄洛替尼治疗 6 个月；吉西他滨和长春瑞滨进行了 5 线化疗 4 个周期；6 线方案为替加氟 / 吉美嘧啶 / 奥替拉西单药治疗 5 个月。在姑息性照射肿瘤扩散的胸壁部分（16 个部分总共 40Gy）10 个月及立体定向放射外科治疗转移性脑肿瘤 7 个月后，由于患者肺癌（rT3N3M1b）的恶化，开始 Nivolumab（3mg/kg）的 7 线治疗。开始 Nivolumab 治疗的第 14 天，患者出现呼吸困难，通过 CT 扫描发现新发的 GGOs，主要分布于双肺的胸膜下（图 116-3A）。基于影像学表现、临床病程、痰培养、尿抗原检测及 β-D 葡聚糖值和病毒抗体检测的阴性结果，该患者被诊断为 Nivolumab 诱发的 COP 类型的 3 级肺炎。

开始泼尼松龙治疗（每天 30mg），随着患者症状改善而减少用药。但当泼尼松龙以每天 5mg 的剂量给药时，肺炎恶化。虽然右肺原发病的主要病变减少，但复发时可在左肺中观察到相似的新病变（图 116-3B）。泼尼松龙的剂量每天增加至 60mg 后，肺炎明显减退，再次逐渐减少泼尼松龙剂量。

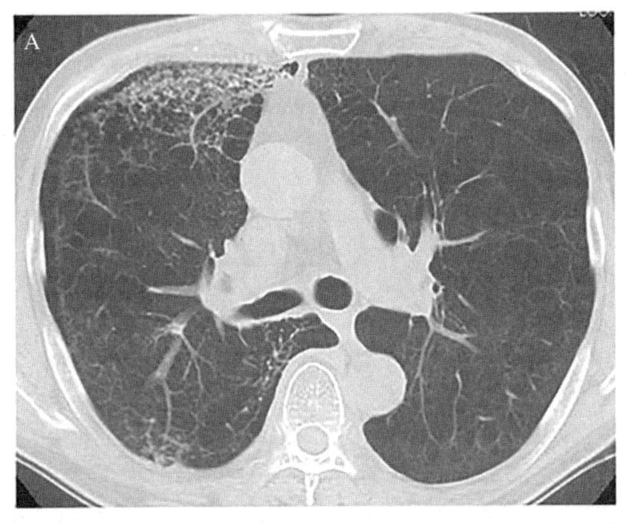

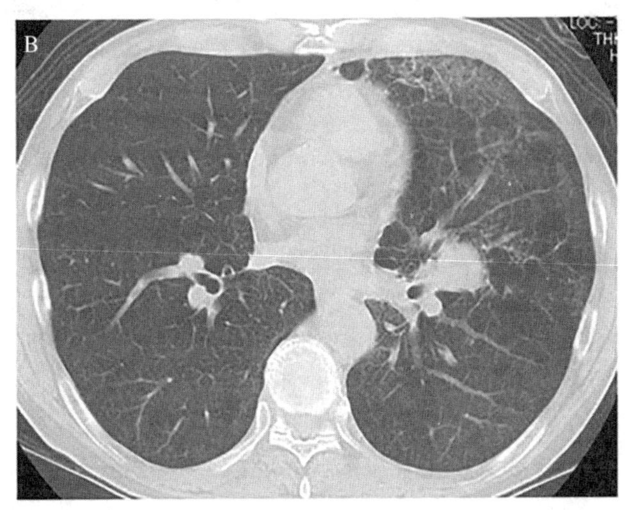

图 116-3　病例 3 的 Nivolumab 诱发的肺炎的计算机断层扫描图像

A. 在初始 Nivolumab 治疗的第 14 天，在双肺的主要胸膜下观察到非节段性磨玻璃样浑浊和实变。B. 在初期疾病发作中右肺的主要病变减轻后，复发时左肺新发现了类似的浑浊。

患者 4：男性，58 岁，大量吸烟史（吸烟指数 52.5 包 / 年），因左颈部疼痛入院。对下咽部梨状窦中的病变进行活组织检查后，患者被诊断为下咽鳞状细胞癌（cT3N2cM0）。用顺铂、多西紫杉醇和 5-FU 诱导化疗后，患者经历了 7 个周期的西妥昔单抗（Cetuximab）和放疗，并对治疗完全反应。因为 7 个月后左侧颈部淋巴结复发，患者接受了 9 个周期的奈达铂、西妥昔单抗和替加氟 / 吉美嘧啶 / 奥替拉西联合化疗。此后患者开始 49 个周期的紫杉醇和西妥昔单抗联合化疗，但疾病仍然进展，表现为左颈深部淋巴结扩大转移。在 Nivolumab 治疗的第 2 周期的第 4 天（3mg/kg），患者表现出不适和劳力性呼吸困难，CT 结果显示多处 GGO 和两肺实变（图 116-4）。根据影像学结果和临床病程，被诊断为由 Nivolumab 引起的 3 级肺炎，伴有呼吸功能不全。痰培养、尿抗原检测、β-D 葡聚糖值和病毒抗体检测均为阴性。患者接受了甲泼尼龙冲击疗法（每天1000mg，持续3天）及吸入氧气治疗，然后进行泼尼松龙治疗（每天30mg），最后肺部病变消退，开始逐渐减少泼尼松龙的剂量。

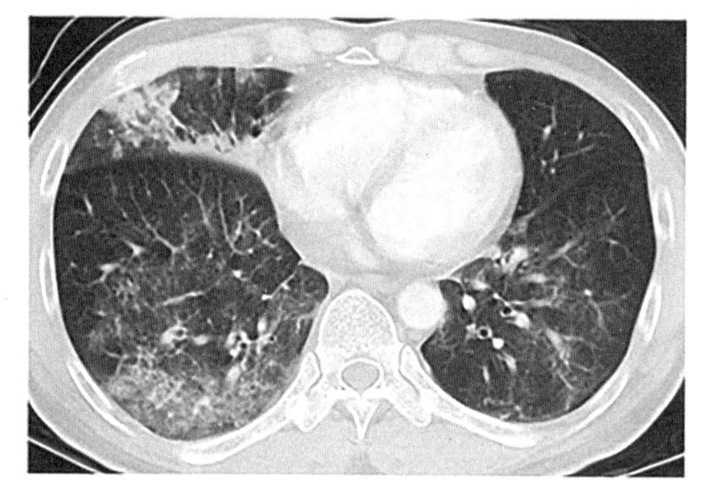

图116-4　病例4的Nivolumab诱发的肺炎的计算机断层扫描图像

双肺出现多处实变和磨玻璃样浑浊。

Nivolumab治疗时会诱发包括irAEs在内的各种不良事件，尽管不常见，有时irAEs会是严重甚至致命的。其中，肺炎是危及生命的不良事件之一。本报告中讨论的4例患者均被诊断出由Nivolumab诱发的肺炎，主要依据为影像学表现及临床病程。4例患者均无药物性肺炎的潜在危险因素，如原有的间质性肺炎。此外在统计分析（数据未显示）中，是否由Nivolumab诱导肺炎的患者之间临床病理学特征没有显著差异。

与先前报道的Nivolumab诱发的肺炎患者相比，这4例患者具有一些不同特征。如Nishino等人进行的荟萃分析结果显示Nivolumab单药治疗肺炎的发生率为2.7%，且肺炎相关的死亡率较低。另一项研究报道则显示Nivolumab单药治疗的肺炎发生率为2.9%，Nivolumab和其他免疫检查点抑制剂联合治疗的肺炎发生率为11.8%。而在我院接受Nivolumab治疗的20例患者中，有4例发生肺炎（NSCLC为22%，MM为17%，HNC为25%）；虽然本研究中包括病例数较少，但在研究中，Nivolumab引起肺炎的比例明显高于之前报道的患者。在先前对日本患者的研究中，男性和吸烟史被认为是Nivolumab相关肺炎的潜在危险因素。在我们的病例中，所有患有肺炎的患者都是日本男性。之前的研究也曾表明日本患者的药物性肺炎发病率较高，考虑人种也可能对Nivolumab引起肺炎造成影响。另一项研究报告显示，所有肺癌患者均接受了3 ~ 5线全身治疗直至出现Nivolumab诱发的肺炎，且未观察到性别的显著性差异。在我们的研究中，所有患者在Nivolumab治疗前也接受过药物治疗或放射治疗，且男性患者的治疗累积史可能与肺炎发病率较高有关。而我们的病例显示，开始Nivolumab治疗到肺炎发作的时间中位数为15天（NSCLC为12.5天，MM为17天，HNC为18天），而之前报告中肺炎发作的时间中位数为NSCLC患者1.2个月，MM患者3.6个月，日本NSCLC患者40天。而Naidoo等人则报道抗PD-1/PD-L1抗体诱导的肺炎发作时间为 9 天至 19.2 个月。本研究病例早期发病的原因仍然未知。我们报告中所有患者的肺炎得到了迅速改善，并未致命，可能是因为较早发现了患者的症状，但必须注意本次研究仅包括 4 例病例。

需要注意由同一种药物诱发的肺炎可以呈现多种疾病和影像特征，同时也有报道显示不同药物可诱发相似肺炎。而之前的回顾性研究与 Nivolumab 诱发肺炎的荟萃分析也显示了这种广泛的影像特征，其中 COP 为最常见的。通常 COP 和 NSIP 类型的间质性肺病对皮质类固醇的反应优于寻常型间质性肺炎（UIP）/ 特发性肺纤维化（IPF）。本次研究中患者的影像学出现 COP 和 NSIP 的特征表现可能同患者的良好预后有关。而许多 Nivolumab 诱发的肺炎病例也对皮质类固醇有反应，可能归因于这些病例主要为 COP 类肺炎。然而 Nivolumab 诱发的 COP 或 NSIP 类肺炎也会导致弥漫性肺泡损伤，从而致死。

【精评】尽管目前没有专门的管理指南针对该类肺炎，但考虑到免疫检查点抑制剂的广泛使用，有必要特别注意避免或控制药物诱发的肺炎。我们的病例系列研究显示，Nivolumab 可导致较高的早期药物性肺炎发病率。临床需要更加关注 Nivolumab 引起的肺炎，特别是对有重度抗肿瘤治疗史的患者。

参考文献

[1] WANG C, THUDIUM K B, HAN M, et al. In vitro characterization of the anti-PD-1 antibody Nivolumab, BMS-936558, and in vivo toxicology in non-human primates[J]. Cancer Immunol Res, 2014, 2(9): 846-856.

[2] TOPALIAN S L, HODI F S, BRAHMER J R, et al. Safety, activity, and immune correlates of anti-PD-1 antibody in cancer[J]. N Engl J Med, 2012, 366(26): 2443-2454.

[3] BRAHMER J, RECKAMP K L, BAAS P, et al. Nivolumab versus docetaxel in advanced squamous-cell non-small-cell lung cancer[J]. N Engl J Med, 2015, 373(2): 123-135.

[4] BORGHAEI H, PAZ-ARES L, HORN L, et al. Nivolumab versus docetaxel in advanced nonsquamous non-small-cell lung cancer[J]. N Engl J Med, 2015, 373(17): 1627-1639.

[5] MOTZER R J, ESCUDIER B, MCDERMOTT D F, et al. Nivolumab versus Everolimus in advanced renal-cell carcinoma[J]. N Engl J Med, 2015, 373(19): 1803-1813.

[6] ANSELL S M, LESOKHIN A M, BORRELLO I, et al. PD-1 blockade with Nivolumab in relapsed or refractory Hodgkin's lymphoma[J]. N Engl J Med, 2015, 372(4): 311-319.

[7] FERRIS R L, BLUMENSCHEIN G Jr, FAYETTE J, et al. Nivolumab for recurrent Squamous-cell carcinoma of the head and neck[J]. N Engl J Med, 2016, 375(19): 1856-1867.

[8] NISHINO M, GIOBBIE-HURDER A, HATABU H, et al. Incidence of programmed cell death 1 inhibitor-related pneumonitis in patients with advanced cancer: a systematic review and meta-analysis[J]. JAMA Oncol, 2016, 2(12): 1607-1616.

[9] NISHINO M, RAMAIYA N H, AWAD M M, et al. PD-1 inhibitor-related pneumonitis in advanced cancer patients: radiographic patterns and clinical course[J]. Clin Cancer Res, 2016, 22(24): 6051-6060.

[10] FREEMAN-KELLER M, KIM Y, CRONIN H, et al. Nivolumab in Resected and Unresectable metastatic melanoma: characteristics of immune-related adverse events and association with outcomes[J]. Clin Cancer Res, 2016, 22(4): 886-894.

[11] KATO T, MASUDA N, NAKANISHI Y, et al. Nivolumab-induced interstitial lung disease

analysis of two phase II studies patients with recurrent or advanced nonsmall- cell lung cancer[J]. Lung Cancer, 2017, 104: 111-118.

[12] KUDOH S, KATO H, NISHIWAKI Y, et al. Interstitial lung disease in Japanese patients with lung cancer: a cohort and nested case-control study[J]. Am J Respir Crit Care Med, 2008, 177(12): 1348-1357.

[13] NAIDOO J, WANG X, WOO K M, et al. Pneumonitis in patients treated with anti-programmed death-1/programmed death ligand 1 therapy[J]. J Clin Oncol, 2017, 35(7): 709-717.

[14] CORDIER J F. Cryptogenic organising pneumonia[J]. Eur Respir J, 2006, 28(2): 422-446.

[15] BELLOLI E A, BECKFORD R, HADLEY R, et al. Idiopathic non-specific interstitial pneumonia[J]. Respirology, 2016, 21(2): 259-268.

[16] KOELZER V H, ROTHSCHILD S I, ZIHLER D, et al. Systemic inflammation in a melanoma patient treated with immune checkpoint inhibitors-an autopsy study[J]. J Immunother Cancer, 2016, 4: 13.

（宋　鹏　邸明一　张　力）

与抗 PD-1 免疫治疗相关的微小病变性肾小球病：1 例报告（泌尿系统）

【附】BIXIA GAO, NINGJING LIN, SUXIA WANG, et al. Minimal change disease associated withanti-PD1 immunotherapy: a case report[J]. BMC Nephrology, 2018, 19: 156.

肿瘤免疫治疗越来越多地被用于治疗实体和血液肿瘤。通过这种形式的治疗，对关键的免疫检查点通路进行调节，从而重新激活肿瘤细胞的免疫反应。细胞程序性死亡蛋白 1（PD-1）信号轴（包括其配体，PD-L1）是一个确定的肿瘤免疫治疗靶点。然而，随着患者对肿瘤细胞的免疫反应的重新激活，PD-1 治疗的免疫相关不良反应已被报道。与 PD-1 治疗相关的肾脏不良反应相对少见。大多数报道的病例表现为间质性肾炎所致的急性肾损伤（AKI），肾活检中以肾小管间质损伤为主。此外也有大量蛋白尿和（或）肾病综合征（NS）的罕见病例的报道。在文献中，我们报道了 1 例患者，该患者在 PD-1 免疫检查点抑制剂的治疗期间出现了弥散足细胞足突消失，与微小病变性肾小球病（MCD）一致。

病例介绍：该例 40 岁的男性患者有 3 年经典型霍奇金淋巴瘤（HL）的病史，因对经典化疗药物不敏感而参加了一项针对 HL 的 PD-1 治疗的研究。患者开始每 2 周静脉注射 PD-1（SHR-1210，200mg）。治疗开始前尿蛋白阴性。在注射第 3 剂 PD-1 后（初始治疗 30 天后），患者出现了大量蛋白尿（5.47g/d），白蛋白和肌酐水平正常（分别为 35.3g/L 和 68μmol/L）。治疗暂停，并定期监测患者尿蛋白的情况。患者尿蛋白排泄量在注射最后一剂 PD-1 后第 30 天降至 0.47g/d，在第 37 天进一步降至 0.1g/d。然而，2 周后，尿蛋白排泄量增加到 3.21g/d，又过了 14 天后增加到 30g/d。患者否认在此期间使用过任何额外的药物，并入院接受进一步评估。入院时患者血压 110/75mmHg，双下肢中度凹陷性水肿。实验室检查提示低白蛋白血症（21g/L），血清肌酐正常（80μmol/L），血清总胆固醇升高（6.58mmol/L）。PET/CT 显示 HL 代谢性完全缓解（图 117-1）。

为患者进行肾活检。光镜下可见 20 个肾小球，无明显改变。肾小管间质及小动脉未见明显改变。免疫荧光显示免疫球蛋白 G、M、A，C3、C1Q、κ 和 λ 轻链均呈阴性。电镜显示弥漫足细胞足突消失。最终诊断是 MCD（图 117-2）。进一步筛查了 MCD 的次要原因。筛查了一组病毒抗体，包括乙型肝炎病毒、丙型肝炎病毒、人免疫缺陷病毒，均无显著的阳性结果。

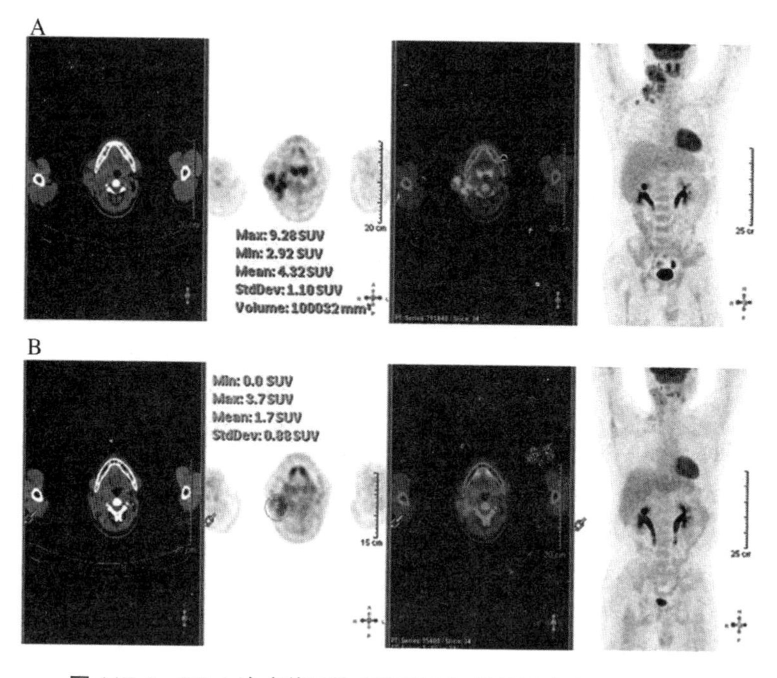

图 117-1　PD-1 治疗前后的 PET/CT 扫描结果（见文后彩图）

A. 显示 PD-1 治疗前（基线扫描）右颈、锁骨上、腋窝和胸间淋巴结有高代谢病变。B. 在经过 3 次 PD-1 治疗后，病变的代谢活性较低（5-PS 评分为 3），这表明患者获得了完全的代谢反应。

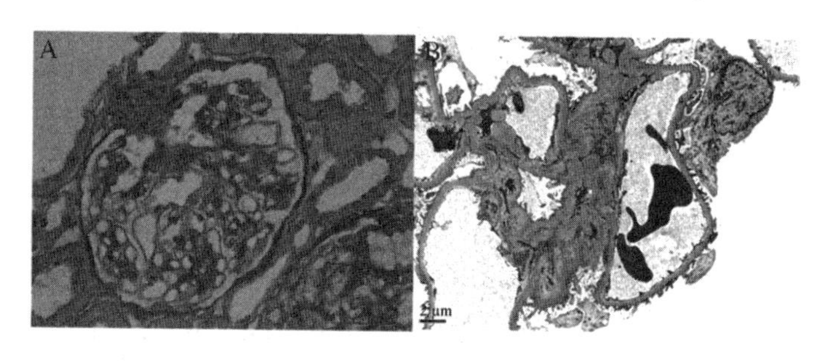

图 117-2　肾脏活检的代表性图像（见文后彩图）

A. 肾脏活检的光学显微镜。高碘酸 - 席夫染色显示肾小球无明显变化。B. 从肾脏活检获得的代表性电子显微照片。足细胞的足突弥漫性消失。

予患者泼尼松 [1mg/（kg·d）] 治疗。蛋白尿在 2 周内改善（蛋白排泄减少至 1.7g/d，白蛋白增加至 31.3g/L）。开始泼尼松治疗 1 个月后，蛋白尿完全缓解，白蛋白为 37g/L。未使用血管紧张素转换酶抑制剂（ACEI）或血管紧张素受体阻滞剂（ARB）。8 周后泼尼松逐渐减量。图 117-3 显示了治疗过程中白蛋白和 24 小时尿蛋白排泄的变化。

鉴于免疫检查点抑制剂（ICIs）在癌症治疗中的应用越来越广，肾病学家在诊断和管理这些药物引起的肾损伤方面将面临越来越多的挑战。目前，大多数报告 ICIs 治疗导致的肾损伤是急性间质性肾炎伴或不伴 AKI。据我们所知，另外只有 1 例活检证实的与 PD-1 免疫治疗相关的 MCD 报道，如本例所述。先前的病例还涉及使用 Pembrolizumab 治疗 HL。肾活检显示 MCD 伴轻度急性肾小管损伤，导致 NS 伴 AKI 的临床表现。与本文献所述的患者一致，先前的病例中患者也接受了皮质类固醇治疗，NS和AKI均完全缓解。

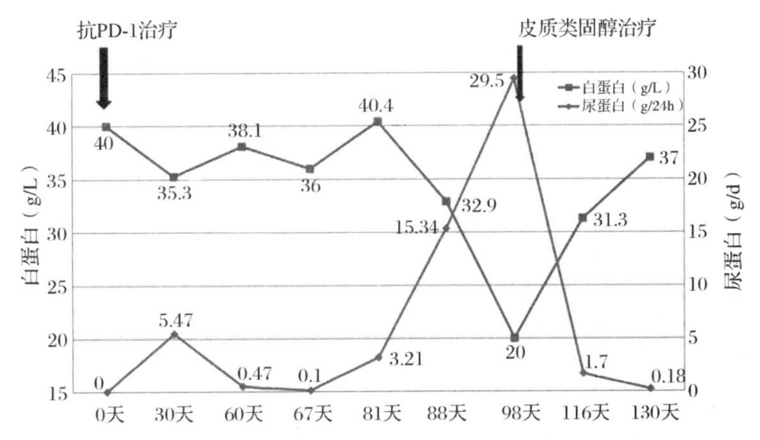

图 117-3 在PD-1治疗过程中纵向观察白蛋白和24小时尿蛋白排泄（见文后彩图）

白蛋白：主要y轴，带有趋势线的红色方块；24小时尿蛋白排泄：具有次要y轴，蓝色菱形的趋势线。

继发于HL的MCD是一种为人熟知的现象。MCD与HL的时间关系是可变的。因此，在这个病例中，MCD是由PD-1治疗引起还是由HL本身引起尚不清楚。一些临床特征提示MCD可能与PD-1治疗有关。首先是在使用PD-1药物后很快出现大量蛋白尿/NS。尽管MCD可能在HL诊断后几个月至几年内出现，但在本例中，在HL的早期病程中尿蛋白仍为阴性，并且在仅3剂PD-1后即出现大量蛋白尿，此时HL已经代谢性完全缓解。其次，患者在停药后蛋白尿有一段自然缓解期。这一临床特征很可能是由药物引起的肾脏过敏反应，主要见于使用非甾体类抗炎药时。最后，患者对泼尼松有良好的治疗反应。在一项大型回顾性研究中，纳入了21例同时患有HL和MCD的成人患者，患者只有在成功治疗HL后才出现NS缓解，无论哪种疾病最先出现。在其他几个较小的研究中也观察到了类似的现象。这些结果表明，当MCD是一种HL基础上的副肿瘤综合征时，NS的缓解需要成功治疗HL。而HL化疗无效与持续性蛋白尿有关。我们的患者在开始泼尼松治疗后NS很快就开始缓解。综上所述，这些观察结果表明这个病例中MCD是由PD-1治疗引起的。

【精评】作为免疫检查点的主要抑制性受体之一，PD-1与配体（PD-L1和PD-L2）结合时可能通过抑制T细胞的活化而下调免疫活性。因此，PD-1可能会降低自身免疫性并促进自我耐受，从而在正常生理条件下防止内源性或外源性刺激导致免疫过度激活。例如，PD-1敲除小鼠可以发生自身抗体介导的肾小球肾炎，这表明PD-1在防止自身免疫性肾病中有一定的作用。此外，在阿霉素肾病的一项小鼠研究中，封闭PD-1会导致肾脏组织病理学和功能损伤恶化，这表明PD-1具有保护作用。因此，如本报告和其他报告所示，针对PD-1的单克隆抗体可能会诱发与免疫相关的不良肾脏事件。除了较不常见的肾脏事件外，ICIs的irAEs还包括结肠炎、肺炎、肝炎、皮炎和垂体炎，这些疾病更为常见，并且被认为是与自身反应性T细胞增多与激活相关的自身免疫性疾病。在大多数报告的ICIs诱导的急性间质性肾炎病例中，肾外症状通常先于或伴随肾损伤的发生，这表明它们有一个共同的自身免疫背景。普遍认为，ICIs可以启动或再活化肾脏趋向性的T细胞。虽然人们也常怀疑T细胞参与了MCD的发病机制，但目前尚无实验或临床数据直接证实这一假设。然而，鉴于接受ICIs治疗的患者越来越多，监测患者的肾脏疾病，包括间质性和肾小球损伤是有必要的。

参考文献

[1] MOTZER R J, ESCDIER B, MCDERMOTT D F, et al. Nivolumab versus Everolimus in advanced renal-cell carcinoma[J]. N Engl J Med, 2015, 373(19): 1803-1813.

[2] ANSELL S M, LESOKHIN A M, BORRELLO I, et al. PD-1 blockade with Nivolumab in relapsed or refractory Hodgkin's lymphoma[J]. N Engl J Med, 2015, 372(4): 311-319.

[3] EIGENTLER T K, HASSEL J C, BERKING C, et al. Diagnosis, monitoring and management of immune-related adverse drug reactions of anti-PD-1 antibody therapy[J]. Cancer Treat Rev, 2016, 45: 7-18.

[4] WANG D Y, JOHNSON D B, DAVIS E J. Toxicities associated with PD-1/PD-L1 blockade[J]. Cancer J, 2018, 24(1): 36-40.

[5] CORTAZAR F B, MARRONE K A, TROXELL M L, et al. Clinicopathological features of acute kidney injury associated with immune checkpoint inhibitors[J]. Kidney Int, 2016, 90(3): 638-647.

[6] MURAKAMI N, BORGES T J, YAMASHITA M, et al. Severe acute interstitial nephritis after combination immune-checkpoint inhibitor therapy for metastatic melanoma[J]. Clin Kidney J, 2016, 9(3): 411-417.

[7] BELLIERE J, MEYER N, MAZIERES J, et al. Acute interstitial nephritis related to immune checkpoint inhibitors[J]. Br J Cancer, 2016, 115(12): 1457-1461.

[8] KIDD J M, GIZAW A B. Ipilimumab-associated minimal-change disease[J]. Kidney Int, 2016, 89(3): 720.

[9] KITCHLU A, FINGRUT W, AVILA-CASADO C, et al. Nephrotic syndrome with cancer immunotherapies: a report of 2 cases[J]. Am J Kidney Dis, 2017, 70(4): 581-585.

[10] PLAGER J, STUTZMAN L. Acute nephrotic syndrome as a manifestation of active Hodgkin's disease: Report of four cases and review of the literature[J]. Am J Med, 1971, 50(1): 56-66.

[11] KRAMER P, SIZOO W, TWISS E E. Nephrotic syndrome in Hodgkin's disease. Report of five cases and review of the literature[J]. Neth J Med, 1981, 24(3): 114-119.

[12] AUDARD V, LAROUSSERIE F, GRIMBERT P, et al. Minimal change nephrotic syndrome and classical Hodgkin's lymphoma: report of 21 cases and review of the literature[J]. Kidney Int, 2006, 69(12): 2251-2260.

[13] SHAPIRO C M, VANDER LAAN B F, JAO W, et al. Nephrotic syndrome in two patients with cured Hodgkin's disease[J]. Cancer, 1985, 55(8): 1799-1804.

[14] PECES R, SANCHEZ L, GOROSTIDI M, et al. Minimal change nephrotic syndrome associated with Hodgkin's lymphoma[J]. Nephrol Dial Transplant, 1991, 6(3): 155-158.

[15] NISHIMURA H, NOSE M, HIAI H, et al. Development of lupus-like autoimmune diseases by disruption of the PD-1 gene encoding an ITIM motif-carrying immunoreceptor[J]. Immunity, 1999, 11(2): 141-151.

[16] QIN X H, LEE V W, WANG Y P, et al. A protective role for programmed death 1 in progression of murine adriamycin nephropathy[J]. Kidney Int, 2006, 70(7): 1244-1250.

（宋　鹏　邸明一　张　力）

118

Nivolumab 诱导性心包积液的保守治疗：1 例病例报告和文献回顾（心脏毒性）

【附】SHAHEEN SHAGUFTA, MIRSHAHIDI HAMID, NAGARAJ, et al. Conservative management of Nivolumab-induced pericardial efusion: a case report and review of literature[J]. Exp Hematol Oncol, 2018, 7: 11.

免疫检查点抑制剂，包括针对程序性死亡受体 -1（PD-1）、PD-1 配体和细胞毒性 T 淋巴细胞相关抗原 -4（CTLA-4）的单克隆抗体，已被批准用于治疗晚期恶性肿瘤。PD-1 和 CTLA-4 属于 CD28 超家族。PD-1 在与其两种配体之一（PD-L1 或 PD-L2）结合后向 T 细胞传递负信号。PD-1 与其配体结合后可抑制参与 T 细胞活化的激酶，使肿瘤细胞得以逃避免疫检测和攻击。Nivolumab 是一种针对 T 细胞表面 PD-1 的 IgG4 抗体。它能阻断 PD-1 与其配体的相互作用，使 T 细胞能够识别并消灭肿瘤细胞。Nivolumab 已被 FDA 批准用于治疗以下晚期恶性肿瘤：黑色素瘤、非小细胞肺癌（non-small cell lung cancer，NSCLC）、肾细胞癌、尿路上皮癌、头颈部鳞状细胞癌和霍奇金淋巴瘤。Nivolumab 和其他免疫检查点抑制剂引起的不良反应与细胞毒性化疗不同。由于免疫检查点抑制剂能够激活 T 细胞，其不良反应主要是免疫介导的反应，如结肠炎、肝炎、甲状腺炎、垂体炎、肺炎、心包炎和皮疹等。本文献我们报道了 1 例由 Nivolumab 治疗引起心包积液的转移性 NSCLC 病例。

患者为一名 70 岁的女性，有吸烟史（50 包 / 年），症状为慢性咳嗽和体重减轻。胸部 CT 显示右肺下叶有 4.7cm 的肿块。随后，她被诊断为 Ⅰb 期肺腺癌，并进行了右肺切除术。18 个月后，她的肺部出现肿瘤复发，接受了同步放化疗。此后，肿瘤转移至隆突下、纵隔和肺门淋巴结。头颅 PET/CT 和 MRI 检查未见胸外转移。取患者纵隔肿块活检，证实为转移性腺癌。患者的肿瘤组织中无表皮生长因子受体基因突变或间变性淋巴瘤激酶基因易位。患者接受了多线化疗，首先合用紫杉醇与卡铂，后为单药使用长春瑞滨。此后，患者转至癌症中心的肿瘤内科门诊，并被推荐使用 Nivolumab 治疗。

在首次使用 Nivolumab 的 4 天后，患者出现了急性呼吸短促和胸痛。初步检查未查出明显诱因（如感染），仅有肌酸激酶轻度升高（40mg/dL）。心电图示窦性心动过速，心率 124 次 / 分，血压 98/55mmHg，无发热。胸部 CT 血管造影显示无肺栓塞或肺炎，但新发 2.4cm 厚的大量心包积液（图 118-1）。患者由心内科收治，胸部超声证实有大量心包积液；后 2.1cm，前 1.6cm，无心脏压塞。患者开始使用秋水仙碱，并因低血压而补液，症状有所改善。超声心动图复查显示持续性心包积液。患者心包积液的病因不明，但很可能是 Nivolumab 引起的免疫相关不良反应，因此患者开始使用泼尼松 [1mg/（kg·d）]，同时继续接受每 2 周一次的 Nivolumab 治疗。4 周后超声心动图及 CT 复查显示（图 118-2），心包积液完全消退，患者开始逐渐减少泼尼松用量。在停用泼尼松 1 周后，患者再次出现胸骨下胸闷、呼吸短促和双侧踝关节水肿。超声心动图显示中到大量心包积液复发，后 2.8cm，前 1.2cm，无心脏压塞。患者住院以观察血流动力学状况。复发的心包积液很可能是由 Nivolumab 引起的 irAEs，因此患者停止了 Nivolumab 治疗，并开始使用泼尼松 [1mg/（kg·d）]。此后临床症状明显改善，3 周后超声心动图复查显示心包积液完全消失。1 周后，患者恢复使用 Nivolumab，并保持服用低剂量泼尼松。患者对 Nivolumab 耐受良好，4 周后超声心动图复查未见心包积液复发。Nivolumab 治疗与心包积液发展和类固醇使用相关的时间表如图 118-3 所示。

免疫检查点抑制剂已成为晚期 NSCLC 的重要治疗手段。Nivolumab 是一种针对 PD-1 的 IgG4 单克隆抗体，可以提高晚期 NSCLC 患者的生存率。两项Ⅲ期试验将 Nivolumab 和多西紫杉醇对鳞状（Checkmate 017）和非鳞状 NSCLC（Checkmate 057）患者的疗效进行了比较。在这两项试验中，与多西紫杉醇相比，Nivolumab 均显著降低了死亡风险（鳞状和非鳞状 NSCLC 患者的死亡风险分别降低了 41% 和 27%）。美国和欧洲已批准 Nivolumab 为晚期 NSCLC 的二线治疗药物。值得注意的是，另一种抗 PD-1 单克隆抗体 Pembrolizumab 已被 FDA 批准用于晚期 NSCLC 的一线和二线治疗。

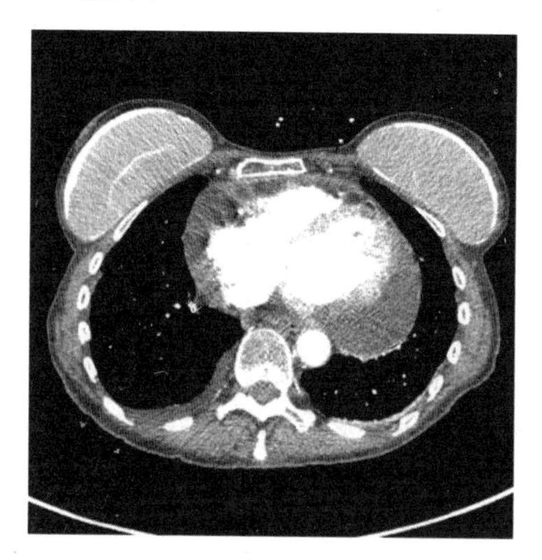

图 118-1　胸部 CT 血管造影

显示首剂 Nivolumab 治疗后有 2.4cm 厚的心包积液。

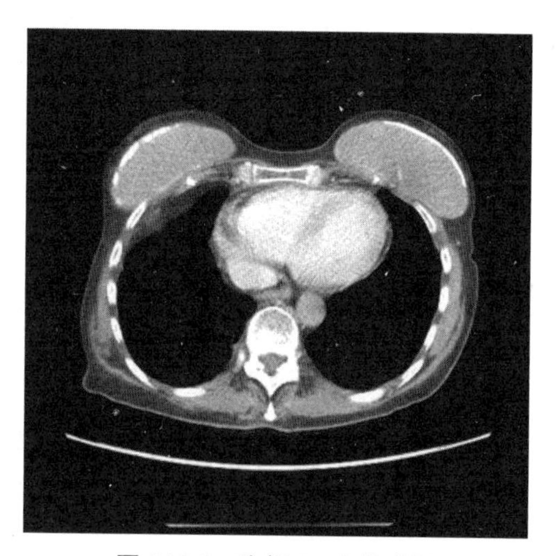

图 118-2　胸部 CT 血管造影

大剂量激素治疗 4 周后，胸部 CT 证实心包积液完全消失。

免疫检查点抑制剂的不良反应与传统细胞毒性化疗引起的不良反应不同。除了常见诸如疲乏的不良反应外，免疫检查点抑制剂还会引起特殊的免疫相关不良反应。这些 irAEs 是由于活化的 T 细胞激活自身免疫系统而引起的，包括自身免疫性结肠炎、垂体炎、甲状腺功能减退、肝炎、肾炎、心包炎和肺炎。在临床试验中，约40%的患者出现了1级或2级毒性，10%的患者出现了3级或4级毒性。为了避免危及生命的并发症，需要及早识别和诊断这些irAEs，并通过使用高剂量皮质类固醇进行治疗。患者应停止免疫治疗，如有需要，则辅以激素替代治疗。在某些情况下，TNF-α拮抗剂或霉酚酸酯有明显作用。免疫抑制是使用高剂量皮质类固醇的已知并发症，但在用于应对Ipilimumab（一种CTLA-4抑制剂）治疗引起的irAEs时不会影响临床结果（如生存率）。

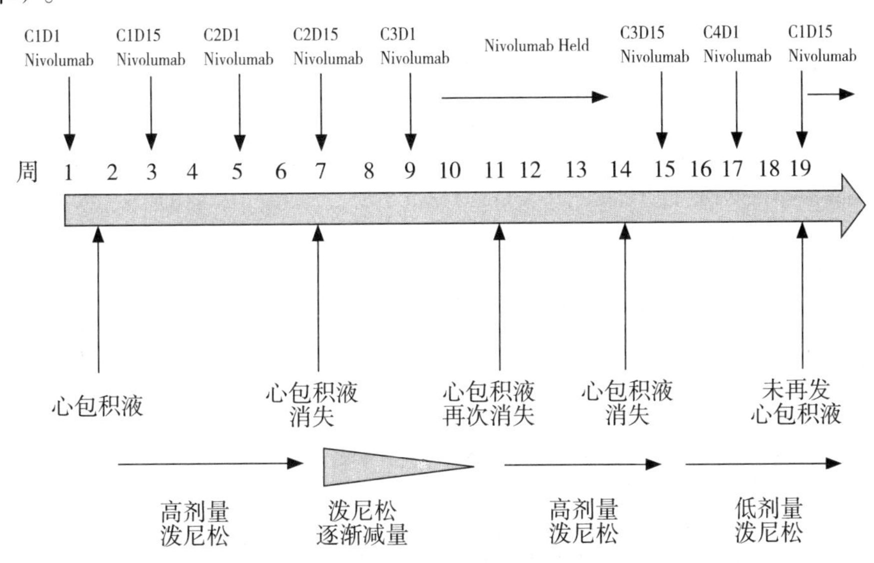

图 118-3　与心包积液的发展和类固醇的使用有关的 Nivolumab 治疗的时间表

肺炎、胸腔积液和心包炎是使用免疫检查点抑制剂时常见的自身免疫性并发症。在Heinzerling等报道的8例患者中，Ipilimumab、Pembrolizumab和Nivolumab治疗可引起多种心脏不良反应，包括心肌炎、充血性心力衰竭、心搏骤停、心肌纤维化、心肌病和心包炎。在使用PD-1抑制剂治疗晚期NSCLC的期间，心包积液的发生率极低，仅个别病例有报道。大多数心包积液的病因是irAEs，但疾病进展和感染也是可能的原因。Nesfeder等报道了1例在Nivolumab治疗NSCLC过程中出现的非恶性心包积液，该例患者采用了心包穿刺和开窗治疗。Kushnir和Wolf报道了1例因Nivolumab引起大量心包积液伴心脏压塞的NSCLC患者，患者采用了心包穿刺治疗，随后使用类固醇激素并停用Nivolumab。Kolla和Patel报道了2例肺癌患者在接受Nivolumab治疗时发生心包积液和进展性心脏压塞；2例患者均接受了心包穿刺，细胞学检查证实为恶性肿瘤。Chu等报道了1例晚期NSCLC患者在Nivolumab治疗期间因结核病复发而导致的心脏压塞，患者通过抗结核疗法成功治愈。

【精评】据了解，本报道是第一例通过保守治疗成功应对Nivolumab相关性心包积液的案例。心包积液出现于开始使用Nivolumab后的数天内。由于短暂的生理性改变和对高剂量皮质类固醇的良好反应，本例患者无须侵入性治疗（如心包穿刺）。患者在停用类固醇并继续使用Nivolumab后心包积液复发，说明心包积液是irAEs，且不太可能为恶性。复发的心包积液对高剂量皮质类固醇反应较好，患者在持续使用低剂量泼尼松的基础上恢复了 Nivolumab 治疗。根据癌症免疫治疗学会共识的建议，出现危及生命 irAEs（4 级）的患者应永久停用免疫检查点抑制剂，而从导致生理性改变的 irAEs（3 级）中恢复的患者，可在使用皮质类固醇的基础上使用免疫抑制剂。

参考文献

[1] ISHIDA Y, AGATA Y, SHIBAHARA K, et al. Induced expression of PD-1, a novel member of the immunoglobulin gene superfamily, upon pro-grammed cell death[J]. EMBO J, 1992, 11(11): 3887-3895.

[2] BAYLESS H, SCHNEIDER S. Nivolumab: immunotherapy in malignant mela-noma[J]. Clin J Oncol Nurs, 2015, 19(4): 430-432.

[3] BRAHMER J, RECKAMP K L, BAAS P, et al. Nivolumab versus docetaxel in advanced squamous-cell non-small-cell lung cancer[J]. N Engl J Med, 2015, 373(2): 123-135.

[4] BORGHAEI H, PAZ-ARES L, HORN L, et al. Nivolumab versus docetaxel in advanced nonsquamous non-small-cell lung cancer[J]. N Engl J Med, 2015, 373(17): 1627-1639.

[5] RECK M, RODRIGUEZ-ABREU D, ROBINSON A G, et al. Pembrolizumab versus chemotherapy for PD-L1-positive non-small-cell lung cancer[J]. N Engl J Med, 2016, 375(19): 1823-1833.

[6] HERBST R S, BAAS P, KIM D W, et al. Pembrolizumab versus docetaxel for previously treated, PD-L1-positive, advanced non-small-cell lung cancer (KEYNOTE-010): a randomised controlled trial[J]. Lancet, 2016, 387(10027): 1540-1550.

[7] LANGER C J, GADGEEL S M, BORGHAEI H, et al. Carboplatin and pemetrexed with or without Pembrolizumab for advanced, non-squamous non-small-cell lung cancer: a randomised, phase 2 cohort of the open-label KEYNOTE-021 study[J]. Lancet Oncol, 2016, 17(11): 1497-1508.

[8] MICHOT J M, BIGENWALD C, CHAMPIAT S, et al. Immune-related adverse events with immune checkpoint blockade: a comprehensive review[J]. Eur J Cancer, 2016, 54: 139-148.

[9] BRAHMER J R, TYKODI S S, CHOW L Q M, et al. Safety and activity of anti-PD-L1 antibody in patients with advanced cancer[J]. N Engl J Med, 2012, 366(26): 2455-2465.

[10] VILLADOLID J, AMIN A. Immune checkpoint inhibitors in clinical practice: update on management of immune-related toxicities[J]. Transl Lung Cancer Res, 2015, 4(5): 560-575.

[11] HORVAT T Z, ADEL N G, DANG T O, et al. Immune-related adverse events, need for systemic immunosuppression, and effects on survival and time to treatment failure in patients with melanoma treated with Ipilimumab at Memorial Sloan Kettering Cancer Center[J]. J Clin Oncol, 2015, 33(28): 3193-3198.

[12] NAIDOO J, PAGE D B, LI B T, et al. Toxicities of the anti-PD-1 and anti-PD-L1 immune checkpoint antibodies[J]. Ann Oncol, 2015, 26(12): 2375-2391.

[13] NISHINO M, SHOLL L M, HATABU H, et al. Anti-PD-1-related pneumonitis during cancer immunotherapy[J]. N Engl J Med, 2015, 373(3): 288-290.

[14] HEINZERLING L, OTT P A, HODI F S, et al. Cardiotoxicity associated with CTLA4 and PD1 blocking immunotherapy[J]. J Immunother Cancer, 2016, 4: 50.

[15] NESFEDER J, ELSENSOHN A N, THIND M, et al. Pericardial effu-sion with tamponade physiology induced by Nivolumab[J]. Int J Cardiol, 2016, 222: 613-614.

[16] KUSHNIR I, WOLF I. Nivolumab induced pericardial tamponade: a case report and discussion[J]. Cardiology, 2017, 136(1): 49-51.

[17] KOLLA B C, PATEL M R. Recurrent pleural effusions and cardiac tamponade as possible manifestations of pseudoprogression associated with Nivolumab therapy—a report of two cases[J]. J Immunother Cancer, 2016, 4: 80.

[18] CHU Y C, FANG K C, CHEN H C, et al. Pericardial tamponade caused by a hypersensitivity response to tuberculosis reactivation after anti-PD-1 treatment in a patient with advanced pulmonary adenocarcinoma[J]. J Thorac Oncol, 2017, 12(8): 111-114.

[19] PUZANOV I, DIAB A, ABDALLAH K, et al. Managing toxicities associated with immune checkpoint inhibitors: consensus recommen dations from the society for immunotherapy of cancer (SITC) toxicity management working group[J]. J Immunother Cancer, 2017, 5(1): 95.

（宋　鹏　邱明一　张　力）

119

免疫疗法引起的噬血细胞性淋巴组织细胞增多症：简要回顾和病例报告（血液系统）

【附】SADAAT M, JANG S. Hemophagocytic lymphohistiocytosis with immunotherapy: brief review and case report[J]. J Immunother Cancer, 2018, 6(1): 49.

随着免疫疗法的不断发展并在各种癌症的治疗中展现出前景，及时诊断和有效治疗 irAEs 变得更加重要。一些 irAEs，例如噬血细胞性淋巴组织细胞增多症（HLH）可能是全身性和致命性的。

噬血细胞性淋巴组织细胞增多症是指由于过度激活但无效的免疫反应导致的过度炎症和进行性免疫介导的器官损伤的潜在致命性临床综合征。临床特征通常包括 HLH-2004 标准中列出的项目（表 119-1、表 119-2）。

原发性 HLH 主要发生在儿童期，其突变发生在编码 T 淋巴细胞和自然杀伤（NK）细胞发挥细胞毒性机制的必需蛋白质组分的基因中。突变后的基因与免疫缺陷综合征有关也是原发性 HLH 的病因。获得性 HLH，无论有无遗传性疾病，可能是由于感染性（细菌、真菌、寄生虫和病毒）或非感染性病因及诱因（恶性肿瘤、自身免疫性疾病和药物）引起的。

HLH 的确切病理生理学取决于其病因与诱因。基于原发性 HLH 的病理生理学，细胞毒性 T 淋巴细胞（CTL）和自然杀伤（NK）细胞的缺陷颗粒介导的细胞毒性被认为是导致 HLH 的主要原因。由于 CTL 和 NK 细胞不能将穿孔素通道插入抗原呈递细胞（如巨噬细胞和组织细胞）的膜中并递送颗粒酶，因此不会发生抗原呈递细胞的渗透分解和凋亡。随着抗原呈递细胞对 CTL 和 NK 细胞的持续抗原刺激，细胞因子的大量释放随之发生。细胞因子风暴产生全身性炎症，可导致组织破坏，进行性器官衰竭和死亡。活化的巨噬细胞可能吞噬血细胞并产生噬血细胞增多症，这是 HLH 的病理特征。

恶性肿瘤相关 HLH（M-HLH）是指由于恶性肿瘤或在癌症治疗期间发生的 HLH。M-HLH 的发生率为 1%，中位生存期为 1.5 ~ 2.5 个月。最近使用的免疫疗法[例如，免疫检查点抑制剂，双特异性单克隆抗体和双特异性单链抗体（BiTe）；嵌合抗原受体 T 细胞疗法（CAR-T），树突状疫苗和免疫调节药物]在治疗各种癌症时可能会增加恶性肿瘤对免疫稳态的影响。

表 119-1 HLH-2004 方案

HLH 的诊断要求满足（1）或（2）任意一条：

（1）HLH 的分子学诊断 PRF1, UNC13D, STXBP1, RAB27A, STX1, SH2D1A, 或 XIAP OR 突变

（2）HLH 的诊断标准（8 条中 5 条以上）[a]

（A）初始诊断标准

- 体温≥ 38.5℃
- 脾大
- 血常规（2 条或 3 条受累）：
  - ○ 血红蛋白＜ 90g/L（4 周内婴儿血红蛋白＜ 100g/L）
  - ○ 血小板＜ 100×10^9L
  - ○ 中性粒细胞＜ 1.0×10^9L
- 高甘油三酯血液和（或）低纤维蛋白原血症：
  - ○ 空腹甘油三酯≥ 3.0mmol/L（≥ 265mg/dL）
  - ○ 纤维蛋白原≤ 1.5g/L
- 组织学标准：骨髓 / 脾 / 淋巴结发现噬血细胞增多，无恶性病证据

（B）新的诊断标准

- NK- 细胞活性降低或缺失
- 血清铁蛋白≥ 500mg/L
- 可溶性 IL-2R（CD25）≥ 2400U/mL[b]

注：a. 支持标准包括神经系统症状，脑脊液细胞增多，结合胆红素升高和转氨酶升高，低白蛋白血症，低钠血症，D- 二聚体和乳酸脱氢酶升高。骨髓中没有吞噬细胞功能不能排除对 HLH 的诊断；b. 新数据显示了年龄的正常变化。水平应与年龄相关的规范进行比较。

表 119-2 自然杀伤细胞（NK 细胞）和 sCD163 水平的免疫学研究结果

自然杀伤细胞（NK 细胞）功能			
E ：T 比例	结果	细胞毒性	参考范围
50 ：1			
25 ：1			
12 ：1			
6 ：1			
NK 细胞裂解部位			
CD（16/56）% 阳性			
注：自然杀伤细胞功能下降			
sCD163 水平	6384ng/mL	387~1785ng/mL	

去除 PD-1，PD-L1 和 CTLA-4 等重要免疫系统途径中的正常调控可导致独特的 irAEs（如皮炎、眼科疾病、内分泌疾病、心肌炎、心包炎、血管炎、结肠炎、肝炎、肾炎和肺炎）。研究者充分介绍了这些 irAEs，且往往可给予大剂量糖皮质激素进行治疗。然而，由免疫疗法引起的 HLH 的发生率很少报道。少数报道的病例有不同的诊断和治疗方法，结果各不相同。本文献报道由 Pembrolizumab 引起 HLH 的病例，用

大剂量糖皮质激素成功治疗。还简要回顾了关于由免疫治疗引起的 HLH 病例，诊断 HLH 的困境以及 HLH 治疗的障碍的文献。

一名患有转移性黑色素瘤的 58 岁男性在接受 6 程 Pembrolizumab（2mg/kg）31 天后被送往医院，有 3 天的高热（高达 40.3℃）、恶心和关节痛史。初步检查显示贫血 [血红蛋白水平 9.9g/dL（正常：13 ~ 17g/dL）]，低网织红细胞 [0.6%，（正常：0.5% ~ 2%）]，血小板减少症 [血小板水平 101×10^3/mL（正常：140×10^3 ~ 400×10^3/mL）]，高甘油三酯血症 [（甘油三酯 309mg/dL（正常：0 ~ 149mg/dL）]，铁蛋白显著升高 [> 40000.00ng/mL（正常：30 ~ 400ng/mL）] 和乳酸脱氢酶升高 [2762U/L（正常：140 ~ 480U/L）]。计算机断层扫描显示脾脏大小在正常上限（13cm）。大量的实验室和放射学检查尚未确定任何传染性病原体。自然杀伤（NK）细胞检查提示 NK 细胞功能下降。可溶性 CD163（sCD163）水平为 6384ng/mL（参考范围：387 ~ 1785ng/mL）（表 119-2）。

患者在入院后 24 小时内接受大剂量糖皮质激素 [口服泼尼松，每天 1mg/（kg·d）] 治疗。患者的发热、恶心快速消退，关节痛逐渐改善。给予糖皮质激素后患者的贫血和血小板减少症得到改善，因此，我们没有进行骨髓活检。在大剂量糖皮质激素治疗 5 周后，类固醇剂量在 7 周内逐渐减量，没有出现复发。Pembrolizumab 被永久停用。患者在其转移性黑色素瘤中达到完全缓解约 1 年，之后发生新的转移。

（1）诊断困境

Daver 等指出在他们中心患有恶性肿瘤的患者中，不到 50% 出现 M-HLH 的患者接受了 HLH 指导治疗，因为对这种情况缺乏认识以及存在漏诊。HLH 引起的高发病率和死亡率部分归因于诊断的延误。这种综合征的罕见性，与感染和败血症有重叠的且非特异的临床表现，缺乏经过验证的标准，以及检查工具的缺乏如骨髓活检，突变检测和分子检验等都是影响因素。由 Fardet 等人编制的在线 H-Score 以及 Delphi 研究中专家小组制定的标准列表都是试图推进诊断 HLH 时的精确和避免延迟的例子。

该患者出现发热，脾正常上限，影响到红细胞和血小板的血细胞减少，高甘油三酯血症、高铁蛋白、低 NK 细胞活性，从而满足 HLH 的诊断标准（表 119-1）。该患者在接受 Pembrolizumab 前 2 年被诊断为转移性黑色素瘤，因此转移性黑色素瘤本身不可能触发 HLH。在没有感染性原因的情况下，我们得出结论，HLH 与 Pembrolizumab 有关。

高热和高铁蛋白血症促使我们在诊断检查中考虑 HLH。高铁蛋白血症是一种非特异性标志物，提示炎症性、感染性、肝细胞性、肾性、代谢性和许多其他过程。但是，Carl 等人认为大于 10000μg/L 的铁蛋白血症对 HLH 诊断的敏感度为 90%，特异度为 96%。铁蛋白的升高水平也与预后有关。Grangé 及其同事指出高于 4780μg/L 的高铁蛋白血症可预测死亡，阳性预测值为 93%，但这一发现的敏感度较低（46%）。

免疫学研究证实我们的诊断，显示出 NK 细胞功能下降和 sCD163 水平升高。作为一种血红蛋白 - 结合珠蛋白清道夫受体，sCD163 是一种表明巨噬细胞扩增和过度活化的谱系标志物，这可能是诊断 HLH 及其相关疾病的有用标志物。可溶性 IL-2（也称为 sCD25）是诊断和判断疾病严重程度的有用标志物，但尚未广泛应用。

骨髓、淋巴结、肝脏、脾脏甚至皮肤活组织检查可以检测出噬血细胞增多和（或）

淋巴细胞增多，可以作为支持的标志物。然而，众所周知，噬血细胞增多症或淋巴细胞增多症的存在对 HLH 诊断既不特异也不敏感。最初的活检可能是阴性，随访时需要重复活检。Daver 及其同事进一步主张，噬血细胞增多症并非 HLH 的发病机制，并且可能导致诊断延迟或漏诊。有了足够的临床和实验室标准，可识别的 HLH 病因，以及患者病情的显著改善，我们进行了骨髓活检。然而，对于大多数患者而言，我们的保守治疗方法可能并不可取，除非专家小组确定关于 M-HLH 以及其他亚型的具有明确的诊断权重和价值的标准。

（2）治疗挑战

基于随机试验特定的 HLH 治疗指南并不存在。遗传和获得性 HLH 初始阶段的治疗是相似的，除了支持疗法，特定的治疗旨在控制细胞毒性和免疫调节。基于 HLH-94 和 2004 方案，大剂量糖皮质激素，依托泊苷，甲氨蝶呤和环孢素是治疗方案的主要成分。这些方案在成人中的疗效和结果尚未得到评估，尽管对成人病例报告的全球分析表明，含依托泊苷的方案可提高癌症和感染的存活率（71% ~ 75%），高于自身免疫性疾病（57%）。遗传性 HLH 患者可继续进行维持治疗，直至异基因造血细胞移植为止。在获得性 HLH 患者中，需要治疗潜在病因。另外，已经尝试过静脉内免疫球蛋白治疗（估计存活率增加至 59% ~ 75%）和血浆置换（存活率约 80%）。生物治疗（如 Rituximab，Infliximab 和依那西普），抗 TNF 药物，抗白细胞介素 –1r（阿那白滞素），抗白细胞介素 –6（托珠单抗）和 B 细胞消耗药物（Rituximab，贝利木单抗）已经在不同的 HLH 亚型中显示出不同程度的临床疗效。阿仑单抗，IFN-γ 抑制剂（NI-0501）和 Janus 激酶 1[JAK1/JAK2 抑制剂（Ruxolitinib）] 是正处于试验中或已批准用于 HLH 治疗的新型治疗药物。

HLH 的治疗需要仔细分析潜在的触发因素，患者的体能状态，器官功能以及相伴随的治疗。对于 M-HLH，这种分析更为重要。对于 M-HLH 和 HLH 作为 irAEs 的治疗，尚未存在治疗指南或试验。一项纳入 63 例患者的中国前瞻性研究采用化疗联合脂质体多柔比星，依托泊苷和甲泼尼龙作为成人难治性 HLH 患者的挽救治疗。其中，27% 的患者完全缓解，49% 的患者部分缓解。

（3）由免疫疗法引起的 HLH

接受免疫检查点抑制剂的患者很少报告 HLH。Shah 等报道了 1 例患者在用 Pembrolizumab、依托泊苷和地塞米松治疗 9 个月后发生 HLH。相比之下，我们的病例仅用糖皮质激素治疗成功，这表明免疫检查点抑制剂引起的 HLH 可能对类固醇单药治疗有反应。

Satzger 等报道了 1 例 26 岁的女性在用 Nivolumab 与 Ipilimumab 治疗转移性黑色素瘤的过程中出现了 HLH。他们的患者接受泼尼松 2mg/（kg · d）的治疗，一周后逐渐减少至 1mg/（kg · d），霉酚酸酯起始剂量为 360mg，每日 2 次，随后增加至 720mg，每日 2 次。

Malissen 等报道了 3 例“巨噬细胞活化综合征”（传统上用于由风湿病引起的 HLH 的术语，即全身性幼年特发性关节炎）。第 1 例患者，即接受 Nivolumab 治疗的 77 岁男性，患有转移性黑色素瘤，尽管接受了类固醇治疗（0.5mg/kg），但仍然死亡。

第 2 例 42 岁男性黑色素瘤患者，在接受 Nivolumab 治疗后接受 Ipilimumab 治疗，通过全身糖皮质激素治疗和抗生素治疗后恢复。第 3 例患有 Merkel 细胞癌的 81 岁男性患者在首次服用 Avelumab 后不久就出现了巨噬细胞激活综合征 [MAS（HLH）]，尽管服用了大剂量的类固醇，但仍然死亡。

Takeshita 及其同事报道了 1 例接受 Nivolumab 治疗Ⅳ期鳞状非小细胞肺癌的 63 岁女性，出现噬血细胞综合征、间质性肺炎和可能的史 – 约（Steven-Johnson）综合征。他们的患者接受静脉注射甲泼尼龙治疗，与我们的患者相似。

T 细胞参与疗法，如嵌合抗原受体 T（CAR-T）细胞和双特异性单克隆抗体 / 双特异性 T 细胞参与者（BiTEs）在治疗高度难治性 B 细胞恶性肿瘤方面具有前景。T 细胞参与疗法利用细胞介导的免疫反应来攻击癌细胞，而不涉及主要组织相容性复合体。然而，T 细胞参与疗法的主要挑战是不良反应。最常见的不良反应是细胞因子释放综合征（CRS），一组由与 T 细胞参与和增殖相关的细胞因子升高引起的炎症症状。CRS 症状可以从轻微的流感样症状到严重的炎症综合征，包括血管渗漏、低血压、肺水肿和凝血障碍，这可能导致多器官衰竭，类似于 HLH 和 MAS。类固醇和直接靶向升高的细胞因子已经在 CRS 患者的治疗中取得了不同程度的成功。

在使用人源化单克隆抗体 Alemtuzumab 治疗后，2 例多发性硬化患者也报道了 HLH。第 1 例患者是一名 25 岁左右的女性，即使在接受皮质类固醇静脉注射和分子吸附剂再循环系统治疗后仍死亡。第 2 例患者为一名 28 岁的男性，接受 Rituximab 和皮质类固醇治疗。

我们的病例与其他报告的病例表明 HLH 可由免疫疗法引起。已有 HLH，CRS 和 MAS 与不同的免疫治疗剂的报道。由这些全身炎症综合征引起的高发病率和高死亡率可影响免疫治疗剂的使用和研发。

【精评】HLH 可导致进行性器官衰竭，因此早期诊断和治疗很重要。该病例报告强调了诊断和治疗指南以及评估 HLH 治疗尤其是在成年癌症患者的随机试验的必要性。由免疫检查点抑制剂和其他免疫治疗剂引起的 HLH 最佳治疗尚不清楚。正如我们的病例和其他病例所述，早期使用大剂量类固醇单药干预可能成功治疗由免疫检查点阻断引起的 HLH。此外，为了避免漏诊或延迟诊断，初级、紧急和重症护理团队可能会从增加有关 irAEs 包括 HLH 和 CRS 诊断和治疗的知识中获益。对患有发热、血细胞减少和其他任何提示过度炎症状态的体征或标志物的患者，HLH 应被纳入鉴别诊断范围。

参考文献

[1] DAVER N, MCCLAIN K, ALLEN C E, et al. A consensus review on malignancy- associated hemophagocytic lymphohistiocytosis in adults[J]. Cancer. 2017, 123(17): 3229-3240.

[2] WEITZMAN S. Approach to Hemophagocytic syndromes[J]. Hematology, 2011(1): 178-183.

[3] RAMOS-CASALS M, BRITO-ZERONP, LOPEZ-GUILLERMOA, et al. Adult haemophagocytic syndrome[J]. Lancet, 2014, 383: 1503-1516.

[4] AMMANN S, LEHMBERG K, ZUR S U, et al. Primary and secondary hemophagocytic lymphohistiocytosis have different patterns of T-cell activation, differentiation and repertoire[J]. Eur J

Immunol, 2017, 47(2): 364-373.

[5] ROSADO F G, KIM A S. Hemophagocytic lymphohistiocytosis: an update on diagnosis and pathogenesis[J]. Am J Clin Pathol, 2013, 139(6): 713-727.

[6] DAVER N, KANTARJIAN H. Malignancy-associated haemophagocytic lymphohistiocytosis in adults[J]. Lancet Oncol, 2017, 18(2): 169-171.

[7] LEICK M B, MAUS M V. Toxicities associated with immunotherapies for hematologic malignancies[J]. Best Pract Res Clin Haematol, 2018, 31(2): 158-165.

[8] CHAMPIAT S, LAMBOTTE O, BARREAU E, et al. Management of immune checkpoint blockade dysimmune toxicities: a collaborative position paper[J]. Ann Oncol, 2016, 27(4): 559-574.

[9] SUAREZ-ALMAZOR M E, KIM S T, ABDEL-WAHAB N, et al. Review: immune- related adverse events with use of checkpoint inhibitors for immunotherapy of cancer[J]. Arthritis Rheum, 2017, 69(4): 687-699.

[10] FARDET L, GALICIER L, LAMBOTTE O, et al. Development and validation of the hscore, a score for the diagnosis of reactive hemophagocytic syndrome[J]. Arthritis Rheumatol, 2014, 66(9): 2613-2120.

[11] HEJBLUM G, LAMBOTTE O, GALICIER L, et al. A web-based Delphi study for eliciting helpful criteria in the positive diagnosis of hemophagocytic syndrome in adult patients[J]. PLoS One, 2014, 9(4) : 94024.

[12] ALLEN C E, YU X, KOZINETZ C A, et al. Highly elevated ferritin levels and the diagnosis of Hemophagocytic Lymphohistiocytosis[J]. Pediatr Blood Cancer, 2008, 50(6): 1227-1235.

[13] GRANGE S, BUCHONNET G, BESNIER E, et al. The use of ferritin to identify critically ill patients with secondary Hemophagocytic Lymphohistiocytosis[J]. Crit Care Med, 2016, 44(11): 1045-1053.

[14] SCHAER D J, SCHLEIFFENBAUM B, KURRER M, et al. Soluble hemoglobin- haptoglobin scavenger receptor CD163 as a lineage-specific marker in the reactive hemophagocytic syndrome[J]. Eur J Haematol, 2005, 74(1): 6-10.

[15] NESS K K, DELANY J P, KASTE S C, et al. Energy balance and fitness in adult survivors of childhood acute lymphoblastic leukemia[J]. Blood, 2015, 125(22): 3411-3419.

[16] TAMAMYAN G N, KANTARJIAN H M, NING J, et al. Malignancy-associated hemophagocytic lymphohistiocytosis in adults: relation to hemophagocytosis, characteristics, and outcomes[J]. Cancer, 2016, 122(18): 2857-2866.

[17] ROSADO F G N, KIM A S. Hemophagocytic lymphohistiocytosis[J]. Am J Clin Pathol, 2013, 139(6): 713-727.

[18] OTROCK Z K, DAVER N, EBY C S. Diagnostic challenges of Hemophagocytic Lymphohistiocytosis[J]. Clin Lymphoma Myeloma Leuk, 2017, 17: 105-110.

[19] WANG Y, WANG Z. Treatment of hemophagocytic lymphohistiocytosis[J]. Curr Opin Hematol, 2017, 24(1): 54-58.

[20] HENTER J I, HORNE A, ARICO M, et al. HLH-2004: diagnostic and therapeutic guidelines for hemophagocytic lymphohistiocytosis[J]. Pediatr Blood Cancer, 2006, 48(2): 124-131.

[21] HAYDEN A, PARK S, GIUSTINI D, et al. Hemophagocytic syndromes (HPSs) including hemophagocytic lymphohistiocytosis (HLH) in adults: a systematic scoping review[J]. Blood Rev, 2016, 30(6): 411-420.

[22] WANG Y, WANG Z, HUANG W, et al. Multi-center study of DEP regimen as a salvage therapy for adult refractory hemophagocytic lymphohistiocytosis[J]. Zhonghua Xue Ye Xue Za Zhi, 2014, 35(10): 901-904.

[23] SHAH D, SHRESTHA R, RAMLAL R, et al. Pembrolizumab associated hemophagocytic lymphohistiocytosis[J]. Ann Oncol, 2017, 28(6): 1403.

[24] SATZGER I, IVANYI P, LANGER F, et al. Treatment-related hemophagocytic lymphohistiocytosis secondary to checkpoint inhibition with Nivolumab plus Ipilimumab[J]. Eur J Cancer, 2018, 93: 150-153.

[25] MALISSEN N, LACOTTE J, DU-THANH A, et al. Macrophage activation syndrome: a new complication of checkpoint inhibitors[J]. Eur J Cancer, 2017, 77: 88-89.

[26] TAKESHITA M, ANAI S, MISHIMA S, et al. Coincidence of immunotherapy- associated hemophagocytic syndrome and rapid tumor regression[J]. Ann Oncol, 2017, 28(1): 186-189.

[27] ZHENG P P, KROS J M, LI J. Approved CAR T cell therapies: ice bucket challenges on glaring safety risks and long-term impacts[J]. Drug Discov Today, 2018, 23(6): 1175-1182.

[28] MAUDE S L, BARRETT D, TEACHEY D T, et al. Managing cytokine release syndrome associated with novel T cell-engaging therapies[J]. Cancer J (United States), 2014, 20(2): 119-122.

[29] SAARELA M, SENTHIL K, JONES J, et al. Hemophagocytic lymphohistiocytosis in 2 patients with multiple sclerosis treated with alemtuzumab[J]. Neurology, 2018, 90(18): 849-851.

（宋　鹏　邸明一　张　力）

120

转移性黑色素瘤患者继发于 Nivolumab 和 Ipilimumab 的再生障碍性贫血：1 例病例报告（血液系统）

【附】MEYERS D E, HILL W F, SUO A, et al. Aplastic anemia secondary to Nivolumab and Ipilimumab in a patient with metastatic melanoma: a case report[J]. Exp Hematol Oncol, 2018, 7: 6.

过去 10 年的共同研究工作促使我们转变了对恶性肿瘤的思维方式，现在认为“避免免疫破坏”是癌症的一个特征性事件。因此，免疫疗法成为许多种癌症治疗策略的最前沿。靶向免疫抑制性检查点蛋白，特别是细胞毒性 T 淋巴细胞抗原 4（CTLA-4）和程序性死亡 -1（PD-1/PD-L1），近年来取得了实质性的临床成功。免疫检查点阻断（ICIs）被认为是 irAEs 频繁发生的原因，在使用这些药物时 irAEs 更常见。然而，继发于 ICIs 血细胞减少症并不常发生。在此，我们报告了 1 例转移性黑色素瘤患者使用 ICIs 联合治疗继发再生障碍性贫血（AA）的病例。据我们所知，这是文献报道的第 3 例继发于 ICIs 的 AA 病例。我们的病例是在 ICIs 联合治疗背景下的第 2 例，也是第 1 例结果为阳性的。

一名 51 岁的白种男性使用 Ipilimumab（3mg/kg）和 Nivolumab（1mg/kg）治疗转移性黑色素瘤，因出现严重的烦渴、多尿和乏力于急诊就诊。根据临床检查结果诊断为糖尿病酮症酸中毒（DKA），推测是继发于免疫治疗诱发的 1 型糖尿病。此外，患者有正细胞性贫血（88g/L，MCV82fL）和粒细胞减少症（0.06×10^9/L）。血小板在正常范围内（346×10^9/L），网织红细胞为 2%。患者进入重症监护室（ICU）治疗 DKA（包括静脉液体复苏和胰岛素治疗）以及评估两系血细胞减少。

该患者 8 年前因诊断为左大腿 BRAF- 野生型Ⅲ期恶性黑色素瘤被转诊至癌症中心。初始治疗包括手术切除，部分局部淋巴结清扫和干扰素治疗 11 个月。两年后疾病复发，累及对侧腹股沟淋巴结。患者进行双侧淋巴结清扫及辅助放疗。一年后，发现右侧眼眶转移病灶并切除，然后进行辅助放疗。

患者状况一直良好，直到 2018 年发现 C7 棘突水平的可疑皮下转移并通过 MRI 证实。MRI 还显示左侧顶枕叶 2.1cm 的病灶。推荐的治疗策略是放疗治疗颅内转移，以及二联 ICIs（Ipilimumab 和 Nivolumab）全身治疗。一程给药（第 0 天）未发生不良事件，第 19 天进行了第二程治疗。在第 35 天，患者因出现 DKA 症状于急诊就诊。由于患者尚未完成诱导期，因此未对 ICIs 的治疗反应进行正式评估。但是，入院时进行的头颅 MRI 检查表明病情是稳定的（基于 RECIST 标准）。

尽管在ICU中DKA得到控制，但仍然存在血细胞减少。因此，患者在第41天输注1单位的浓缩红细胞（PRBC）以缓解其贫血症状。第42天的血细胞计数显示Hb 98g/L，中性粒细胞 0.6×10^9/L 和血小板 518×10^9/L。轻度血小板增多被认为是反应性升高，因为此时铁蛋白也升高了（1228pmol/L）。细小病毒血清学检测呈阴性，而直接抗球蛋白试验（DAT）阳性。然而，已报道过使用Ipilimumab和Nivolumab等单克隆抗体的患者的DAT呈阳性。此外，虽然LDH有非特异性升高，但结合珠蛋白和胆红素没有明显异常。因此，不认为DAT是自身免疫性溶血性贫血的证据。此外，患者既往无自身免疫疾病、血细胞减少和先天性骨髓衰竭的病史。家族史无异常。

患者在第48天进行骨髓活检，结果显示显著的骨髓细胞减少（＜10%）伴三系发育不良（图120-1）。没有原始细胞过多或骨髓增生异常的形态学证据，也没有骨髓样/淋巴样前体细胞增多或B细胞肿瘤的免疫表型证据。淋巴细胞组成为84%T细胞，伴 $CD4^+/CD8^+$ 比值倒置（1：2）。此外，流式细胞术显示B淋巴前体细胞的缺乏，与AA一致。综上，推测此临床表现的病因为继发于免疫治疗的AA。

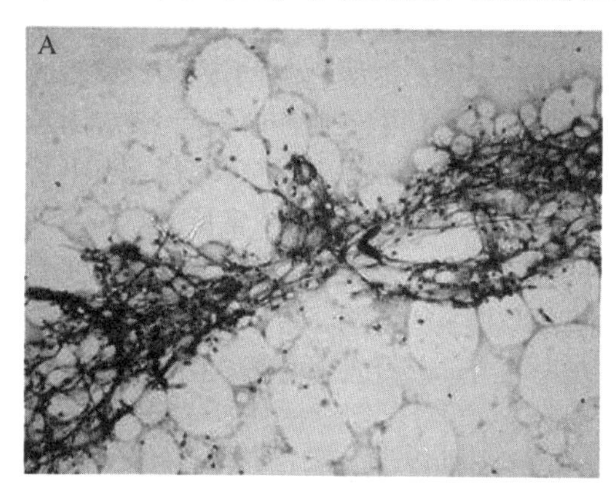

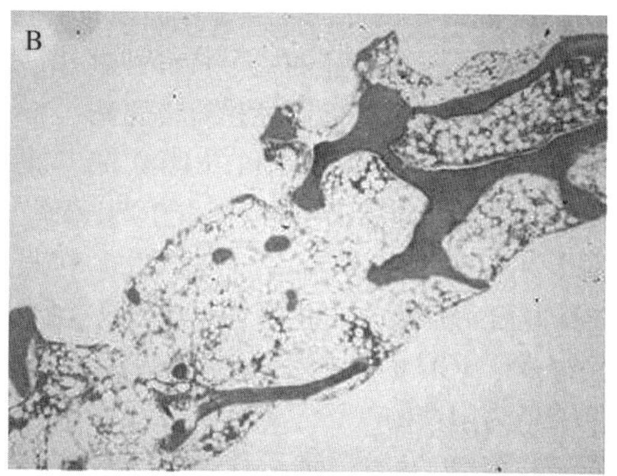

图120-1　患者骨髓穿刺和活检（见文后彩图）

A. 穿刺。吸出物显示由基质成分组成的针状，但缺乏三系骨髓成分；B. 活检。活检显示具有三联性全系增生的骨髓下垂。

从第49天到第55天，给患者静脉注射甲泼尼龙1mg/kg，每12小时1次；从第55天至第63天，甲泼尼龙减量至1mg/kg，每24小时1次。患者对类固醇治疗反应良好，血红蛋白和中性粒细胞计数绝对值明显恢复（图120-2），支持推测的诊断。患者出院后的7周内继续使用泼尼松逐渐减量，并且每两周进行一次血液检查。由于这两种假定的3～4级药物介导的自身免疫并发症，患者未重新开始Ipilimumab和Nivolumab的治疗。目前完成的随访显示血红蛋白、中性粒细胞和血小板持续稳定。因此，尚未进行骨髓活检复查。此后，患者接受了立体定向放射治疗颅内转移灶和手术切除皮下病变。目前，患者没有其他的转移灶，并且正在接受主动监测。

自从证明了用单克隆抗体Ipilimumab抑制CTLA-4可显著提高转移性黑色素瘤患者的生存期后，患者的治疗选择在过去10年中发生了巨大变化。最近，一项具有里程碑意义的Ⅲ期临床试验表明，联合Nivolumab（PD-1的单克隆抗体）可使3年总生存率达到 58%，而 Ipilimumab 单药治疗则为 34%。

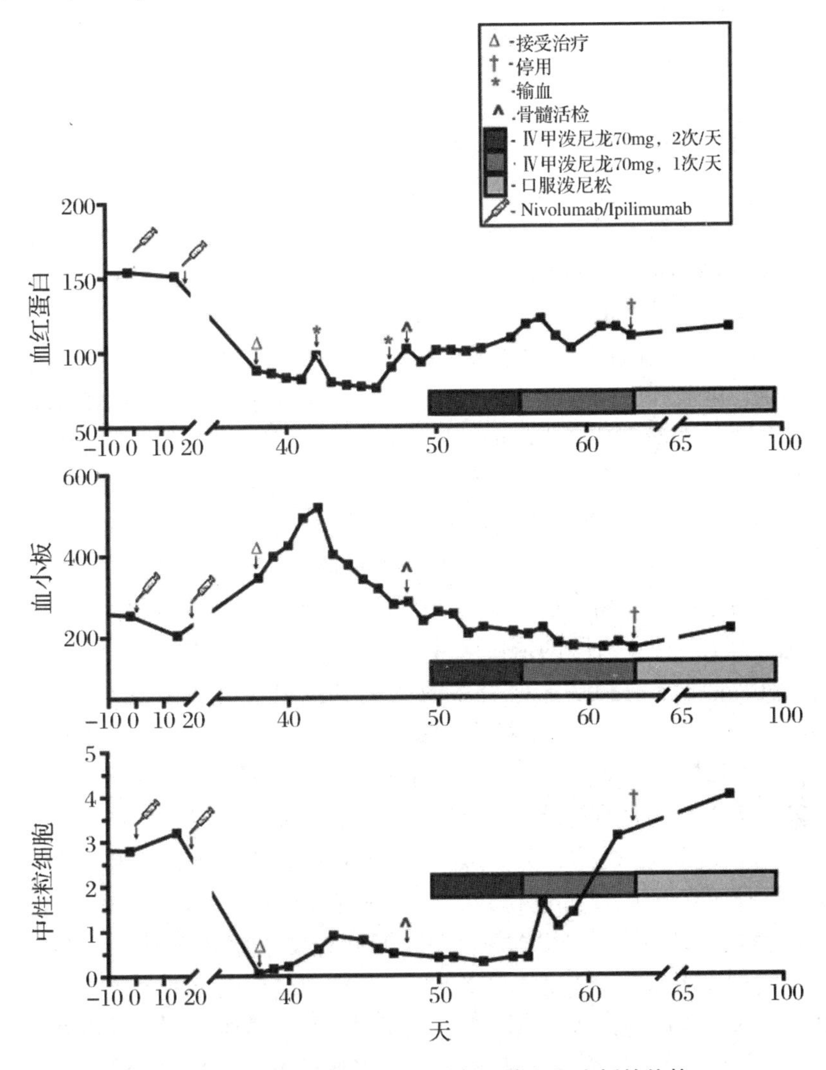

图 120-2　患者血红蛋白、中性粒细胞和血小板的趋势

如前人所述，ICB 可能引起多种 irAEs，尤其是在联合用药时，但通常不会发生血液系统的 irAEs。具体而言，在用 Nivolumab 和 Ipilimumab 治疗的 448 名黑色素瘤患者的汇总数据中，分别在 2.8%、0.7% 和 1.3% 的患者中报道了 3 级或 4 级贫血、粒细胞减少症和血小板减少症。此外，ICIs 治疗背景下的 AA 极少发生，仅在之前的文献中报道过两次，其中 1 例发生在 Nivolumab 单药治疗之后。

虽然 CTLA-4 抑制剂在中央影响 T 细胞致敏的控制，而 PD-1 抑制剂在外周操纵 T 细胞活化（即在肿瘤微环境中），但最终都起到增加 T 细胞介导的抗肿瘤免疫的作用。然而，通过这些机制，T 细胞活化可能会异常地抗自身抗原而导致自身免疫性疾病。理论上，T 细胞活化也可能发生在早期造血祖细胞上，从而导致免疫介导的 AA，正如这例患者。有许多已知的异常可能导致 T 细胞介导的造血祖细胞的破坏，包括寡克隆扩增的自体 T 细胞群，Th1 极化导致抑制性细胞因子的产生，以及 Th17 的免疫应答。更广泛地说，AA 的病理生理可归因于异常表达的 T 细胞受体分子，包括免疫检查点 CTLA-4 和 PD-1 的下调。因此，在这个病例中，继发于 Nivolumab 和 Ipilimumab 治疗的 T 细胞活性的异常调控必定会导致所观察到的 AA。

由于此患者被发现有两系血细胞减少，包括贫血和粒细胞减少，因此需要进行骨髓活检。Nivolumab 和 Ipilimumab 的联合治疗可导致针对自身抗原的 $CD8^+$ 效应 T 细胞的不适当致敏，尤其是造血前体细胞的抗原。在骨髓全细胞减少的情况下，T ：B 淋巴细胞比例升高的结果以及倒置 $CD4^+$ ：$CD8^+$T 细胞比率都支持这一理论。患者在类固醇治疗后血细胞计数的恢复进一步支持了此病因推测。奇怪的是，没有任何提示 AA 的血小板减少的临床证据。由于我们的患者最初是因 DKA 继发于免疫治疗介导的糖尿病而住院，因此诱发的胰腺炎症导致急性期反应物铁蛋白和血小板升高也是合理的。糖尿病和血清铁蛋白升高之间的关系之前已经建立，所以这一机制的推测是很有可能的。此外，普遍认为血小板的平均寿命为 8 ~ 10 天。如图 120-2 所示，患者在接受 Nivolumab 和 Ipilimumab 治疗后血小板水平开始升高，导致 DKA 而入院。一旦停用 ICIs，血小板水平约 10 天内降至低于其基线的最低点。因此，此过程对应于作为急性期反应时血小板水平的升高，然后随着骨髓开始衰竭而下降。值得注意的是，尽管骨髓细胞数仅约为 10%，在有限的造血区域仍存在正常的巨核细胞。

从过去 10 年临床前和临床研究中收集的数据已经允许 ICIs（如 Ipilimumab 和 Nivolumab）过渡到临床领域。随着美国食品药物管理局 / 加拿大卫生部目前批准了 ICIs 用于各种肿瘤类型（即黑色素瘤、非小细胞肺癌、肾细胞癌和尿路上皮癌），以及其在未来几年中有更大的前景，患者和医疗保健从业者应谨慎了解使用 ICIs 可能发生的 irAEs 的范围。幸运的是，大多数 irAEs 通过早期识别、诊断和全身应用皮质类固醇的初始治疗可在 6 ~ 12 周内得到缓解。然而，严重的 3 级或 4 级 irAEs 通常需要住院，涉及专科会诊以及可能使用其他免疫抑制剂，如肿瘤坏死因子 -α 拮抗剂和（或）硫唑嘌呤。此例患者入住 ICU 治疗 DKA，血液科会诊检查出两系血细胞减少并且迅速开始静脉注射甲泼尼龙，从而有一个好的结果。另 1 例唯一报道的继发于 ICIs 二联治疗的 AA 病例中，AA 最终导致患者死亡，强调了此类 irAEs 的潜在严重性。尽管 AA 的标准治疗通常包括抗胸腺细胞球蛋白和环孢素等免疫抑制治疗，初始使用泼尼松是为了治疗其潜在病因。

【精评】据我们所知，这是第一例成功治疗的继发于 ICIs 二联治疗的 AA 的病例。此病例说明在处理 ICIs 治疗的癌症患者时需要保持警惕。尽管大多数使用这些药物的患者具有一些预期的 irAEs，但仍可能发生意外和严重的 irAEs，需要早期识别和紧急处理。无论是在初级保健机构、急诊室还是由专科医生进行的合理评估，以及随后的皮质类固醇应用都是有必要的。随着 ICIs 和其他免疫疗法在治疗各种恶性肿瘤中的使用变得越来越普遍，出现 irAEs 的患者数量也将增加。Du 等最近发表的两项研究证明了 CTLA-4 阻断的抗肿瘤作用是独立于导致 irAEs 的机制的，并且用 Ipilimumab 等单克隆抗体直接阻断 CTLA-4 通路可能根本不是介导抗肿瘤免疫所必需的。最终，时间将告诉我们是否能够在这种新发现的基础上研发出更安全、更有效的 ICIs。

免疫检查点抑制剂如 Ipilimumab 和 Nivolumab 越来越多地用于治疗各种恶性肿瘤。大多数接受 ICIs 治疗的患者会有轻度的 irAEs，但一部分患者可能会出现 3 ~ 4 级 irAEs。患者及其医疗保健提供者早期识别可能的 irAEs 以及随后使用皮质类固醇治疗非常重要。可能会出现罕见且未被报道的 irAEs（如 AA），应咨询专家以协助诊断和治疗。

参考文献

[1] HANAHAN D, WEINBERG R A. Hallmarks of cancer: the next generation[J]. Cell, 2011, 144: 646-674.

[2] HASSEL J C, HEINZERLING L, ABERLE J, et al. Combined immune checkpoint blockade (anti-PD-1/anti-CTLA-4): evaluation and management of adverse drug reactions[J]. Cancer Treat Rev, 2017, 57: 36-49.

[3] EISENHAUER E A, THERASSE P, BOGAERTS J, et al. New response evaluation criteria in solid tumours: revised RECIST guideline (version 1.1) [J]. Eur J Cancer, 2009, 45(2): 228-247.

[4] COOLING L L, SHERBECK J, MOWERS J C, et al. Development of red blood cell autoantibodies following treatment with checkpoint inhibitors: a new class of anti-neoplastic, immunotherapeutic agents associated with immune dysregulation[J]. Immunohematology, 2017, 33: 15-21.

[5] HODI F S. Improved survival with Ipilimumab in patients with metastatic melanoma[J]. N Engl J Med, 2010, 363: 1290.

[6] LARKIN J, CHIARION SILENI V. Combined Nivolumab and Ipilimumab or monotherapy in untreated melanoma[J]. N Engl J Med, 2015, 373: 23-34.

[7] AHMAD S, LEWIS M, CORRIE P, et al. Ipilimumab-induced thrombo cytopenia in a patient with metastatic melanoma[J]. J Oncol Pharm Pract, 2012, 18: 287-292.

[8] HELGADOTTIR H, KIS L, LJUNGMAN P, et al. Lethal aplastic anemia caused by dual immune checkpoint blockade in metastatic melanoma[J]. Ann Oncol, 2017, 28: 1672-1673.

[9] COMITO R R, BADU L A, FORCELLO N. Nivolumab induced aplastic anemia: a case report and literature review[J]. J Oncol Pharm Pract, 2019, 25(1): 221-225.

[10] NAKAO S, FENG X, SUGIMORI C. Immune pathophysiology of aplastic anemia[J]. Int J Hematol, 2005, 82: 196-200.

[11] XIAO Y, ZHAO S, LI B. Aplastic anemia is related to alterations in T cell receptor signaling[J]. Stem Cell Investig, 2017, 4: 85.

[12] FORD E S, COGSWELL M E. Diabetes and serum ferritin concentration among U.S.[J]. Diabetes Care, 1999, 22: 1978-1983.

[13] MICHOT J M, BIGENWALD C, CHAMPIAT S, et al. Immune related adverse events with immune checkpoint blockade: a comprehensive review[J]. Eur J Cancer, 2016, 54: 139-148.

[14] DU X, TANG F, LIU M, et al. A reappraisal of CTLA-4 checkpoint blockade in cancer immunotherapy[J]. Cell Res, 2018, 90: 297.

[15] DU X, LIU M, SU J, et al. Uncoupling therapeutic from immunotherapy-related adverse effects for safer and effective anti-CTLA-4 antibodies in CTLA4 humanized mice[J]. Cell Res, 2018, 271: 1734.

（宋　鹏　邱明一　张　力）

121 阿马西普用于严重免疫检查点抑制剂相关的心肌炎（心脏毒性）

【附】SALEM J E, ALLENBACH Y, VOZY A, et al. Abatacept for severe immune checkpoint inhibitor-associated myocarditis[J]. N Engl J Med, 2019, 380(24): 2377-2379.

Salem Joe Elie 等报道了 1 例 66 岁转移性肺癌女性，接受 3 程 Nivolumab 后出现上睑下垂、复视和近端肌肉亚急性疼痛，随后，患者出现胸痛和心电图复极异常，心脏磁共振成像证实了心肌炎诊断，冠状动脉造影显示正常动脉。肌肉活检提示肌炎。第 7 天患者开始接受大剂量静脉注射甲泼尼龙（剂量为每天 500mg，持续 3 天）和血浆置换，但患者的肌钙蛋白 T 仍升高至 5000 ~ 6000ng/L，且室性期前收缩（10000 ~ 14000/d，三联律）进展。第 17 天开始给予静脉内阿马西普（每 2 周 500mg，共 5 剂）治疗。肌钙蛋白水平迅速下降，室性期前收缩在 3 周内消退。射血分数正常。心肌炎（心律失常）和肌炎（肌肉无力和面瘫）症状逐渐减轻。入院后 7.5 周患者出院。在接受第一剂阿马西普后 1 个月获得的横断面图像显示无肿瘤进展。

【精评】阿巴西普是一种 CTLA-4 激动剂，通过受限的脱靶效应和特异性逆转免疫检查点抑制作用的途径，导致快速的 T 细胞失活（抑制正常免疫反应）。但存在感染性并发症的风险和促进肿瘤生长的作用，且国内没有该药的购买渠道，有必要进一步评估阿马西普用于治疗免疫检查点抑制剂诱导的心肌炎中的风险与效果。

参考文献

INGELFINGER J R, SCHWARTZ R S. Immunosuppression — the promise of specificity[J]. N Engl J Med, 2005, 353: 836-839.

（宋　鹏　邸明一　张　力）

122

Alemtuzumab 用于 PD-1 治疗引起的免疫相关性心肌炎（心脏毒性）

【附】ESFAHANI K, BUHLAIGA N, THEBAULT P, et al. Alemtuzumab for immune-related myocarditis due to PD-1 therapy[J]. N Engl J Med, 2019, 380(24): 2375-2376.

Esfahani Khashayar 等报道了 1 例 71 岁Ⅳ期黑色素瘤女性，接受 Pembrolizumab 治疗第 2 次后出现呼吸短促和上睑下垂。高敏感肌钙蛋白 I 和 T 升高以及心脏磁共振成像证实了心肌炎的诊断，高水平的肌酸激酶、氨基转移酶、乙酰胆碱受体抗体和肌电图结果证实存在肌炎 – 肌无力 – 重症肌无力综合征。因为呼吸衰竭，患者行插管，并开始静脉甲泼尼龙琥珀酸钠冲击治疗，剂量为每天 1g，连续 3 天，后改为每天每千克体重 2mg；每天两次 1g 剂量的霉酚酸酯用于心肌炎治疗，以及累计 5 天的每日血浆置换，还有每周静脉内注射剂量 375mg/m^2 体表面积的 Rituximab 治疗重症肌无力。患者对免疫检查点抑制剂最初有良好反应，但 18 天后发生了持续性和非持续性室性心动过速、伴有心动过缓和心脏停搏的快速阵发性心房颤动这些危及生命的心律失常，尽管患者此时仍然在接受最大限度的免疫检查点抑制剂治疗。给予患者单剂量的 30mg Alemtuzumab，用于快速细胞诱导免疫抑制。通过流式细胞仪测定，这种治疗导致 T 细胞快速消耗，并且与患者心律失常的消退和生化及炎症指标的正常化有关。在 4 周的时间内患者逐渐停止使用 Rituximab、糖皮质激素和霉酚酸酯，没有任何心脏不良事件的复发。

【精评】Alemtuzumab 是人源化抗细胞表面 CD52 抗原的单克隆抗体，与表达 CD52 的细胞结合后，可以通过抗体的溶解作用破坏淋巴细胞。虽然该药物在心脏移植排斥反应的背景下进行了评估，但有关其在免疫相关不良事件患者中使用的数据仍然有限。

参考文献

CAHOON W D, ENSOR C R, SHULLO M A. Alemtuzumab for cytolytic induction of immunosuppression in heart transplant recipients[J]. Prog Transplant, 2012, 22: 344-349.

（宋 鹏 邸明一 张 力）

123

Nivolumab 引起的再生障碍性贫血：病例报告和文献复习（血液系统）

【附】COMITO R R, BADU L A, FORCELLO N. Nivolumab-induced aplastic anemia: A case report and literature review[J]. J Oncol Pharm Pract, 2019, 25(1): 221-225.

Comito Rachel R 等报道了 1 例 57 岁的白人女性患有右后颞顶叶的坏死性转移性胶质母细胞瘤（GBM），在第 2 次注射 Nivolumab 后，患者出现发热（> 38.56℃）以及间歇性头痛，因中性粒细胞减少性发热、持续性全血细胞减少、低钠血症、卡他莫拉菌菌血症、肝功能检查指标升高和胆总管结石被收入院。患者血小板计数从 $268\times10^3/\mu L$ 降至最低点 $5\times10^3/\mu L$，白细胞（WBC）计数从 $2.1\times10^3/\mu L$ 降至最低点 $0.1\times10^3/\mu L$，中性粒细胞绝对值从 $1.29\times10^3/\mu L$ 降至最低值 0。患者的血小板减少症和白细胞减少症的长期发作认为是 Nivolumab 治疗导致的免疫反应。在第 1 次服药后 6 周以及第 2 次服用 Nivolumab 后 1 个月，患者再次入院治疗中性粒细胞减少症，主诉为全身无力和疲劳 3 天。患者因血红蛋白 6.8g/dL 输注浓缩红细胞（PRBCs），因血小板计数为 $15\times10^3/\mu L$ 接受血小板输注。由于全血细胞减少不断进展，患者进行了骨髓活检。结果显示骨髓细胞含量显著降低伴造血细胞缺失。大约 50% 的细胞在流式细胞仪上显示出淋巴细胞的特性，其中大多数是 T 细胞。仅发现一个可分析的分裂中期细胞，其染色体正常。认为这些症状是继发于 Nivolumab 治疗的免疫反应，诊断该患者为再生障碍性贫血。患者使用 G-CSF、艾曲波帕治疗均无效。仍然依赖输血，在第 2 次 Nivolumab 治疗后 73 天去世。

【精评】这是 GBM 患者接受 PD-1 抑制剂免疫治疗后出现严重再生障碍性贫血的病例。随着在这类患者中使用检查点抑制剂治疗的经验不断积累，对这种潜在不良反应警惕性一定会越来越高。

（宋　鹏　邸明一　张　力）

124

免疫检查点抑制剂相关不良反应管理：病例报告总结

免疫检查点抑制剂是肿瘤治疗的重大突破。由于免疫检查点抑制剂的独特作用机制，患者会出现 irAEs。irAEs 通常是可控的，但在某些情况下可能是致命的。尽管专业团体已经制定了管理指南，因为进行 irAEs 管理的前瞻性研究并不容易，所以对 irAEs 的管理是基于临床经验的总结。我们使用 PubMed 和 Embase 数据库，检索了 2019 年 5 月 20 日前发表的与 Pembrolizumab、Nivolumab、Ipilimumab、Atezolizumab、Tremelimumab、Durvalumab、Avelumab 或这些药物组合相关的毒性的所有病例。本研究共纳入 123 个报告，200 多例病例。我们总结了这些病例的毒性谱、特殊患者的安全性、irAEs 后的再挑战性以及治疗 irAEs 的药物。

（1）irAEs 的毒性谱

irAEs 可以模仿自身免疫性疾病并影响全身任何器官系统。在表 124-1 中总结了 irAEs 的案例报告。除了常见的毒性，病例报告也涉及了罕见的毒性。

表 124-1　病例报告中的免疫相关不良反应毒性谱

器官系统	不良反应
皮肤	白癜风、环形红斑、大疱性类天疱疮、银屑病、多形性红斑、苔藓样反应
内分泌	1 型糖尿病、垂体炎、孤立性肾上腺功能不全、甲状腺风暴
胃肠道	急性肝衰竭、肝炎、胆道梗阻、胆管炎、胰腺炎、出血性胃炎、回肠炎、结肠炎
肺	机化性肺炎、间质性肺炎、结节病
神经系统	重症肌无力、吉兰 - 巴雷综合征、脑水肿、坏死性脑病、脑炎、单神经病合并横纹肌溶解、坏死性脊髓病、面神经麻痹、炎症性肠神经病、臂丛神经炎
心脏	心肌炎、心肌病、冠状动脉痉挛、心包积液
风湿免疫	关节炎、皮肌炎 / 肌炎、肺出血肾炎综合征、硬皮病、风湿性多肌痛
泌尿系统	膀胱炎、肾功能衰竭、肾病综合征、急性肾小球肾炎
血液系统	全血细胞减少、中性粒细胞减少、再生障碍性贫血、纯红细胞再生障碍性贫血、血小板减少症、噬血细胞性淋巴组织细胞增多症
眼科	葡萄膜炎、眼眶炎、干眼症、溃疡性角膜炎、眼肌炎
耳鼻喉	鼻窦炎

最常见的皮肤不良反应是皮疹和瘙痒。白癜风主要发生在与 ICIs 治疗的黑色素瘤患者中，也有个案报道发生在肺癌患者中。暂时性棘层松解性皮肤病（Grover 病）

是一种罕见的皮肤毒性，有报道出现在Ipilimumab治疗的患者中。因为CTLA-4在垂体中异位表达，垂体炎主要发生在使用CTLA-4抑制剂治疗的患者中。也有报道接受Atezolizumab治疗的患者出现了垂体炎。垂体可分为前叶和后叶。垂体前叶由几种不同类型的细胞组成，这些细胞产生和释放不同类型的激素，包括生长激素、促甲状腺激素（TSH）、促肾上腺皮质激素（ACTH）、卵泡刺激素、黄体生成素和催乳素。垂体激素缺失的常见顺序：ACTH > TSH >黄体生成素 / 卵泡刺激素>催乳素>生长激素。免疫相关的垂体炎不一定影响所有垂体细胞系，个案报道有孤立的ACTH缺陷的病例。

有个案报道ICIs引起的胆管梗阻和胆管炎，在胆管炎病因鉴别时需引起注意。

个案报道肺癌患者使用卡铂、培美曲塞和Pembrolizumab出现了结节病，表现为肺门和纵隔淋巴结肿大。由此可见，在ICIs治疗过程中，如果出现淋巴结肿大，在鉴别结节病和肿瘤疾病进展时，活检是很重要的。

虽然心脏毒性是罕见的，但ICIs诱导心肌炎的死亡率很高。此外，患者用Nivolumab治疗过程中有出现冠状动脉痉挛的报道。在动脉粥样硬化斑块中存在表达PD-1耗尽的T细胞。因此，PD-1抑制剂可能对患心血管疾病的癌症患者存在潜在的影响，在临床中需要引起重视。

ICIs引起的关节炎患者类风湿因子和抗环瓜氨酸肽抗体往往是阴性的，这与类风湿关节炎有所不同。

血液系统的irAEs较为罕见，包括自身免疫性溶血性贫血、免疫性血小板减少、中性粒细胞减少和再生障碍性贫血。因此监测血常规是必要的。肿瘤医生需要在出现血细胞减少时考虑是否为免疫相关的不良反应。有报道肺癌患者在接受Pembrolizumab时出现了急性血栓形成。由于肿瘤患者存在高凝状态，因此认为不能确定这个案例中血栓形成与免疫治疗相关。

虽然葡萄膜炎、眼眶炎性、溃疡性角膜炎很罕见，但患者出现光过敏、视物模糊、流泪和复视时，需要到眼科就诊。

有两例患者在Nivolumab治疗后出现鼻窦炎，表现为鼻窦压痛、鼻塞，使用抗TNF治疗后好转。

（2）ICIs在免疫异常患者中的安全性

大部分ICIs的临床试验排除了既往存在自身免疫性疾病和人类免疫缺陷病毒（HIV）感染的患者，因此ICIs在这一人群中的安全性数据较少。

文献报道自身免疫性疾病患者可能从ICIs治疗中获益，并且积极治疗不良反应是可控的。但密切的临床监测是必要的。Calabrese等报道了1例银屑病关节炎患者在开始使用Nivolumab 2.8周后出现银屑病症状；类风湿关节炎患者在整个免疫治疗过程中使用了羟基氯喹，没有出现疾病活动。Uemura等报道了1例患有晚期黑色素瘤和难治性克罗恩病（Crohn's）的患者，患者同时接受了帕博利珠单抗和托珠单抗的治疗，并未出现克罗恩病加重。这个病例提示ICIs联合免疫抑制治疗可能是自身免疫性疾病患者的一种治疗策略。

抗病毒治疗提高了HIV感染者的存活率，但恶性肿瘤的发病率也随之升高。Li等报道了1例HIV感染的非小细胞肺癌患者接受Pembrolizumab和立体定向放疗后出现大量心包积液和间质性肺炎。但是这个病例并不能说明 HIV 感染和 irAEs 之间的关系。ICIs 用于治疗 HIV 感染的晚期癌症患者可能没有新的不良反应。

（3）irAEs 后的 ICIs 再挑战

患者再经历了 irAEs 后是否可以再次使用免疫治疗是一个常见的临床问题。如果在出现需要延迟治疗的 irAEs 前患者已经有了很好的治疗反应（完全或部分缓解），则最好暂停 ICIs 再治疗。我们总结了 15 例患者在经历 irAEs 后再次接受 ICIs 的报告（表 124-2）。在再次接受 ICIs 治疗时，irAEs 有可能复发。指南建议在 CTCAE 4 级毒性之后永久停用 ICIs，除了内分泌毒性可用激素替代治疗。Utsunomiya 等报道了 1 例患者在出现 4 级多形性红斑后，再次使用 Nivolumab 治疗。但是根据 NCCN 和 ESMO 指南，我们不建议在 4 级皮肤毒性后进行 ICIs 再治疗。对于弥漫性肺泡损伤样的间质性肺炎病例，建议逐渐减少糖皮质激素的剂量，终止使用 ICIs。一项回顾性研究表明，抗 PD-1 或抗 PD-L1 抑制剂再挑战的风险 – 回报比似乎是可以接受的，尽管这些患者需要更加密切的监测。

（4）治疗 irAEs 的药物

大多数 irAEs 对糖皮质激素治疗是敏感的，可以在 6 ~ 12 周内缓解。如果在使用了足量的糖皮质激素后，irAEs 还没有改善，应该在排除其他原因后考虑使用免疫调节剂。

静脉注射免疫球蛋白（IVIg）联合糖皮质激素用于治疗 ICIs 相关的多形性红斑、重症肌无力、吉兰 – 巴雷综合征、脑病、周围神经病、硬皮病、眼肌炎、全血细胞减少、中性粒细胞减少。多数 irAEs 得到了改善，部分重症肌无力、吉兰 – 巴雷综合征、坏死性脑病患者治疗后病情继续恶化。

Infliximab 是一种抗肿瘤坏死因子 -α（TNT-α）的嵌合单克隆抗体。有病例报道 Infliximab 用于免疫治疗相关的风湿性多肌痛、周围神经病、坏死性脊髓病、吉兰 – 巴雷综合征、出血性胃炎和机化性肺炎。根据美国国立综合癌症网络（NCCN）指南，严重 irAEs 使用糖皮质激素 48 ~ 72 小时后仍无改善的，推荐使用 Infliximab。然而，Abu-Sbeih H 建议，免疫治疗相关结肠炎应该尽早使用 Infliximab，而不是等到糖皮质激素治疗或减量失败。

Adalimumab 是抗肿瘤坏死因子 -α 的重组人单克隆抗体，它能阻止肿瘤坏死因子 -α 与细胞表面受体的相互作用，从而减少炎症。Adalimumab 有效地缓解了 2 例 ICIs 所致鼻窦炎。

Tocilizumab 是一种抗人白细胞介素 -6（IL-6）受体的重组人单克隆抗体。病例报道 Tocilizumab 用于免疫治疗相关的肺炎和关节炎。

Rituximab 是一种与 CD20 蛋白结合的嵌合单克隆抗体。病例报道 Rituximab 用于与 Nivolumab 和 Ipilimumab 相关的自身免疫性脑炎。

Martins 等人提出了一种阻断策略，目的在于抑制 irAEs 病理生理过程中涉及的关键炎症成分，减少免疫抑制药物对肿瘤治疗的潜在影响。因此，生物免疫抑制剂对管理难治性 irAEs 具有重要意义。

（5）局限性

本综述的局限性在于基于病例报告的总结存在潜在的选择偏倚和发表偏倚。作者

表 124-2 免疫相关不良反应后再次使用免疫检查点抑制剂的病例报告

报道	性别 / 年龄	肿瘤	免疫治疗药物	不良反应	不良反应处理	再次使用免疫治疗药物	结局
Utsunomiya et al.	女 /37	黑色素瘤	Nivolumab, Ipilimumab	多形性红斑	全身糖皮质激素，静脉免疫球蛋白	Nivolumab	未描述
Anastasopoulou et al.	男 /48	黑色素瘤	Nivolumab	大疱性类天疱疮	全身糖皮质激素	Pembrolizumab Ipilimumab	未复发
Uemura et al.	男 /73	黑色素瘤	Ipilimumab	Grover 病	全身糖皮质激素	Ipilimumab	复发
Kanie et al.	男 /65	非小细胞肺癌	Atezolizumab	垂体炎	氢化可的松替代治疗	Atezolizumab	未复发
Chae et al.	男 /76	非小细胞肺癌	Pembrolizumab	糖尿病	胰岛素	Pembrolizumab	未复发
Imafuku et al.	男 /62	黑色素瘤	Nivolumab	肺炎	全身糖皮质激素	Nivolumab	未复发
	男 /75	黑色素瘤	Nivolumab	肺炎	全身糖皮质激素	Nivolumab	复发
Shaheen et al.	女 /70	非小细胞肺癌	Nivolumab	心包积液	全身糖皮质激素	Nivolumab	未复发
Abu Samra et al.	男 /82	黑色素瘤	Pembrolizumab	葡萄膜炎	激素滴眼液	Pembrolizumab	复发
Theillac et al.	男 /55	黑色素瘤	Nivolumab	葡萄膜炎	全身糖皮质激素，激素滴眼液	Nivolumab	未复发
Papavasileio et al.	女 /54	黑色素瘤	Ipilimumab	葡萄膜炎	局部糖皮质激素	Ipilimumab	垂体炎、结肠炎
	女 /47	黑色素瘤	Ipilimumab	眼眶炎	全身糖皮质激素	Ipilimumab	复发
Nguyen et al.	男 /55	黑色素瘤	Nivolumab	干眼，角膜穿孔	局部环孢素，局部糖皮质激素，自体血清泪液，多西环素	Nivolumab	未复发
Ngo et al.	男 /70	黑色素瘤	Nivolumab, Ipilimumab	滑膜炎	全身糖皮质激素	Nivolumab	未复发
du Rusquec et al.	女 /77	黑色素瘤	Ipilimumab	全血细胞减少	全身糖皮质激素，静脉免疫球蛋白，促红细胞生成素，非格司亭	Ipilimumab	复发

和编辑通常会选择发表罕见的和成功的案例。我们的研究受限于原始报告中提供的信息。这篇综述没有包括免疫治疗联合化疗的病例，而联合治疗引起的irAEs发病率更高，并且更加严重。

由于免疫相关毒性可以影响任何器官系统，临床医生应该警惕它是ICIs治疗过程中任何症状或异常的可能原因。在irAEs之后重新挑战ICIs需要密切的监测。生物免疫抑制剂对管理难治性irAEs具有重要意义。因此，有必要进一步研究如何建立最优的管理指南。

参考文献

[1] WANG D Y, SALEM J E, COHEN J V, et al. Fatal toxic effects associated with immune checkpoint inhibitors: a systematic review and meta-analysis[J]. JAMA Oncol, 2018, 4(12): 1721-1728.

[2] UENAMI T, HOSONO Y, ISHIJIMA M, et al. Vitiligo in a patient with lung adenocarcinoma treated with Nivolumab: A case report[J]. Lung Cancer, 2017, 109: 42-44.

[3] UEMURA M, FA'AK F, HAYMAKER C, et al. A case report of Grover's disease from immunotherapy-a skin toxicity induced by inhibition of CTLA-4 but not PD-1[J]. J Immunother Cancer, 2016, 4: 55.

[4] POSTOW M A, SIDLOW R, HELLMANN M D. Immune-related adverse events associated with immune checkpoint blockade[J]. The New England journal of medicine, 2018, 378(2): 158-168.

[5] KANIE K, IGUCHI G, BANDO H, et al. Two Cases of Atezolizumab-Induced Hypophysitis[J]. J Endocr Soc, 2018, 2(1): 91-95.

[6] FUKUOKA H. Hypophysitis[J]. Endocrinology and metabolism clinics of North America, 2015, 44(1): 143-149.

[7] KOTWAL A, RAO S, HAAS R A. Ipilimumab-induced hypophysitis may not affect all pituitary cell lines: a case report[J]. Journal of Endocrinology and Metabolism, 2015, 5(5): 299-303.

[8] KASHIMA J, OKUMA Y, SHIMIZUGUCHI R, et al. Bile duct obstruction in a patient treated with Nivolumab as second-line chemotherapy for advanced non-small-cell lung cancer: a case report[J]. Cancer Immunol Immunother, 2018, 67(1): 61-65.

[9] FAKHRI G, AKEL R, SALEM Z, et al. Pulmonary sarcoidosis activation following neoadjuvant Pembrolizumab plus chemotherapy combination therapy in a patient with non-small cell lung cancer: a case report[J]. Case Rep Oncol, 2017, 10(3): 1070-1075.

[10] FERREIRA M, PICHON E, CARMIER D, et al. Coronary toxicities of anti-PD-1 and anti-PD-L1 immunotherapies: a case report and review of the literature and international registries[J]. Target Oncol, 2018, 13(4): 509-515.

[11] FERNANDEZ D M, RAHMAN A H, FERNANDEZ N F, et al. Single-cell immune landscape of human atherosclerotic plaques[J]. Nature Medicine, 2019, 25(10): 1576-1588.

[12] HAIKAL A, BORBA E, KHAJA T, et al. Nivolumab-induced new-onset seronegative rheumatoid arthritis in a patient with advanced metastatic melanoma: A case report and literature review[J]. Avicenna J Med, 2018, 8(1): 34-36.

[13] KUNIMASA K, NISHINO K, KIMURA M, et al. Pembrolizumab-induced acute thrombosis: A case report[J]. Medicine (Baltimore), 2018, 97(20): e10772.

[14] HANNA K S. A rare case of Pembrolizumab-induced uveitis in a patient with metastatic melanoma[J]. Pharmacotherapy, 2016, 36(11): 183-188.

[15] THEILLAC C, STRAUB M, BRETON A L, et al. Bilateral uveitis and macular edema induced

by Nivolumab: a case report[J]. BMC Ophthalmol, 2017, 17(1): 227.

[16] DEIN E, SHARFMAN W, KIM J, et al. Two cases of sinusitis induced by immune checkpoint inhibition[J]. J Immunother, 2017, 40(8): 312-314.

[17] JOHNSON D B, BECKERMANN K E, WANG D Y. Immune checkpoint inhibitor therapy in patients with autoimmune disease[J]. Oncology, 2018, 32(4): 190-194.

[18] CALABRESE C, KIRCHNER E, KONTZIAS A, et al. Rheumatic immune-related adverse events of checkpoint therapy for cancer: case series of a new nosological entity[J]. RMD Open, 2017, 3(1): e000412.

[19] UEMURA M, TRINH V A, HAYMAKER C, et al. Selective inhibition of autoimmune exacerbation while preserving the anti-tumor clinical benefit using IL-6 blockade in a patient with advanced melanoma and Crohn's disease: a case report[J]. J Hematol Oncol, 2016, 9(1): 81.

[20] SIGEL K, MAKINSON A, THALER J. Lung cancer in persons with HIV[J]. Current opinion in HIV and AIDS, 2017, 12(1): 31-38.

[21] LI D, HE C, XIA Y, et al. Pembrolizumab combined with stereotactic body radiotherapy in a patient with human immunodeficiency virus and advanced non-small cell lung cancer: a case report[J]. J Med Case Rep, 2018, 12(1): 104.

[22] COOK M R, KIM C. Safety and efficacy of immune checkpoint inhibitor therapy in patients with HIV infection and advanced-stage cancer: a systematic review[J]. JAMA oncology, 2019, 5(7): 1049-1054.

[23] UTSUNOMIYA A, OYAMA N, IINO S, et al. A case of erythema multiforme major developed after sequential use of two immune checkpoint inhibitors, Nivolumab and Ipilimumab, for advanced melanoma: possible implication of synergistic and/or complementary immunomodulatory effects[J]. Case Rep Dermatol, 2018, 10(1): 1-6.

[24] IMAFUKU K, YOSHINO K, YAMAGUCHI K, et al. Two cases of Nivolumab re-administration after pneumonitis as immune-related adverse events[J]. Case Rep Oncol, 2017, 10(1): 296-300.

[25] ANASTASOPOULOU A, PAPAXOINIS G, DIAMANTOPOULOS P, et al. Bullous pemphigoid-like skin lesions and overt eosinophilia in a patient with melanoma treated with Nivolumab: case report and review of the literature[J]. J Immunother, 2018, 41(3): 164-167.

[26] CHAE Y K, CHIEC L, MOHINDRA N, et al. A case of Pembrolizumab-induced type-1 diabetes mellitus and discussion of immune checkpoint inhibitor-induced type 1 diabetes[J]. Cancer Immunol Immunother, 2017, 66(1): 25-32.

[27] SHAHEEN S, MIRSHAHIDI H, NAGARAJ G, et al. Conservative management of Nivolumab-induced pericardial effusion: a case report and review of literature[J]. Exp Hematol Oncol, 2018, 7: 11.

[28] ABU SAMRA K, VALDES-NAVARRO M, LEE S, et al. A case of bilateral uveitis and papillitis in a patient treated with Pembrolizumab[J]. Eur J Ophthalmol, 2016, 26(3): 46-48.

[29] PAPAVASILEIOU E, PRASAD S, FREITAG S K, et al. Ipilimumab-induced ocular and orbital inflammation-a case series and review of the literature[J]. Ocul Immunol Inflamm, 2016, 24(2): 140-146.

[30] NGUYEN A T, ELIA M, MATERIN M A, et al. Cyclosporine for dry eye associated with Nivolumab: a case progressing to corneal perforation[J]. Cornea, 2016, 35(3): 399-401.

[31] NGO L, MILLER E, VALEN P, et al. Nivolumab induced remitting seronegative symmetrical synovitis with pitting edema in a patient with melanoma: a case report[J]. J Med Case Rep, 2018, 12(1): 48.

[32] DU RUSQUEC P, SAINT-JEAN M, BROCARD A, et al. Ipilimumab-induced autoimmune pancytopenia in a case of metastatic melanoma[J]. J Immunother, 2014, 37(6): 348-350.

[33] SIMONAGGIO A, MICHOT J M, VOISIN A L, et al. Evaluation of readministration of immune checkpoint inhibitors after immune-related adverse events in patients with cancer[J]. JAMA Oncol, 2019,

5(9): 1310-1317.

[34] MARCH K L, SAMARIN M J, SODHI A, et al. Pembrolizumab-induced myasthenia gravis: A fatal case report[J]. J Oncol Pharm Pract, 2018, 24(2): 146-149.

[35] TANAKA R, MARUYAMA H, TOMIDOKORO Y, et al. Nivolumab-induced chronic inflammatory demyelinating polyradiculoneuropathy mimicking rapid-onset Guillain-Barre syndrome: a case report[J]. Jpn J Clin Oncol, 2016, 46(9): 875-878.

[36] ABDALLAH A O, HERLOPIAN A, RAVILLA R, et al. Ipilimumab-induced necrotic myelopathy in a patient with metastatic melanoma: A case report and review of literature[J]. J Oncol Pharm Pract, 2016, 22(3): 537-542.

[37] THAIPISUTTIKUL I, CHAPMAN P, AVILA E K. Peripheral neuropathy associated with Ipilimumab: a report of 2 cases[J]. J Immunother, 2015, 38(2): 77-79.

[38] BARBOSA N S, WETTER D A, WIELAND C N, et al. Scleroderma induced by Pembrolizumab: a case series[J]. Mayo Clin Proc, 2017, 92(7): 1158-1163.

[39] PUSHKAREVAKAYA A, NEUBERGER U, DIMITRAKOPOULOU-STRAUSS A, et al. Severe ocular myositis after Ipilimumab treatment for melanoma: a report of 2 cases[J]. J Immunother, 2017, 40(7): 282-285.

[40] ATWAL D, JOSHI K P, RAVILLA R, et al. Pembrolizumab-induced pancytopenia: a case report[J]. Perm J, 2017, 21: 17-004.

[41] BARBACKI A, MALIHA P G, HUDSON M, et al. A case of severe Pembrolizumab-induced neutropenia[J]. Anticancer Drugs, 2018, 29(8): 817-819.

[42] RUTZEN-LOPEZ I M, FU J B, ARIAS-BERRIOS J E. Poster 362: Nivolumab-induced concurrent guillain-barre syndrome and myasthenia gravis in a patient with metastatic renal cell carcinoma: a case report[J]. Pm&R, 2017, 9: S246-S247.

[43] CINNOR B, CROSSMAN H, KAPLAN J, et al. First reported case of Pembrolizumab-induced immune mediated hemorrhagic gastritis[J]. Gastroenterology, 2017, 152(5): 891.

[44] ORTEGA SANCHEZ G, JAHN K, SAVIC S, et al. Treatment of mycophenolate-resistant immune-related organizing pneumonia with infliximab[J]. J Immunother Cancer, 2018, 6(1): 85.

[45] THOMPSON J A, SCHNEIDER B J, BRAHMER J, et al. Management of immunotherapy-related toxicities, version[J]. Journal of the National Comprehensive Cancer Network, 2019, 17(3): 255-289.

[46] ABU-SBEIH H, ALI F S, WANG X, et al. Early introduction of selective immunosuppressive therapy associated with favorable clinical outcomes in patients with immune checkpoint inhibitor-induced colitis[J]. J Immunother Cancer, 2019, 7(1): 93.

[47] NAQASH A R, YANG L V, SANDERLIN E J, et al. Interleukin-6 as one of the potential mediators of immune-related adverse events in non-small cell lung cancer patients treated with immune checkpoint blockade: evidence from a case report[J]. Acta Oncol, 2018, 57(5): 705-708.

[48] KIM S T, TAYAR J, TRINH V A, et al. Successful treatment of arthritis induced by checkpoint inhibitors with tocilizumab: a case series[J]. Ann Rheum Dis, 2017, 76(12): 2061-2064.

[49] WILLIAMS T J, BENAVIDES D R, PATRICE K A, et al. Association of autoimmune encephalitis with combined immune checkpoint inhibitor treatment for metastatic cancer[J]. JAMA neurology, 2016, 73(8): 928-933.

[50] MARTINS F, SYKIOTIS G P, MAILLARD M, et al. New therapeutic perspectives to manage refractory immune checkpoint-related toxicities[J]. The Lancet Oncology, 2019, 20(1): 54-64.

（斯晓燕　张　力）

125

免疫检查点抑制剂相关不良反应的 Meta 分析

免疫检查点抑制剂（immune checkpoint inhibitor，ICIs）作用于细胞表面检查点蛋白，通过自身免疫系统发现和破坏癌细胞，可有效治疗多种化疗难治性恶性肿瘤，是多种类型的肿瘤常用的治疗方法，但是可能导致免疫相关的不良反应（immune-related adverse events，irAEs）。ICIs 包括针对程序性死亡受体 –1（PD-1）、PD-1 配体（PD-L1）和细胞毒性 T 淋巴细胞相关抗原 –4（CTLA-4）的单克隆抗体，已被批准用于治疗晚期恶性肿瘤。PD-1 和 CTLA-4 属于 CD28 超家族。PD-1 在与其两种配体之一（PD-L1 或 PD-L2）结合后向 T 细胞传递负信号。PD-1 与其配体结合后可抑制参与 T 细胞活化的激酶，使肿瘤细胞得以逃避免疫检测和攻击。ICIs 已被 FDA 批准用于治疗以下晚期恶性肿瘤：黑色素瘤、非小细胞肺癌（non-small cell lung cancer，NSCLC）、肾细胞癌、尿路上皮癌、头颈部鳞状细胞癌和霍奇金淋巴瘤。由于 ICIs 能够激活 T 细胞，其不良反应与传统细胞毒性化疗不同，是免疫介导的反应，如结肠炎、肝炎、甲状腺炎、垂体炎、肺炎、心包炎、甲状腺功能减退、肾炎、疲乏和皮疹等。

ICIs 不断经历着从二线、一线到更早期的探索。2011 年以后，随着大量临床试验及研究的成果，继 Ipilimumab 获批后 FDA 陆续批准了 Pembrolizumab、Nivolumab（PD-1）、Atezolizumab、Avelumab、Durvalumab（PD-L1），并且 Tremelimumab（CTLA-4）目前也有大量临床试验在探索中。2017 ~ 2018 年，中国免疫研究进展迅速，PD-1 免疫检查点抑制剂（JS001、SHR-1210、Sintilimab）在国内上市。Cemiplimab 获 FDA 批准，成为全球第 3 类 PD-1 免疫检查点抑制剂。这些免疫药物对恶性肿瘤均显示出较好的响应性，但伴随而来的免疫治疗相关不良反应也不容忽视。

随着从临床研究走向临床实践的不断深入，肿瘤免疫治疗在治疗适应证、生物标志物的选择，以及免疫治疗相关不良事件的防治等方面都积累了越来越多的研究数据。我们进行了免疫单药治疗关于不同癌种类型、不同 ICIs 治疗相关不良反应的综合 Meta 分析，为今后临床上的免疫治疗决策提供有效数据支撑。

一、资料与方法

1. 文献纳入标准

（1）研究类型：免疫单药治疗恶性肿瘤的单臂或双臂临床试验。

（2）研究对象：接受 ICIs 单药治疗的恶性肿瘤患者，年龄、性别、国籍和种族不限。

（3）干预措施：所纳入的试验组为 ICIs 单药治疗，对照组为传统化疗（conventional therapy）。

（4）结局指标：可评价的 ICIs 相关的不良事件。

2. 文献排除标准

（1）无法获取全文、重复发表的研究；

（2）数据不完整或缺少原始可提取数据的文献；

（3）综述或无可供评价的指标。

3. 检索策略

（1）检索数据库：数据库包括 Pubmed，Web of Science、Embase 等数据库，检索时限为 2007 年 1 月 ~ 2019 年 5 月公开发表的英文单臂或双臂临床试验。

（2）检索主题词：采用主题词和自由词结合检索。①检索词包括：以特定的 ICIs 药物名称（Pembrolizumab、Avelumab、Nivolumab、Atezolizumab、Durvalumab、Ipilimumab、Tremelimumab、JS001、SHR-1210、Sintilimab 和 Cemiplimab），免疫检查点（PD-1、PD-L1、CTLA-4）为关键搜索词，检索出免疫治疗的相关英文文献。②补充检索：纳入文献的参考文献。

4. 文献筛选方法

2 名研究员独立进行文献检索和筛选，文献筛选根据预定的纳入和排除标准，首先阅读题目和摘要初筛，必要时阅读全文筛选可能合格的文献，随后阅读全文进行复筛；如遇分歧，研究小组集体讨论解决。

5. 数据提取

数据提取由 2 名研究员同时独立进行，按照统一的数据提取表提取数据，交叉核对最终结果，纳入研究的提取数据包括：治疗相关免疫介导（treatment-related+immune-mediated）为主要研究数据，提取了所有研究中：研究 PMID、第一作者、研究年份、癌症类型、地区、试验总入组数、纳入安全分析的入组人数、研究阶段、治疗方案、常见不良反应评估版本、1 ~ 5 级 ICIs 相关的不良事件和 3 ~ 5 级 ICIs 相关的不良事件的总数、各类不良反应报告的具体数据和频率。

6. 统计学方法

（1）合并效应值：通过记录原始研究的样本量和不良反应事件例数，计算原始研究的不良反应发生率。使用固定效应模型（inverse variance method）对单个研究的不良事件发生率进行合并，并绘制森林图。根据异质性检验结果选择固定效应模型或者随机效应模型。当研究间异质性较大，并且不能通过分层分析寻找到异质性来源时，谨慎解读单个研究不良事件发生率合并的结果。

（2）异质性检验：使用德西莫尼 – 莱尔德估计（DerSimonian-Laird estimate）方法计算研究间异质性（I^2）；采用卡方检验分析各研究间的异质性，当 $P > 0.10$，$I^2 \leqslant 50\%$ 时，认为研究间无异质性；当 $P \leqslant 0.10$，$I^2 > 50\%$ 时，认为研究间有较大异质性。

（3）发表偏倚检验：通过绘制漏斗图，观察其对称性，初步判断发表偏倚风险。若漏斗图显示对称，则提示不存在发表偏倚；若漏斗图显示不对称，则提示存在发表偏倚。同时，通过统计学检验的方法（rank correlation test）判断漏斗图的对称性。

（4）分层分析：按照具体 ICIs 药物品种进行分层分析。

（5）以上所有统计分析均使用 R 软件（3.6.0）的 Meta 分析包完成，使用到 Meta

分析包的 metaprop、forest、funnel 和 metabias 命令。

二、结果

1. 文献筛选结果

通过阅读题目和摘要初筛，再通过阅读全文剔除会议摘要、研究设计不符、无法获得全文、数据不完整，初检出相关文献 220 篇，其中 Pubmed 198 篇，Embase 12 篇，Web of Science 10 篇，剔除摘要文献 42 篇，生存质量分析文献 6 篇，回顾性研究文献 11 篇，免疫联合治疗文献 14 篇，最终纳入提供具体不良反应数据的免疫单药治疗相关性研究文献 147 例研究，共 23761 例患者。文献筛选流程及结果见图 125-1。

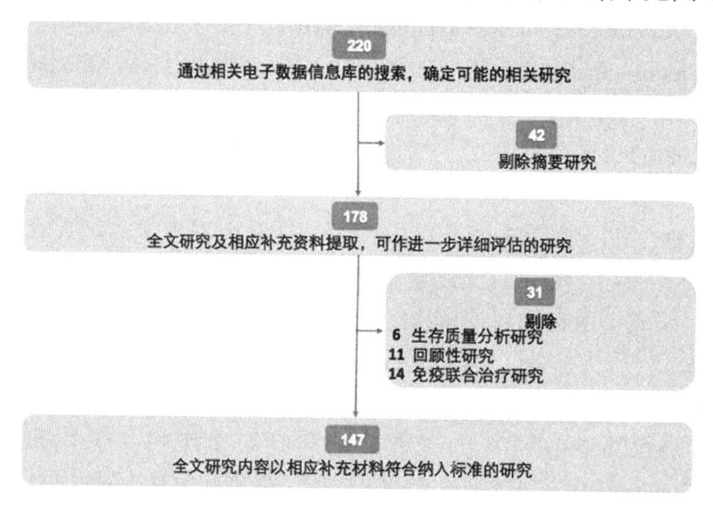

图 125-1　文献筛选流程及结果

2. 纳入文献基本特征

本文比较了 11 种不同 ICIs 治疗相关的（1 ~ 5 级与 3 ~ 5 级）不良反应，共纳入 147 篇研究和 23761 例患者。其中干预措施为：Pembrolizumab 研究 46 项（n=6598）。Nivolumab 研究 27 项（n=3576）。Atezolizumab 研究 13 项（n=2787）。Avelumab 研究 12 项（n=3213）。Durvalumab 研究 10 项（n=1780）。Ipilimumab 研究 22 项（n=4067）。Tremelimumab 研究 8 项（n=1158）。JS001 研究 3 项（n=223）。SHR-1210 研究 4 项（n=178）。Sintilimab 研究 1 项（n=96）。Cemiplimab 研究 1 项（n=85）。

3. Meta 分析结果

（1）基于恶性肿瘤中不同 ICIs 的 1 ~ 5 级不良反应的 Meta 分析：使用固定效应模型对传统化疗和 3 种不同免疫药物 CTLA-4、PD-1、PD-L1 的 1 ~ 5 级不良事件发生率进行分析，并绘制森林图。18 篇文献报道了传统化疗的 1 ~ 5 级不良反应，异质性分析显示各研究结果间的统计异质性较大（$P < 0.1$，I^2=81.9%），故使用随机效应模型进行合并。Meta 分析结果显示：其不良反应发生率为 83.81%，（95%CI: 0.8113 ~ 0.8617，$P < 0.1$，I^2=81.9%），其森林图见图 125-2。32 篇文献报道了 CTLA-4 的 1 ~ 5 级不良反应，异质性分析显示各研究结果间的统计异质性较大（$P < 0.1$，I^2=94.1%），故使用随机效应模型进行合并。Meta 分析结果显示：其不

良反应发生率为 82.87%（95%CI：0.7771 ~ 0.8704，$P < 0.1$，I^2=94.1%），其森林图见图 125-3。72 篇文献报道了 PD-1 的 1 ~ 5 级不良反应，异质性分析显示各研究结果间的统计异质性较大（$P < 0.1$，I^2=92.4%），故使用随机效应模型进行合并。Meta 分析结果显示：其不良反应发生率为 71.89%（95%CI：0.6811 ~ 0.7539，$P < 0.1$，I^2=92.4%），其森林图见图 125-4。32 篇文献报道了 PD-L1 的 1 ~ 5 级不良反应，异质性分析显示各研究结果间的统计异质性较大（$P < 0.1$，I^2=97.9%），故使用随机效应模型进行合并。Meta 分析结果显示：其不良反应发生率为 58.95%（95%CI：0.4906 ~ 0.6817，$P < 0.1$，I^2=97.9%），其森林图见图 125-5。

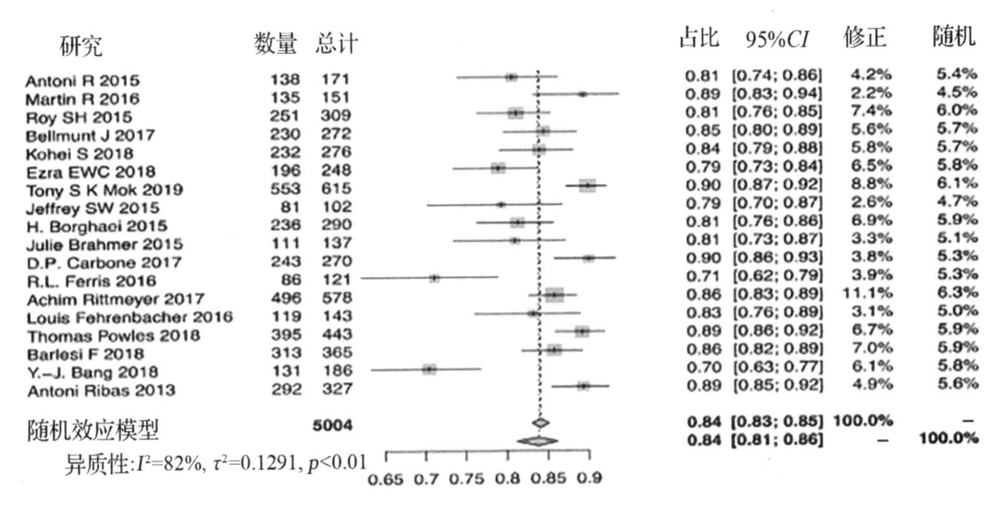

图 125-2 传统化疗的 1 ~ 5 级不良反应发生率森林图

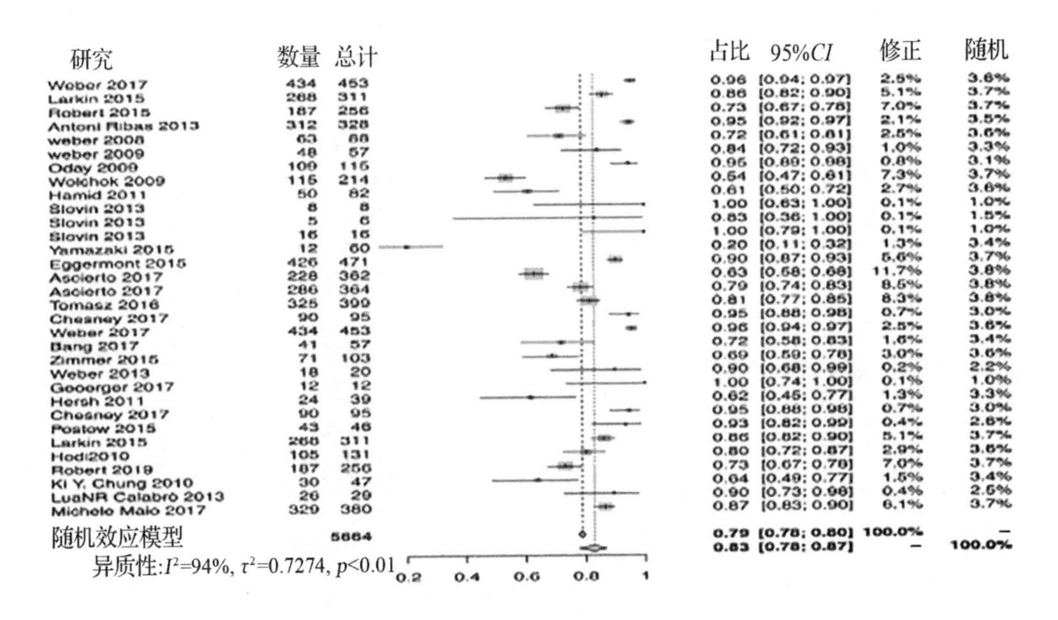

图 125-3 CTLA-4 的 1 ~ 5 级不良反应发生率森林图

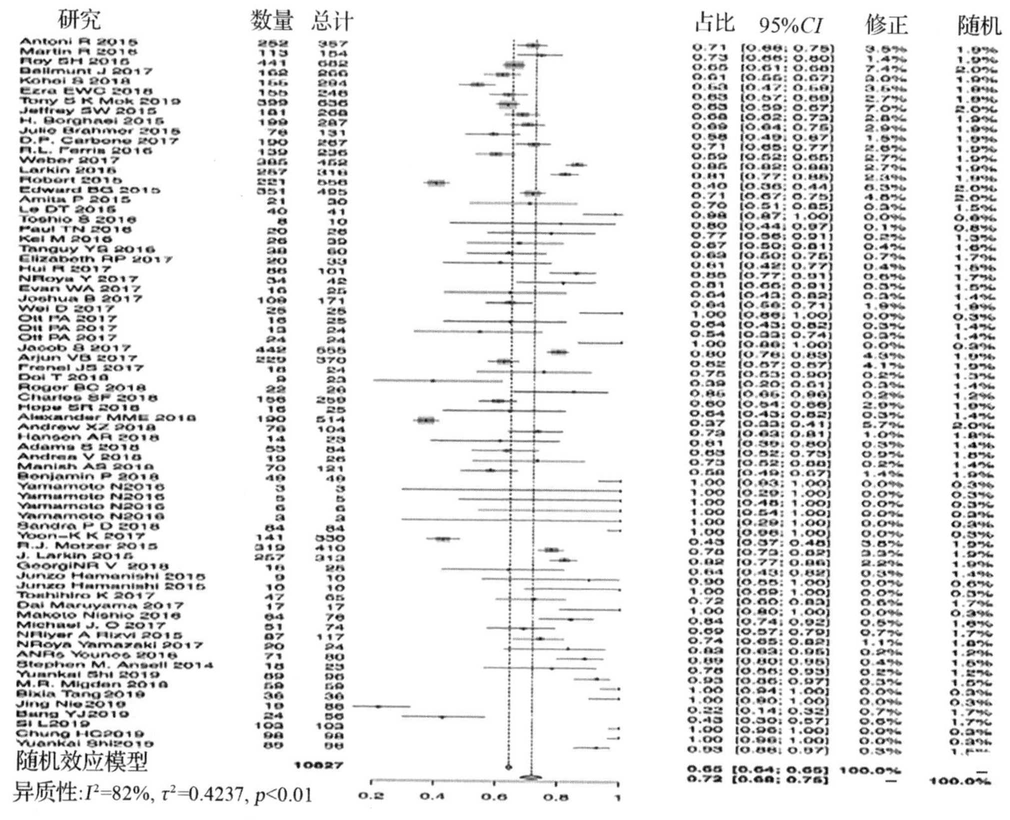

图 125-4 PD-1 的 1 ~ 5 级不良反应发生率森林图

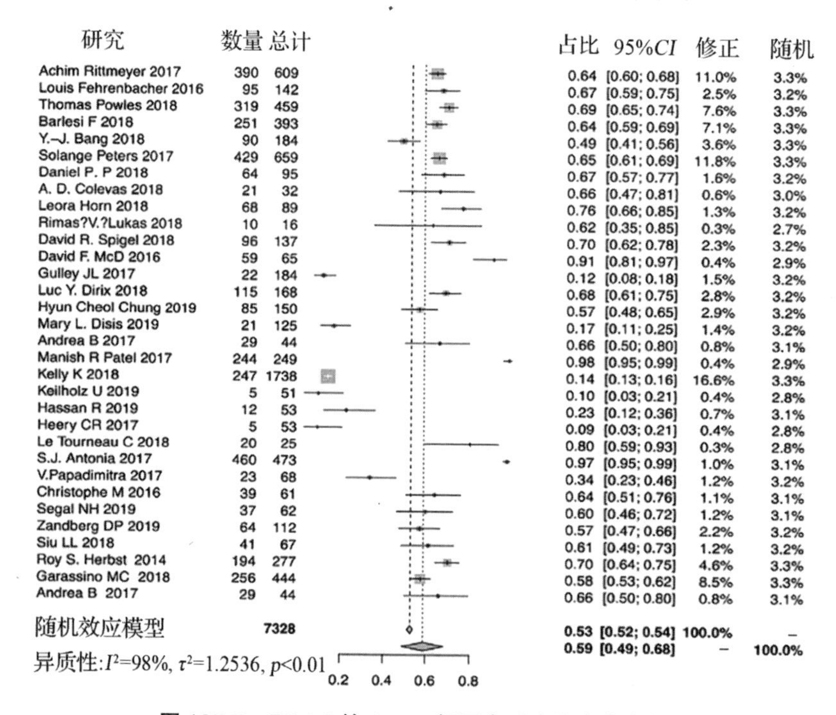

图 125-5 PD-L1 的 1 ~ 5 级不良反应发生率森林图

（2）基于恶性肿瘤中不同ICIs的1 ~ 5级不良反应的亚组分析：11篇文献报道了Atezolizumab的1 ~ 5级不良反应，异质性分析显示各研究结果间的统计异质性较大（$P<0.1$，I^2=57.7%），故使用随机效应模型进行合并。Meta分析结果显示：其不良反应发生率为68.77%（95%*CI*：0.6545 ~ 0.7190，$P<0.1$，I^2=57.7%），其森林图见图125-6。14篇文献报道了Avelumab的1 ~ 5级不良反应，异质性分析显示各研究结果间的统计异质性较大（$P<0.1$，I^2=98.3%），故使用随机效应模型进行合并。Meta分析结果显示：其不良反应发生率为44.53%（95%*CI*：0.2759 ~ 0.6285，$P<0.1$，I^2=98.3%），其森林图见图125-7。7篇文献报道了Durvalumab的1 ~ 5级不良反应，异质性分析显示各研究结果间的统计异质性较大（$P<0.1$，I^2=95.9%），故使用随机效应模型进行合并。Meta分析结果显示：其不良反应发生率为66.63%（95%*CI*：0.4855 ~ 0.8086，$P<0.1$，I^2=95.9%），其森林图见图125-8。28篇文献报道了Ipilimumab的1 ~ 5级不良反应，异质性分析显示各研究结果间的统计异质性较大（$P<0.1$，I^2=94.1%），故使用随机效应模型进行合并。Meta分析结果显示：其不良反应发生率为82.18%（95%*CI*：0.7649 ~ 0.8673，$P<0.1$，I^2=94.1%），其森林图见图125-9。26篇文献报道了Nivolumab的1 ~ 5级不良反应，异质性分析显示各研究结果间的统计异质性较大（$P<0.1$，I^2=90.7%），故使用随机效应模型进行合并。Meta分析结果显示：其不良反应发生率为76.25%（95%*CI*：0.7035 ~ 0.8129，$P<0.1$，I^2=90.7%），其森林图见图125-10。41篇文献报道了Pembrolizumab的1 ~ 5级不良反应，异质性分析显示各研究结果间的统计异质性较大（$P<0.1$，I^2=91.4%），故使用随机效应模型进行合并。Meta分析结果显示：其不良反应发生率为67.25%（95%*CI*：0.6257 ~ 0.7161，$P<0.1$，I^2=91.4%），其森林图见图125-11。4篇文献报道了Tremelimumab的1 ~ 5级不良反应，异质性分析显示各研究结果间的统计异质性较大（$P<0.1$，I^2=91.9%），故使用随机效应模型进行合并。Meta分析结果显示：其不良反应发生率为86.78%（95%*CI*：0.7172 ~ 0.9445，$P<0.1$，I^2=91.9%），其森林图见图125-12。

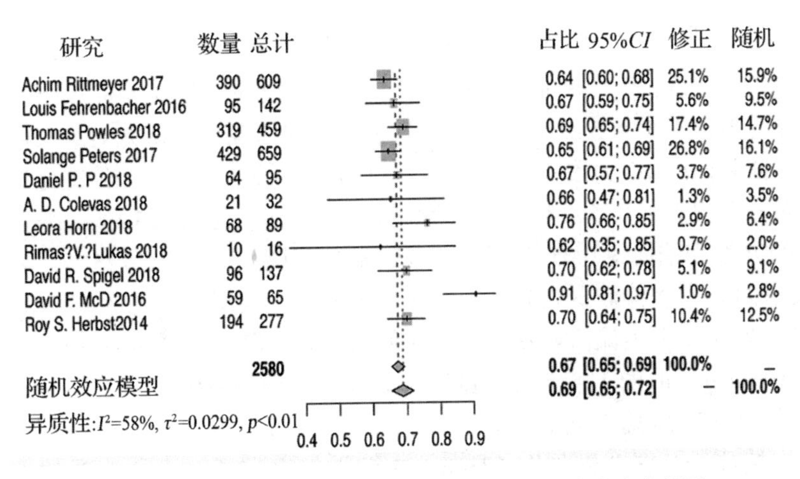

图125-6 Atezolizumab的1 ~ 5级不良反应发生率森林图

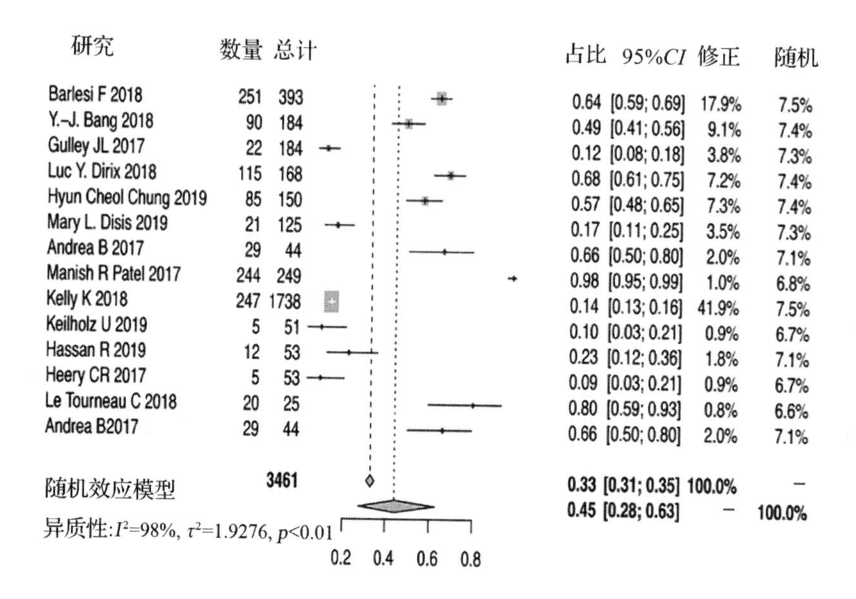

图 125-7 Avelumab 的 1 ~ 5 级不良反应发生率森林图

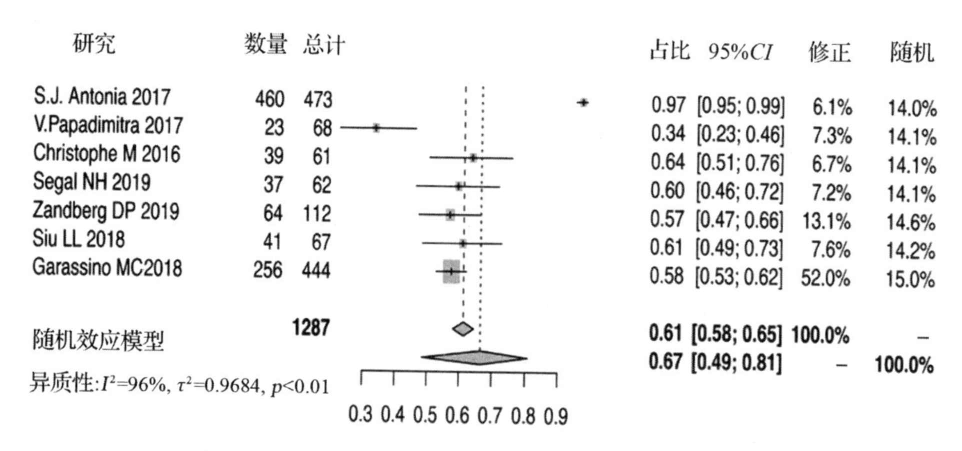

图 125-8 Durvalumab 的 1 ~ 5 级不良反应发生率森林图

（3）基于恶性肿瘤中不同 ICIs 的 1 ~ 5 级不良反应的发表偏倚风险评估：所有纳入的研究均报道了 1 ~ 5 级不良反应，为全面反映情况，本研究对纳入研究进行漏斗图分析，漏斗图上的点大致呈对称分布，说明不存在发表性偏倚。传统化疗纳入的 18 篇研究的 P 发表偏倚 > 0.05，未发现发表偏倚，其漏斗图见图 125-13。CTLA-4 纳入的 32 篇研究的 P 发表偏倚 > 0.05，未发现发表偏倚，其漏斗图见图 125-14。PD-L1 纳入的 32 篇文献的 P 发表偏倚 > 0.05，未发现发表偏倚，其漏斗图见图 125-15。PD-1 纳入的 72 篇文献的 P 发表偏倚 < 0.05，存在偏倚风险，其漏斗图见图 125-16。11 篇文献报道了 Atezolizumab 的 1 ~ 5 级不良反应 P 发表偏倚 > 0.05，未发现发表偏移。其漏斗图见图 125-17。14 篇文献报道了 Avelumab 的 1 ~ 5 级不良反应 P 发表偏倚 > 0.05，未发现发表偏移。其漏斗图见图 125-18。7 篇文献报道了 Durvalumab 的 1 ~ 5 级不良反应 P 发表偏倚不清楚。其漏斗图见图 125-19。28 篇文献报道了 Ipilimumab 的

1 ~ 5 级不良反应 *P* 发表偏倚＞ 0.05，未发现发表偏移。其漏斗图见图 125-20。26 篇文献报道了 Nivolumab 的 1 ~ 5 级不良反应 *P* 发表偏倚＞ 0.05，未发现发表偏移。其漏斗图见图 125-21。41 篇文献报道了 Pembrolizumab 的 1 ~ 5 级不良反应 *P* 发表偏倚＞ 0.05，未发现发表偏移。其漏斗图见图 125-22。4 篇文献报道了 Tremelimumab 的 1 ~ 5 级不良反应发表偏倚不清楚。其漏斗图见图 125-23。

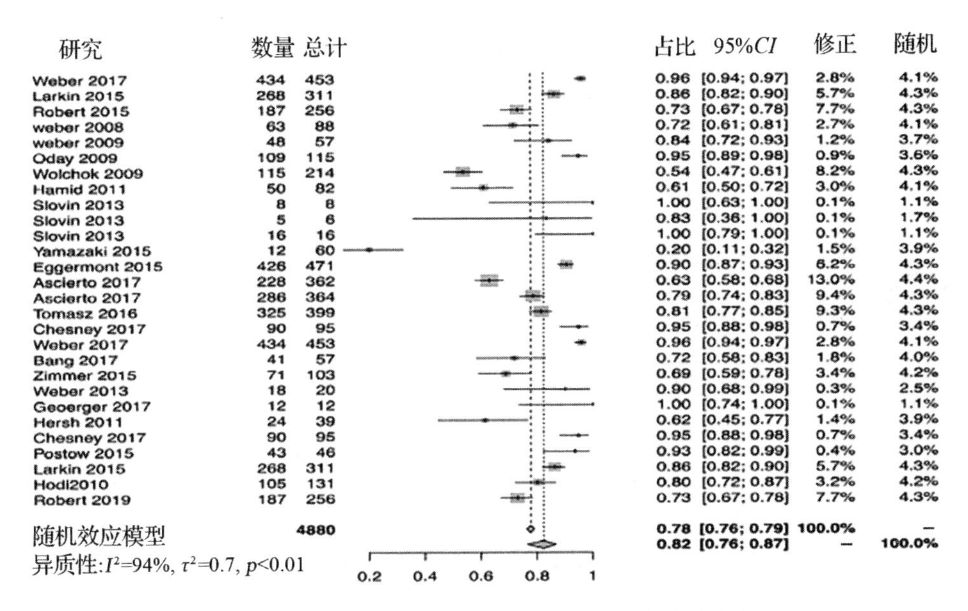

图 125-9 Ipilimumab 的 1 ~ 5 级不良反应发生率森林图

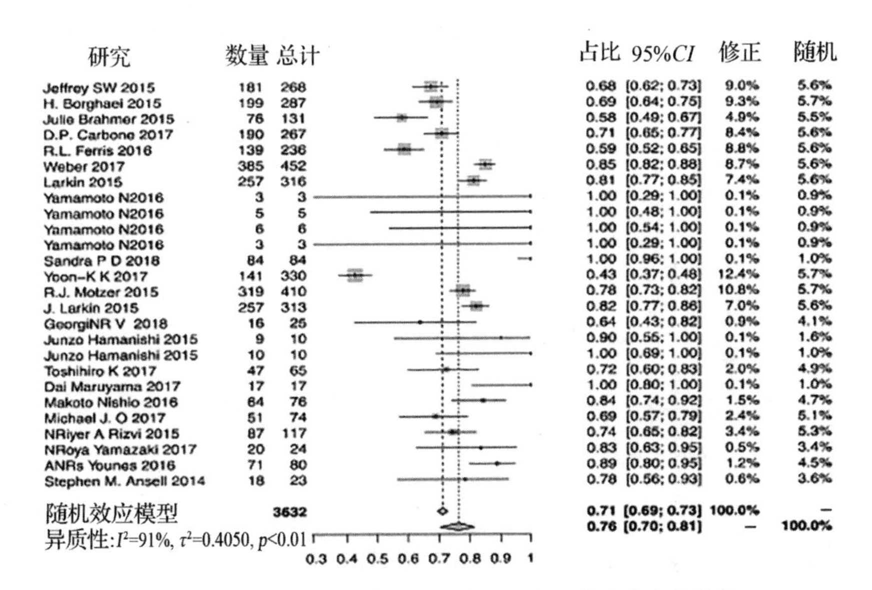

图 125-10 Nivolumab 的 1 ~ 5 级不良反应发生率森林图

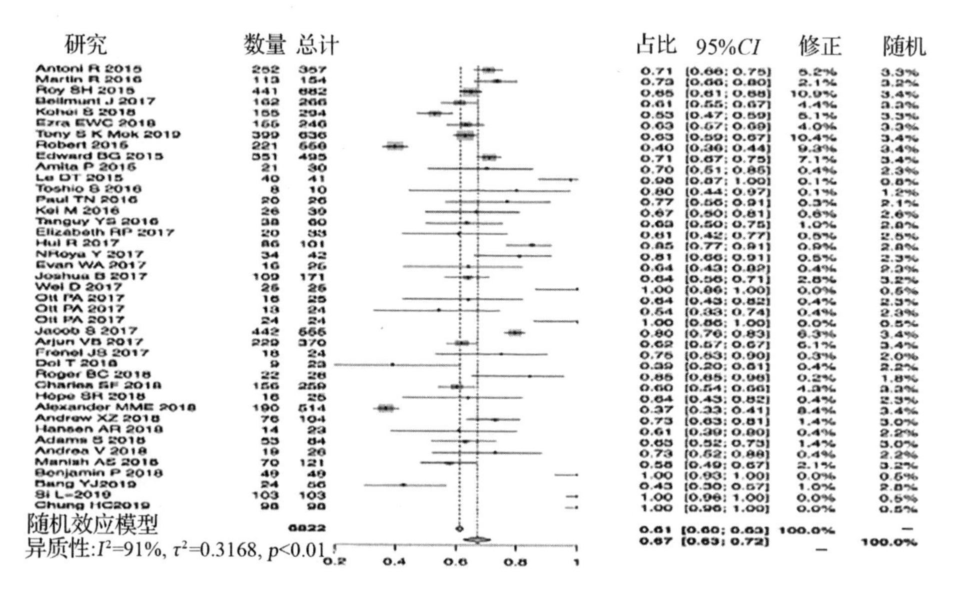

图 125-11 Pembrolizumab 的 1 ~ 5 级不良反应发生率森林图

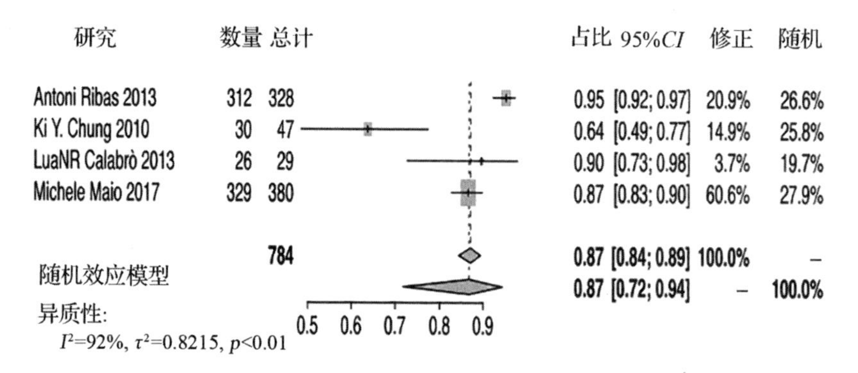

图 125-12 Tremelimumab 的 1 ~ 5 级不良反应发生率森林图

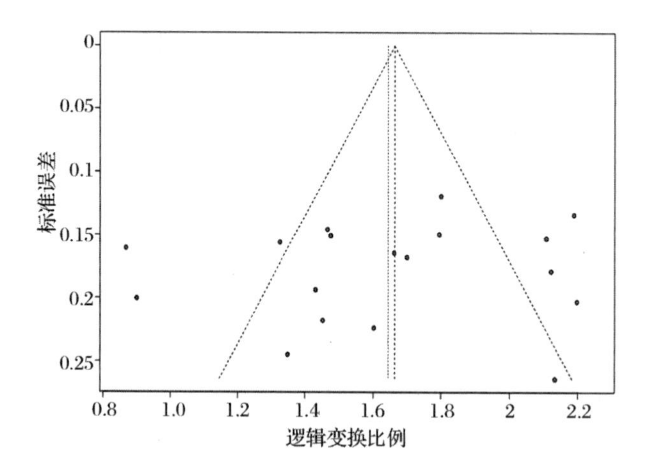

图 125-13 传统化疗 1 ~ 5 级不良反应发生率的漏斗图

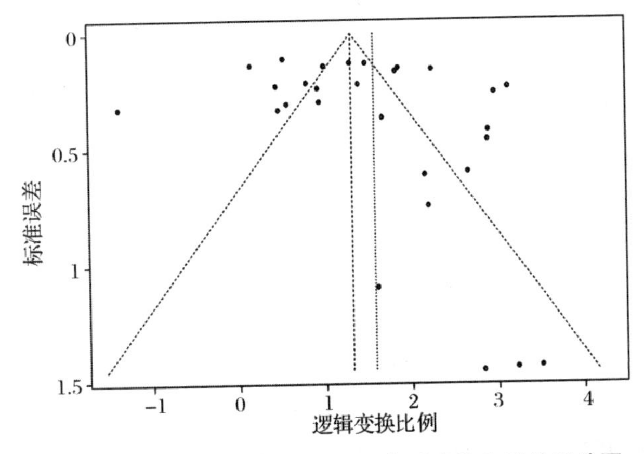

图 125-14　CTLA-4 1 ～ 5 级不良反应发生率的漏斗图

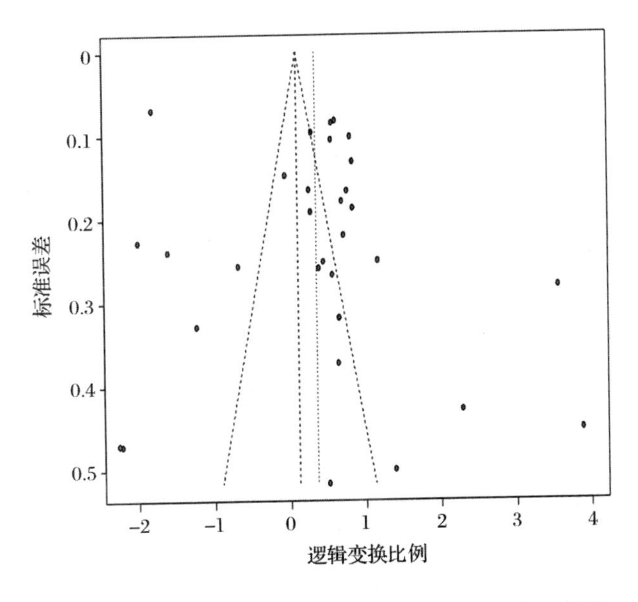

图 125-15　PD-L1 1 ～ 5 级不良反应发生率的漏斗图

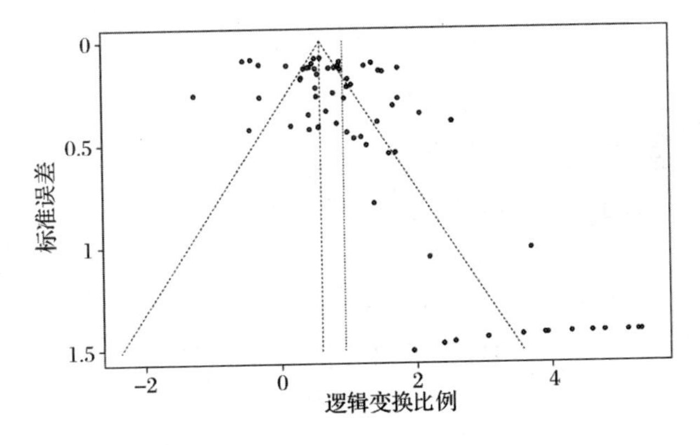

图 125-16　PD-1 1 ～ 5 级不良反应发生率的漏斗图

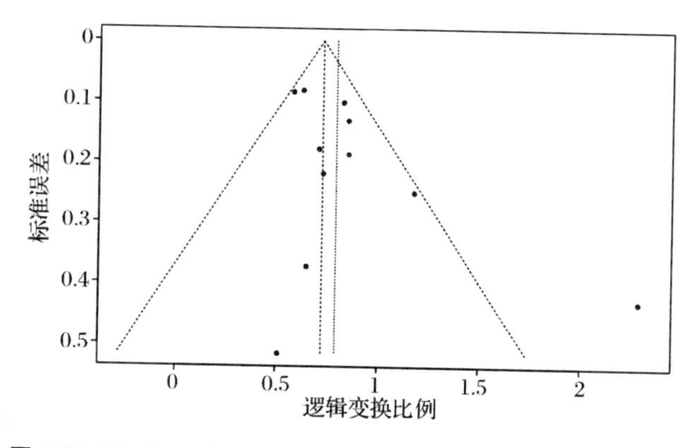

图 125-17　Atezolizumab 1 ~ 5 级不良反应发生率的漏斗图

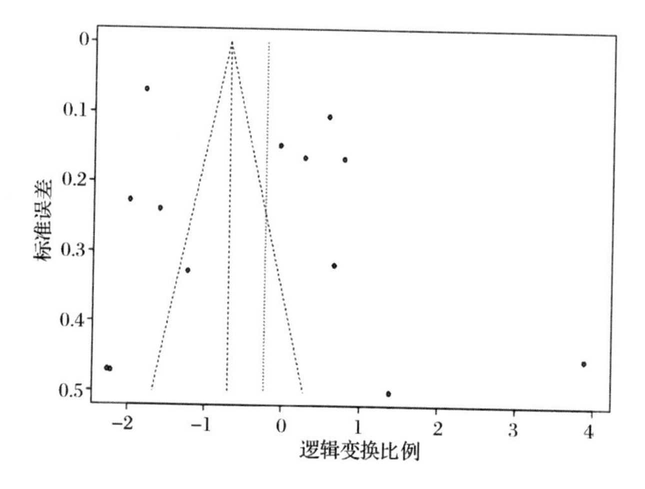

图 125-18　Avelumab 1 ~ 5 级不良反应发生率的漏斗图

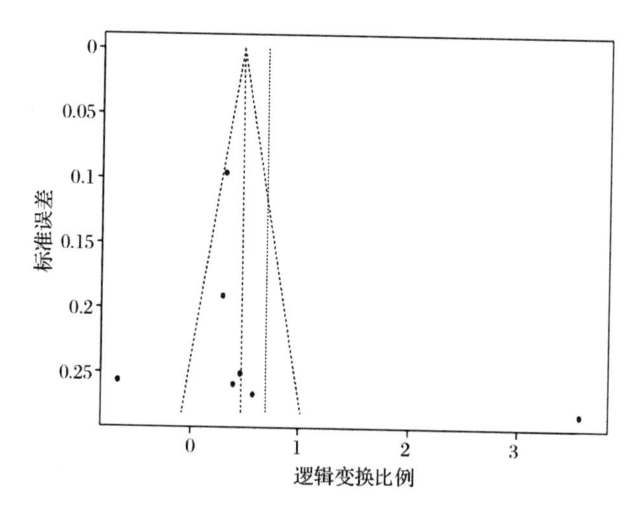

图 125-19　Durvalumab 1 ~ 5 级不良反应发生率的漏斗图

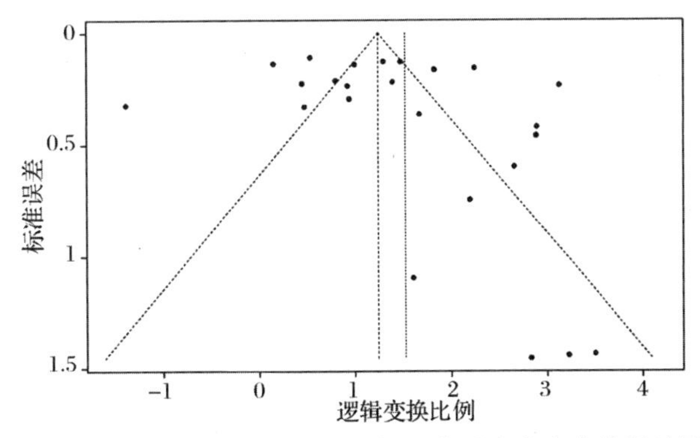

图 125-20　Ipilimumab 1 ~ 5 级不良反应发生率的漏斗图

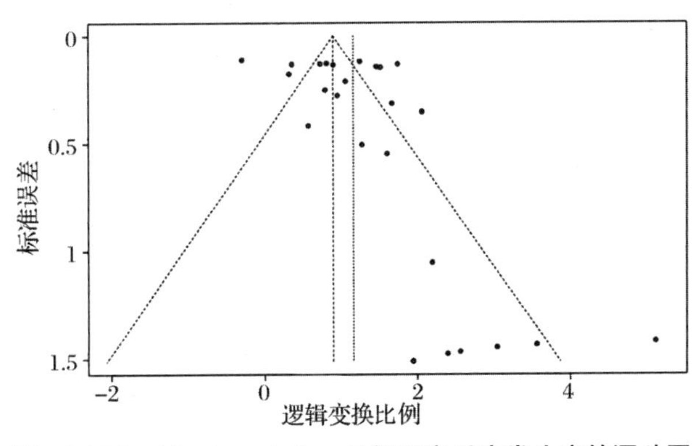

图 125-21　Nivolumab 1 ~ 5 级不良反应发生率的漏斗图

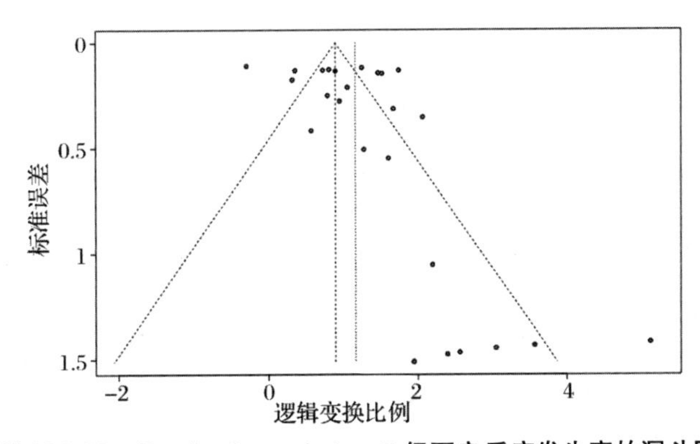

图 125-22　Pembrolizumab 1 ~ 5 级不良反应发生率的漏斗图

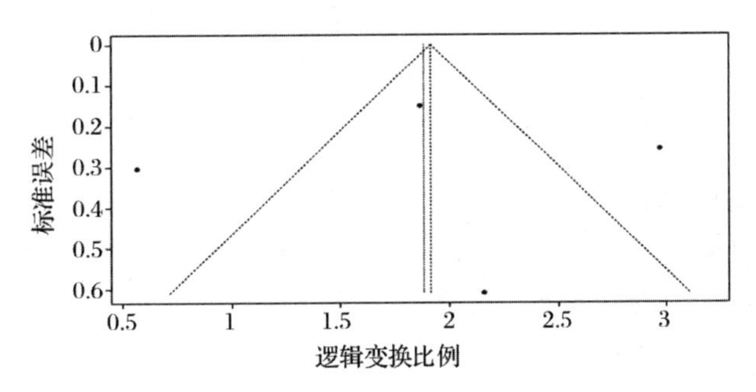

图 125-23　Tremelimumab 1 ~ 5 级不良反应发生率的漏斗图

（4）基于恶性肿瘤中不同 ICIs 的 3 ~ 5 级不良反应的 Meta 分析：使用固定效应模型对传统化疗和 3 种不同免疫药物 CTLA-4、PD-1、PD-L1 的 3 ~ 5 级不良事件发生率进行分析，并绘制森林图。18 篇文献报道了传统化疗的 3 ~ 5 级不良反应，异质性分析显示各研究结果间的统计异质性较大（$P < 0.1$，I^2=88.7%），故使用随机效应模型进行合并。Meta 分析结果显示：其不良反应发生率为 41.28%（95%CI：0.3714 ~ 0.4555，$P < 0.1$，I^2=88.7%），其森林图见图 125-24。36 篇文献报道了 CTLA-4 的 3 ~ 5 级不良反应，异质性分析显示各研究结果间的统计异质性较大（$P < 0.1$，I^2=92.6%），故使用随机效应模型进行合并。Meta 分析结果显示：其不良反应发生率为 27.22%（95%CI：0.2287 ~ 0.3204，$P < 0.1$，I^2=92.6%），其森林图见图 125-25。76 篇文献报道了 PD-1 的 3 ~ 5 级不良反应，异质性分析显示各研究结果间的统计异质性较大（$P < 0.1$，I^2=86.7%），故使用随机效应模型进行合并。Meta 分析结果显示：其不良反应发生率为 17.29%（95%CI：0.1504 ~ 0.1979，$P < 0.1$，I^2=86.7%），其森林图见图 125-26。28 篇文献报道了 PD-L1 的 3 ~ 5 级不良反应，异质性分析显示各研究结果间的统计异质性较大（$P < 0.1$，I^2=92.1%），故使用随机效应模型进行合并。Meta 分析结果显示：其不良反应发生率为 17.29%（95%CI：0.0808 ~ 0.1397，$P < 0.1$，I^2=92.1%），其森林图见图 125-27。

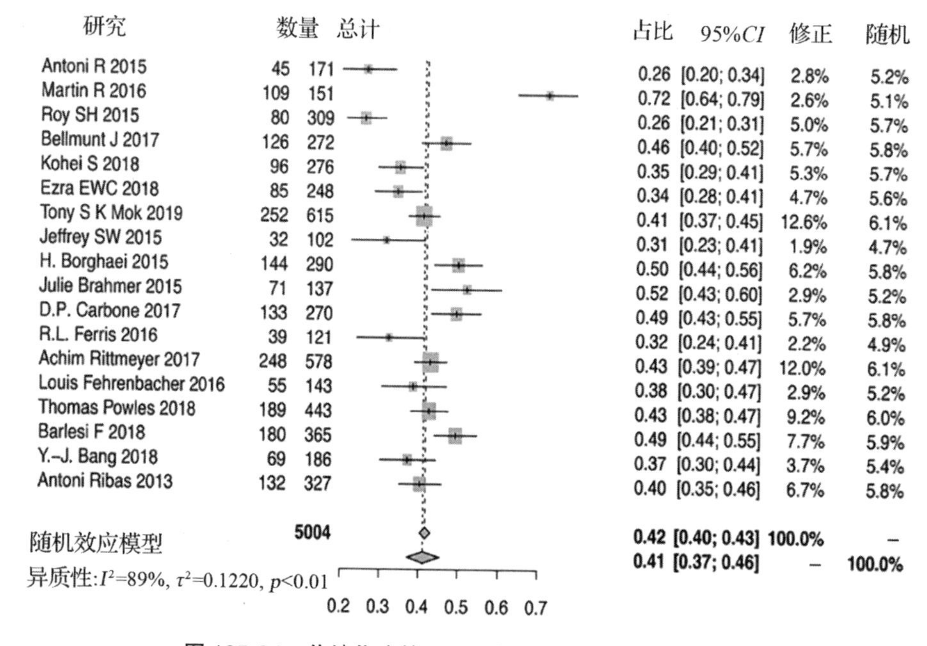

图 125-24 传统化疗的 3 ~ 5 级不良反应发生率森林图

（5）基于恶性肿瘤中不同 ICIs 的 3 ~ 5 级不良反应的亚组分析：11 篇文献报道了 Atezolizumab 的 3 ~ 5 级不良反应，异质性分析显示各研究结果间的统计异质性较大（$P < 0.1$，I^2=50.2%），故使用随机效应模型进行合并。Meta 分析结果显示：其不良反应发生率为 14.45%（95%CI：0.1236 ~ 0.1684，$P < 0.1$，I^2=50.2%），其森林图见图 125-28。10 篇文献报道了 Avelumab 的 3 ~ 5 级不良反应，异质性分析显示

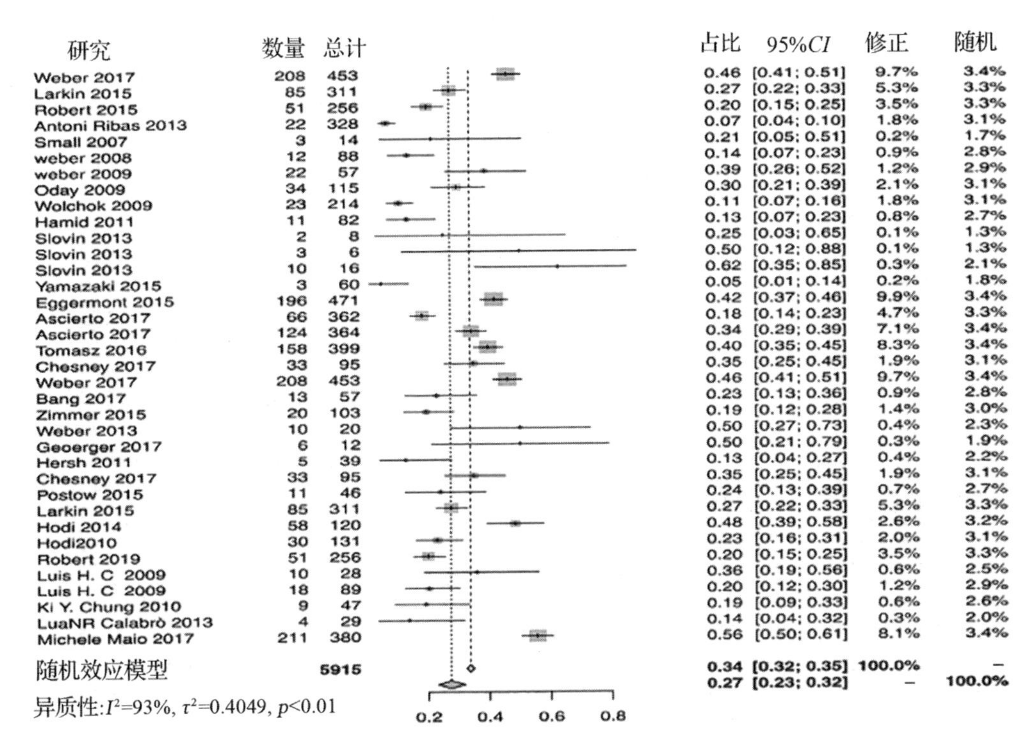

图 125-25 CTLA-4 的 3 ~ 5 级不良反应发生率森林图

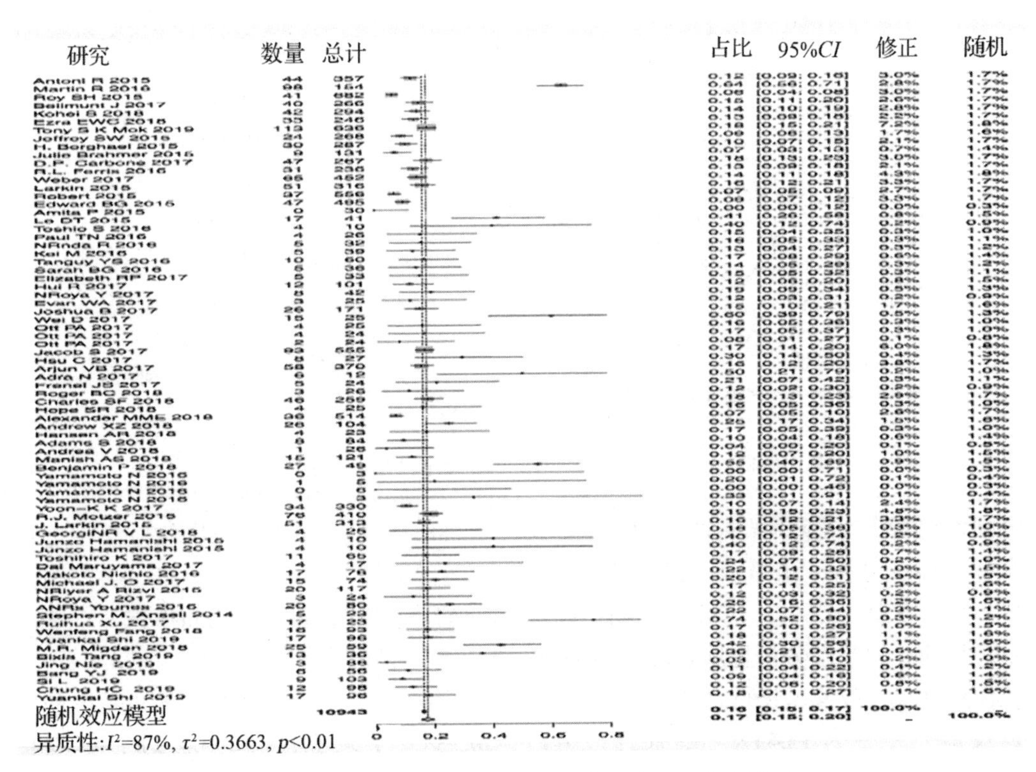

图 125-26 PD-1 的 3 ~ 5 级不良反应发生率森林图

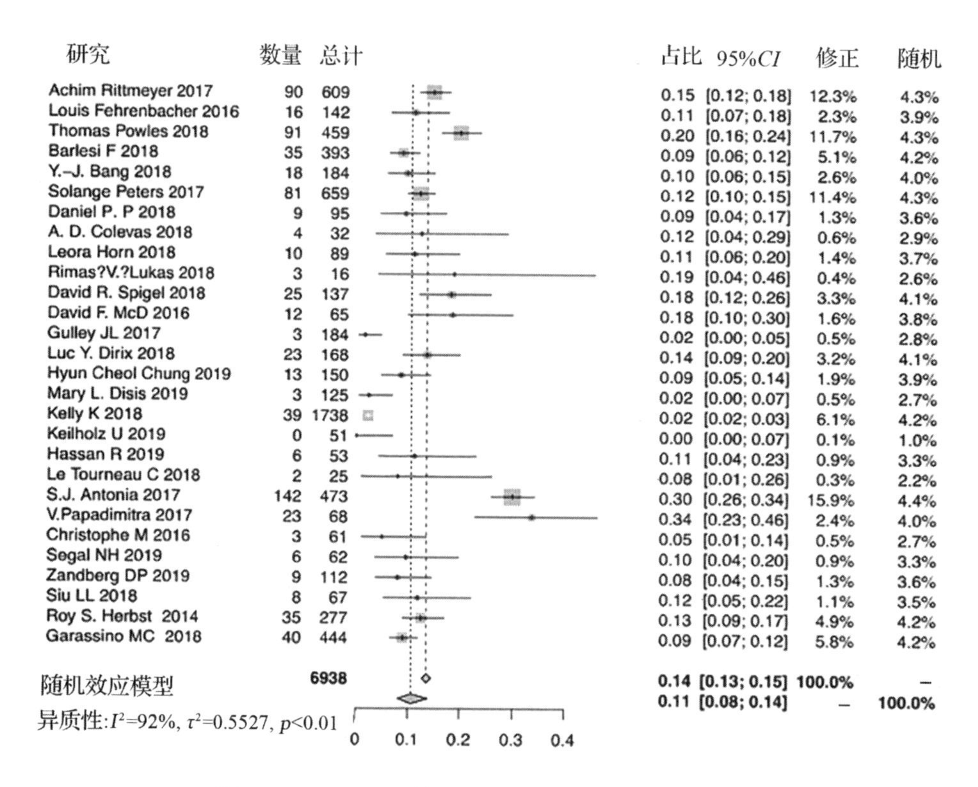

图 125-27 PD-L1 的 3 ~ 5 级不良反应发生率森林图

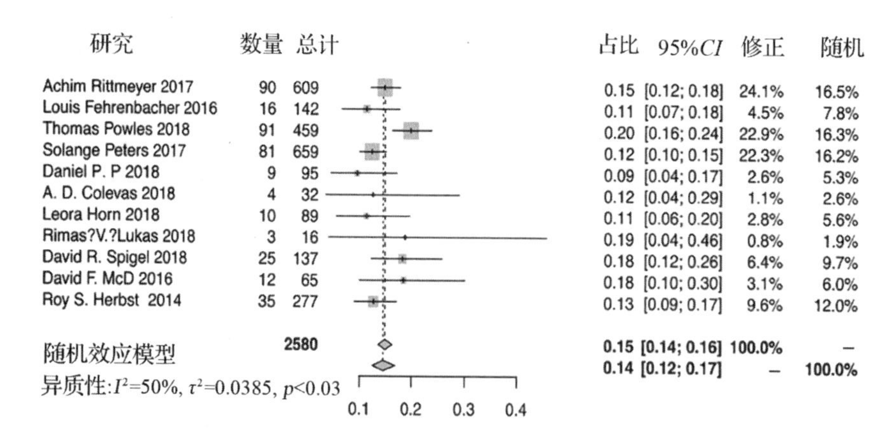

图 125-28 Atezolizumab 的 3 ~ 5 级不良反应发生率森林图

各研究结果间的统计异质性较大（$P<0.1$，I^2=88.9%），故使用随机效应模型进行合并。Meta 分析结果显示：其不良反应发生率为 5.86%（95%CI：0.0335 ~ 0.1007，$P<0.1$，I^2=88.9%），其森林图见图 125-29。7 篇文献报道了 Durvalumab 的 3 ~ 5 级不良反应，异质性分析显示各研究结果间的统计异质性较大（$P<0.1$，I^2=93.4%），故使用随机效应模型进行合并。Meta 分析结果显示：6 篇文献报道了 Durvalumab 的不良反应发生率为 13.43%（95%CI：0.0715 ~ 0.2383，$P<0.1$，I^2=93.4%），其森林图见图 125-30。30 篇文献报道了 Ipilimumab 的 3 ~ 5 级不良反应，异质性分析显示

各研究结果间的统计异质性较大（$P < 0.1$，I^2=90.4%），故使用随机效应模型进行合并。Meta 分析结果显示：其不良反应发生率为 28.27%（95%*CI*：0.2401 ~ 0.3297，$P < 0.1$，I^2=90.4%），其森林图见图 125-31。25 篇文献报道了 Nivolumab 的 3 ~ 5 级不良反应，异质性分析显示各研究结果间的统计异质性较大（$P < 0.1$，I^2=55.1%），故使用随机效应模型进行合并。Meta 分析结果显示：其不良反应发生率为 15.72%（95%*CI*：0.1368 ~ 0.1800，$P < 0.1$，I^2=55.1%），其森林图见图 125-32。44 篇文献报道了 Pembrolizumab 的 3 ~ 5 级不良反应，异质性分析显示各研究结果间的统计异质性较大（$P < 0.1$，I^2=52.94%），故使用随机效应模型进行合并。Meta 分析结果显示：其不良反应发生率为 16.58%（95%*CI*：0.1347 ~ 0.2025，$P < 0.1$，I^2=52.94%），其森林图见图 125-33。6 篇文献报道了 Tremelimumab 的 3 ~ 5 级不良反应，异质性分析显示各研究结果间的统计异质性较大（$P < 0.1$，I^2=97.0%），故使用随机效应模型进行合并。Meta 分析结果显示：其不良反应发生率为 22.04%（95%*CI*：0.0812 ~ 0.4749，$P < 0.1$，I^2=97.0%），其森林图见图 125-34。

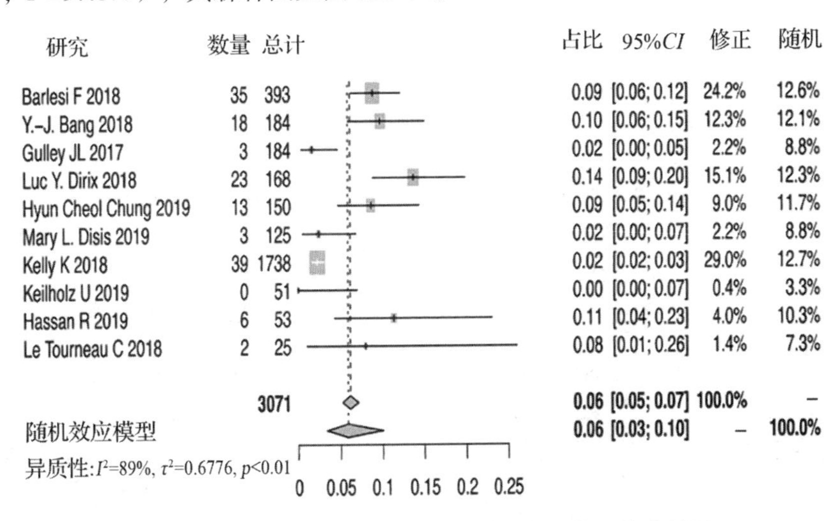

图 125-29 Avelumab 的 3 ~ 5 级不良反应发生率森林图

研究	数量	总计	占比	95%CI	修正	随机
S.J. Antonia 2017	142	473	0.30	[0.26; 0.34]	56.9%	16.2%
V.Papadimitra 2017	23	68	0.34	[0.23; 0.46]	8.7%	15.2%
Christophe M 2016	3	61	0.05	[0.01; 0.14]	1.6%	11.3%
Segal NH 2019	6	62	0.10	[0.04; 0.20]	3.1%	13.3%
Zandberg DP 2019	9	112	0.08	[0.04; 0.15]	4.7%	14.2%
Siu LL 2018	8	67	0.12	[0.05; 0.22]	4.0%	13.9%
Garassino MC 2018	40	444	0.09	[0.07; 0.12]	20.8%	15.9%
		1287	0.21	[0.18; 0.23]	100.0%	–
随机效应模型			0.13	[0.07; 0.24]	–	100.0%

异质性:I^2=93%, τ^2=0.7790, p<0.01

0.1 0.2 0.3 0.4

图 125-30 Durvalumab 的 3 ~ 5 级不良反应发生率森林图

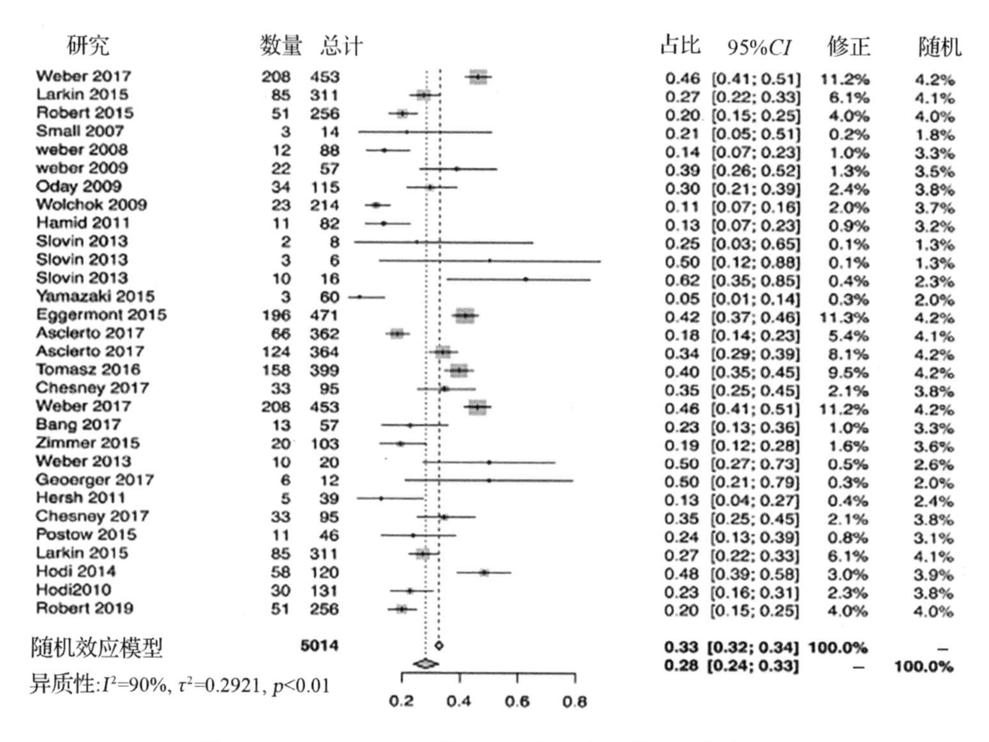

图 125-31 Ipilimumab 的 3 ~ 5 级不良反应发生率森林图

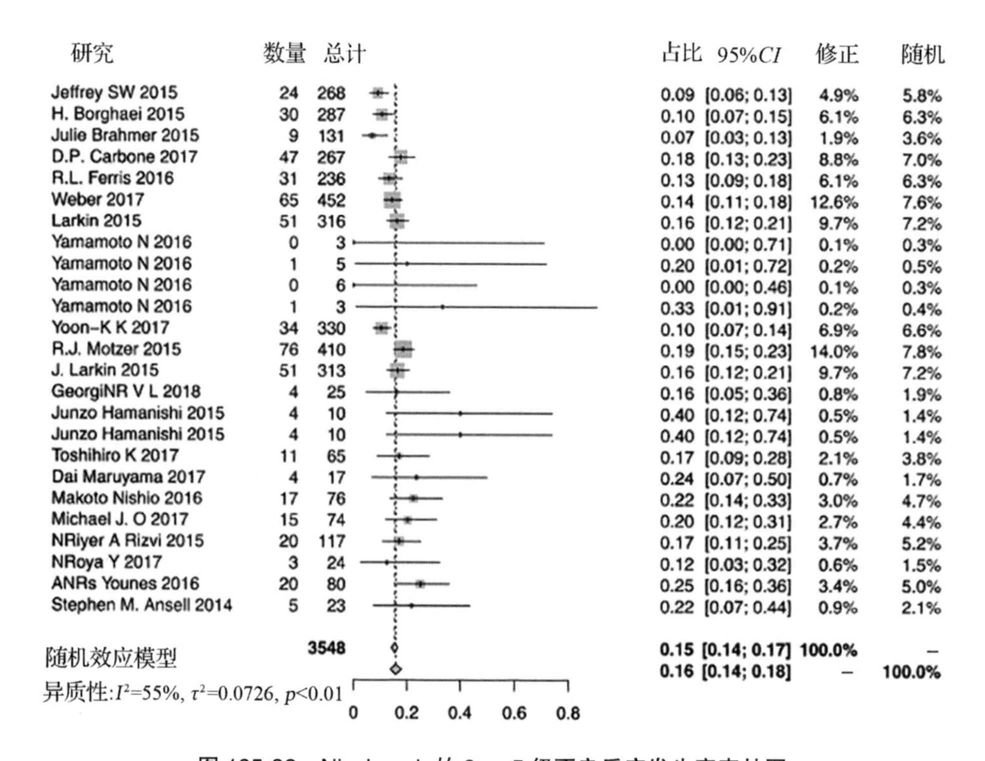

图 125-32 Nivolumab 的 3 ~ 5 级不良反应发生率森林图

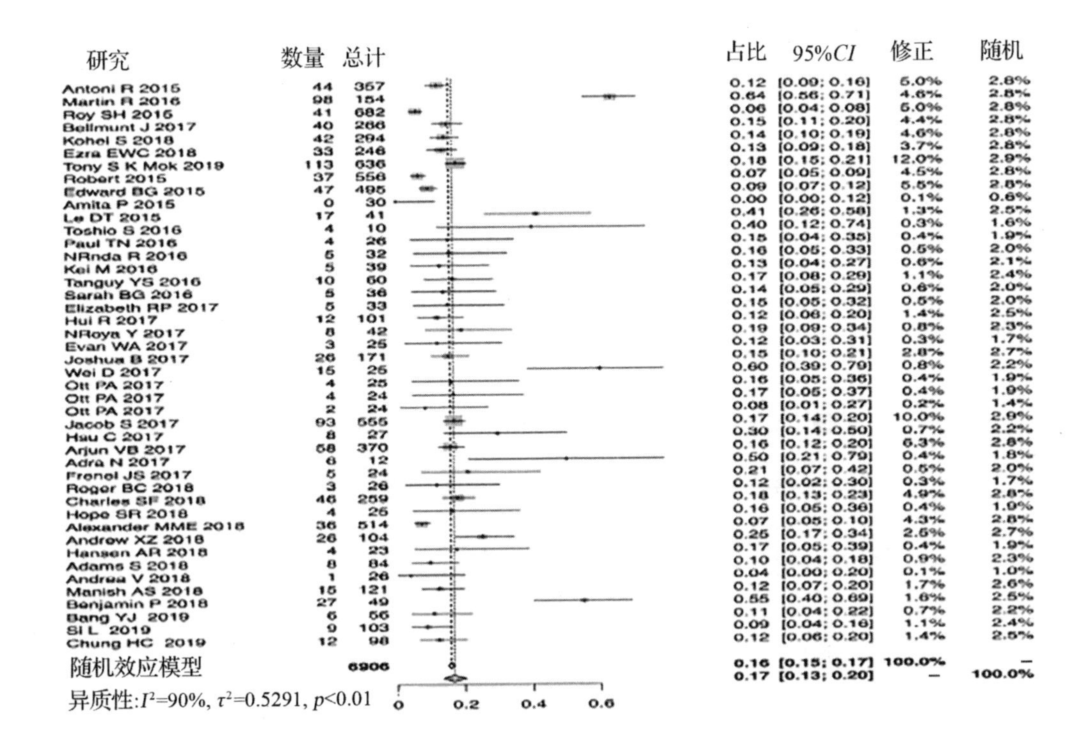

图 125-33　Pembrolizumab 的 3 ～ 5 级不良反应发生率森林图

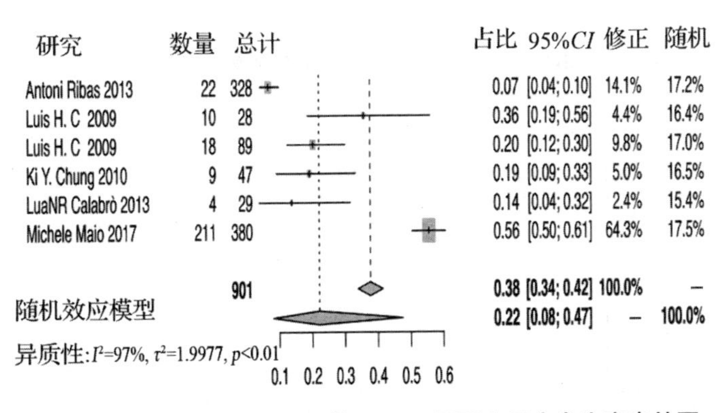

图 125-34　Tremelimumab 的 3 ～ 5 级不良反应发生率森林图

（6）基于恶性肿瘤中不同 ICIs 的 3 ～ 5 级不良反应的发表偏倚风险评估：所有纳入的研究均报道了 3 ～ 5 级不良反应，为全面反映情况，本研究对纳入研究进行漏斗图分析，漏斗图上的点大致呈对称分布，说明不存在发表性偏倚。纳入传统化疗研究的 18 篇文献的 P 发表偏倚＞ 0.05，未发现发表偏倚，其漏斗图见图 125-35。CTLA-4 纳入的 36 篇研究均报道不良反应事件，P 发表偏倚＞ 0.05，未发现发表偏倚，其漏斗图见图 125-36。纳入 PD-L1 研究的 28 篇文献的 P 发表偏倚＞ 0.05，未发现发表偏倚，其漏斗图见图 125-37。纳入 PD-1 研究的 76 篇文献的 P 发表偏倚＞ 0.05，未发现发表偏倚，其漏斗图见图 125-38。

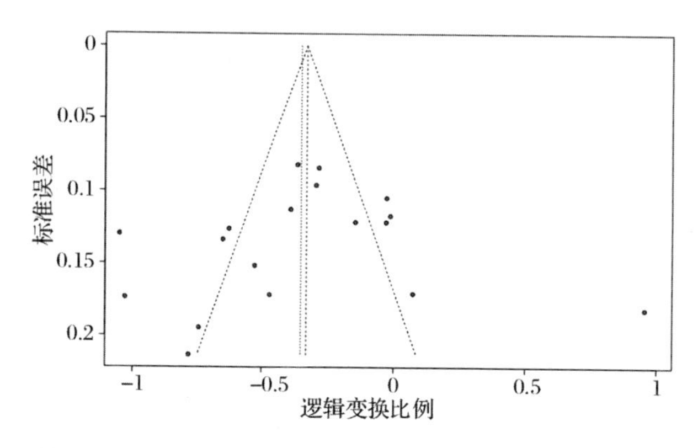

图 125-35　传统化疗 3 ~ 5 级不良反应发生率的漏斗图

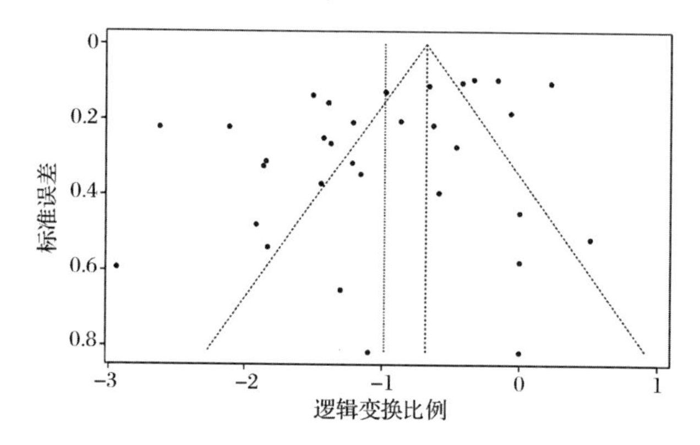

图 125-36　CTLA-4 3 ~ 5 级不良反应发生率的漏斗图

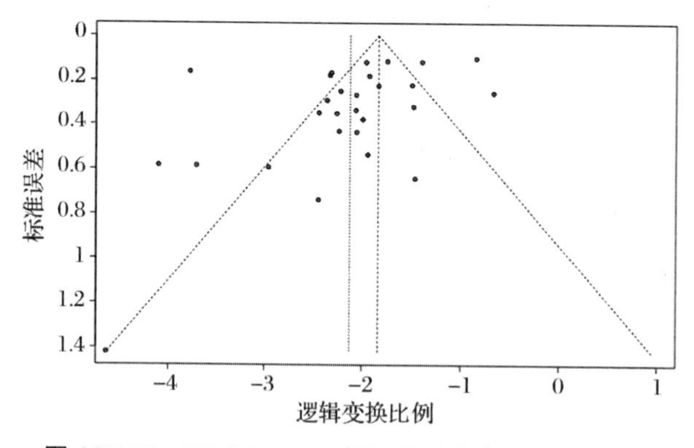

图 125-37　PD-L1 3 ~ 5 级不良反应发生率的漏斗图

11 篇文献报道了 Atezolizumab 的 3 ~ 5 级不良反应 *P* 发表偏倚＞ 0.05，未发现发表偏倚，其漏斗图见图 125-39。10 篇文献报道了 Avelumab 的 3 ~ 5 级不良反应 *P* 发表偏倚＞ 0.05，未发现发表偏倚，其漏斗图见图 125-40。7 篇文献报道了 Durvalumab 的 3 ~ 5 级不良反应 *P* 发表偏倚不清楚，其漏斗图见图 125-41。30 篇文献报道了 Ipilimumab 的 3 ~ 5 级不良反应 *P* 发表偏倚＞ 0.05，未发现发表偏倚，见其漏斗图见图 125-42。25 篇文献报道了 Nivolumab 的 3 ~ 5 级不良反应 *P* 发表偏倚＞ 0.05，未发现发表偏倚，其漏斗图见图 125-43。44 篇文献报道了 Pembrolizumab 的 3 ~ 5 级不良反应 *P* 发表偏倚＞0.05，未发现发表偏倚，其漏斗图见图 125-44。6 篇文献报道了 Tremelimumab 的 3 ~ 5 级不良反应 *P* 发表偏倚不清楚，其漏斗图见图 125-45。

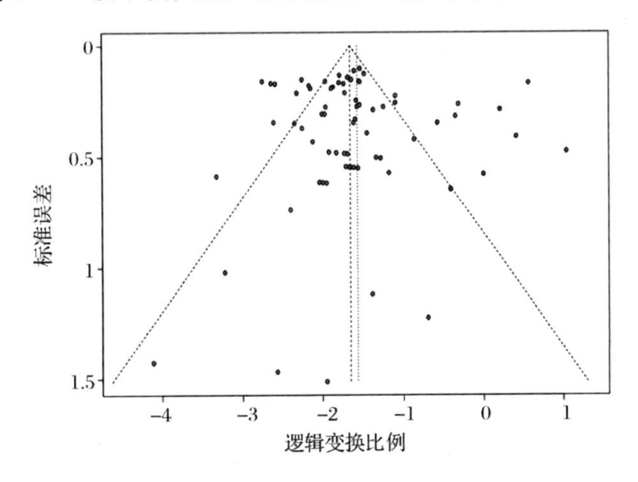

图 125-38　PD-1 3 ~ 5 级不良反应发生率的漏斗图

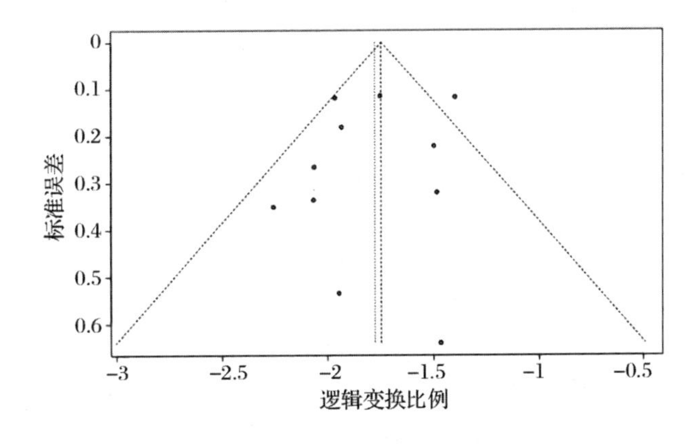

图 125-39　Atezolizumab 3 ~ 5 级不良反应发生率的漏斗图

4. 讨论

本文比较了 11 种不同 ICIs 治疗相关的（1 ~ 5 级与 3 ~ 5 级）不良反应，共纳入 147 篇研究和 23761 例患者。其中 Pembrolizumab 研究 46 项（*n*=6598），Nivolumab 研究 27 项（*n*=3576），Atezolizumab 研究 13 项（*n*=2787），Avelumab 研究 12 项（*n*=3213），Durvalumab 研究 10 项（*n*=1780），Ipilimumab 研究 22 项（*n*=4067），Tremelimumab 研究 8 项（*n*=1158），JS001 研究 3 项（*n*=223），SHR-1210 研究 4 项（*n*=178），Sintilimab 研究 1 项（*n*=96），Cemiplimab 研究 1 项（*n*=85）。1 ~ 5 级不良反应率依次是：传统化疗（83.81%）、CTLA-4（82.87%）、PD-1（71.89%）、PD-L1（58.95%）。亚组分析为：Avelumab（44.53%）、Durvalumab（66.63%）、Pembrolizumab（67.25%）、Atezolizumab（68.77%）、Nivolumab（76.25%）、Ipilimumab（82.18%）、Tremelimumab（86.78%）。3 ~ 5 级不良反应率依次是：传统化疗（41.28%）、

CTLA-4（27.22%）、PD-1（17.29%）、PD-L1（17.29%）。亚组分析为：Avelumab（5.86%）、Durvalumab（13.43%）、Atezolizumab（14.45%）、Nivolumab（15.72%）、Pembrolizumab（16.58%）、Tremelimumab（22.04%）、Ipilimumab（28.27%）。

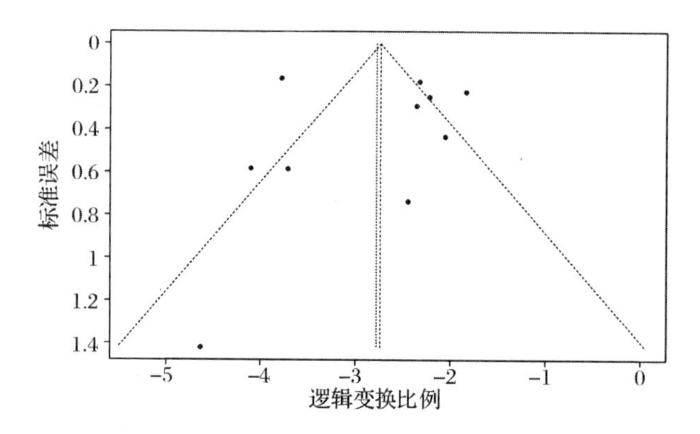

图 125-40　Avelumab 3 ~ 5 级不良反应发生率的漏斗图

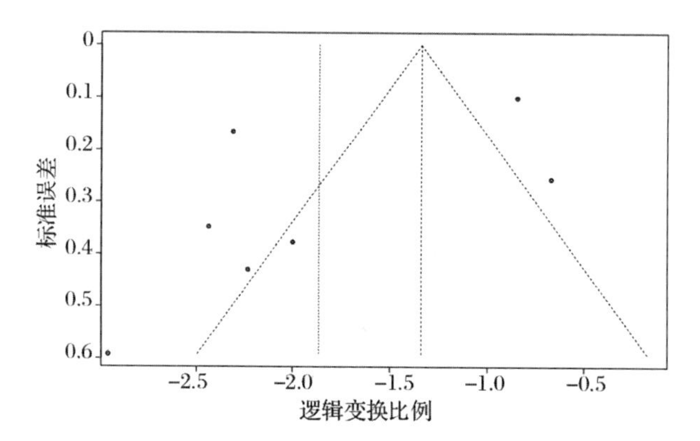

图 125-41　Durvalumab 3 ~ 5 级不良反应发生率的漏斗图

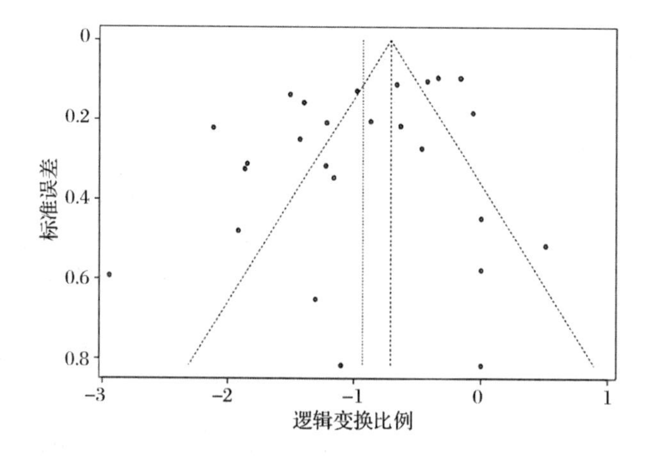

图 125-42　Ipilimumab 3 ~ 5 级不良反应发生率的漏斗图

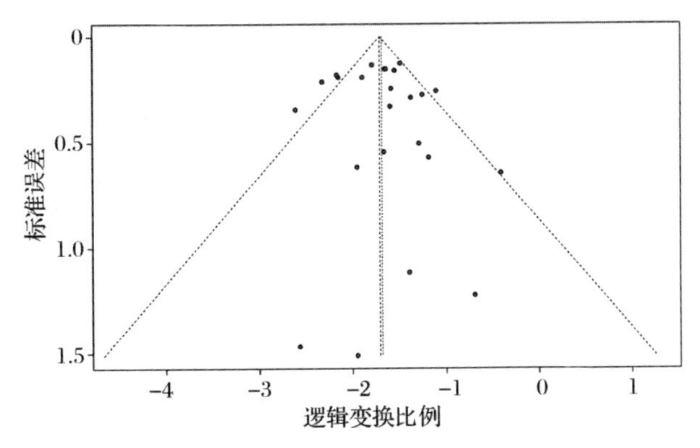

图 125-43　Nivolumab 3 ～ 5 级不良反应发生率的漏斗图

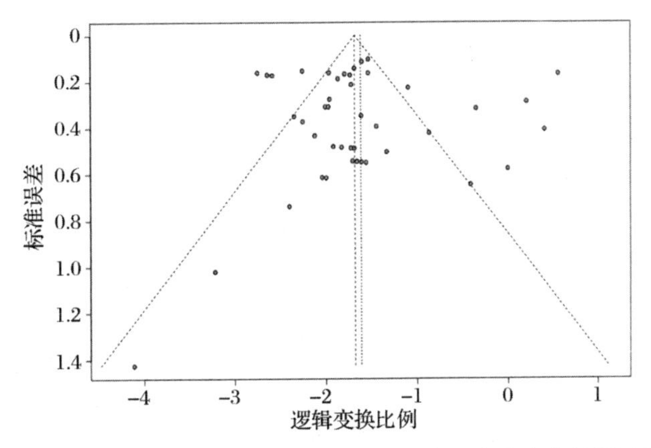

图 125-44　Pembrolizumab 3 ～ 5 级不良反应发生率的漏斗图

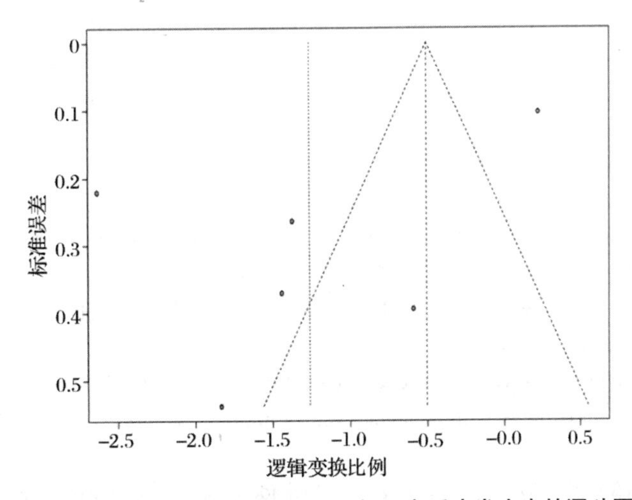

图 125-45　Tremelimumab 3 ～ 5 级不良反应发生率的漏斗图

ICIs 在中国获批时间较短，临床数据尚处于收集阶段，国内相关不良反应的报道罕见，不能进行合并，此处另行分析。JS001 纳入 3 项研究和 223 例患者。第一项研究共纳入 23 例晚期神经内分泌肿瘤患者，1 ～ 5 级不良反应未报道，3 级不良反应发生在 2 例（9%）患者中。无 4 级不良反应患者。第 2 项研究共纳入 48 例鼻咽癌患者，48 例患者中共发生不良事件 46 例（96%），多为 1 级或 2 级。17 例（35%）发生 3 级以上不良事件。但研究中并未明确报道是否全部属于治疗引起的不良事件。第 3 项研究共纳入 36 例晚期黑色素瘤或泌尿系统肿瘤患者，36 例（100%）发生 1 ~ 5 级不良反应，≥ 3 级不良反应发生率为 36%。SHR-1210 共纳入 4 项研究和 178 例患者，研究涉及经典霍奇金淋巴瘤、胃 / 胃食管交界处腺癌、鼻咽癌和实体肿瘤。178 例患者中 169 例（94.9%）患者发生 1 ~ 5 级不良反应，24 例（13.5%）患者发生 3 ~ 5 级不良反应。Sintilimab 仅纳入 1 项研究，共 96 例经典霍奇金淋巴瘤患者，其中 89 例（93%）发生 1 ~ 5 级不良反应，17 例（18%）发生 3 ~ 5 级不良反应。Cemiplimab 仅纳入 1 例研究（1 期和 2 期），共 85 例皮肤鳞状细胞癌患者，其中 59 例（69.4%）发生 1 ~ 5 级不良反应，12 例（14.1%）发生 3 ~ 5 级不良反应。

5. 本研究的不足和展望

ICIs 对多种癌症都有疗效。与 CTLA-4 相比，PD-1、PD-L1 发生免疫相关不良反应的概率更低，同时仍然具有临床治疗作用。局限性表现在：纳入研究证据免疫单药治疗剂量有差异，对结局可能会有影响；本研究纳入文献多数为国外研究文献，国内 ICIs 相关研究未呈现明显优势，纳入研究质量偏低，研究较少，未来仍需多中心、大样本的高质量研究进一步支持、验证。

参考文献

[1] RAHMER J R, LACCHETTI C, SCHNEIDER B J, et al. Management of immune-related adverse events in patients treated with immune checkpoint inhibitor therapy: American Society of Clinical Oncology clinical practice guideline[J]. J Clin Oncol, 2018, 36: 1714-1768.

[2] ISHIDA Y, AGATA Y, SHIBAHARA K, et al. Induced expression of PD-1, a novel member of the immunoglobulin gene superfamily, upon programmed cell death[J]. EMBO J, 1992, 11(11): 3887-3895.

[3] BAYLESS H, SCHNEIDER S. Nivolumab: immunotherapy in malignant melanoma[J]. Clin J Oncol Nurs, 2015, 19(4): 430-432.

[4] SHAHEEN S, MIRSHAHIDI H, NAGARAJ G, et al. Conservative management of Nivolumab induced pericardial effusion: a case report and review of literature[J]. Exp Hematol Oncol, 2018, 7: 11.

[5] CAROLINE R, JACOB S, GEORGINA V L, et al. Pembrolizumab versus Ipilimumab in advanced melanoma[J]. N Engl J Med, 2015, 372(26): 2521-2532.

[6] EDWARD B GARON, NAIYER A RIZVI, RINA H, et al. Pembrolizumab for the treatment of non-small-cell lung cancer[J]. N Engl J Med, 2015, 372: 2018-2028.

[7] AMITA P, PETER K S, DREW R, et al. Phase 1 study of Pembrolizumab（MK-3475；anti-PD-1 monoclonal antibody）in patients with advanced solid tumors[J]. Clin Cancer Res, 2015, 21(19): 4286-4293.

[8] LE D T, URAM JN, WANG H, et al. PD-1 blockade in tumors with mismatch-repair deficiency[J]. N Engl J Med, 2015, 372(26): 2509-2520.

[9] ANTONI R, IGOR P, REINHARD D, et al. Pembrolizumab versus investigator-choice chemotherapy for Ipilimumab-refractory melanoma (KEYNOTE-002): a randomised, controlled, phase 2 trial[J]. Lancet Oncol, 2015, 16(8): 908-918.

[10] ROY S HERBST, PAUL BAAS, DONG-WAN KIM, et al. Pembrolizumab versus docetaxel for

previously treated, PD-L1-positive, advanced non-small-cell lung cancer (KEYNOTE-010): a randomised controlled trial[J]. Lancet, 2016, 387: 1540-1550.

[11] TOSHIO S, TAKASHI S, FUMIHIKO H, et al. Phase 1 study of Pembrolizumab (MK-3475; anti-PD-1 monoclonal antibody) in Japanese patients with advanced solid tumors[J]. Invest New Drugs, 2016, 34: 347-354.

[12] PAUL T NGHIEM, SHAILENDER B, EVAN J L, et al. PD-1 blockade with Pembrolizumab in advanced merkel-cell carcinoma[J]. N Engl J Med, 2016, 374(26): 2542-2552.

[13] Kei MURO, HYUN CHEOL CHUNG, VEENA SHANKARAN, et al. Pembrolizumab for patients with PD-L1-positive advanced gastric cancer (KEYNOTE-012): a multicentre, open-label, phase 1b trial[J]. Lancet Oncol, 2016, 17(6): 717-726.

[14] TANGUY Y S, BARBARA B, RANEE M, et al. Safety and clinical activity of Pembrolizumab for treatment of recurrent or metastatic squamous cell carcinoma of the head and neck (KEYNOTE-012): an open-label, multicentre, phase 1b trial[J]. Lancet Oncol, 2016, 17(7): 956-965.

[15] SARAH B G, SCOTT N G, AMIT M, et al. A Phase II trial of Pembrolizumab for patients with melanoma or non-small cell lung cancer and untreated brain metastases[J]. Lancet Oncol, 2016, 17(7): 976-983.

[16] MARTIN R, DELVYS R A, ANDREW G R, et al. Pembrolizumab versus chemotherapy for PD-L1-positive non–small-cell lung cancer[J]. N Engl J Med, 2016, 375(19): 1823-1833.

[17] OTT P A, PIHA-PAUL S A, MUNSTER P, et al. Safety and antitumor activity of the anti-PD-1 antibody Pembrolizumab in patients with recurrent carcinoma of the anal canal[J]. Annals of Oncology, 2017, 28: 1036-1041.

[18] ELIZABETH R P, JOAQUIM B, SHIPA G, et al. Safety and activity of Pembrolizumab in patients with locally advanced or metastatic urothelial cancer (KEYNOTE-012): a non-randomised, open-label, phase 1b study[J]. Lancet Oncol, 2017, 18(2): 212-220.

[19] HUI R, GARON E B, GOLDMAN J W, et al. Pembrolizumab as first-line therapy for patients with PD-L1-positive advanced non-small cell lung cancer: a phase 1 trial[J]. Annals of Oncology, 2017, 28: 874-881.

[20] ROBERT C, PIER L Z, MICHELLE A F, et al. Phase II study of the efficacy and safety of Pembrolizumab for relapsed/refractory classic hodgkin lymphoma[J]. J Clin Oncol, 2017, 35: 2125-2132.

[21] OTT P A, PIHA-PAUL S A, MUNSTER P, et al. Safety and antitumor activity of the anti-PD-1 antibody Pembrolizumab in patients with recurrent carcinoma of the anal canal[J]. Annals of Oncology, 28: 1036-1041.

[22] DUNG T L, JENNIFER N D, KELLIE N S, et al. Mismatch-repair deficiency predicts response of solid tumors to PD-1 blockade[J]. Science, 2017, 357(6349): 409-413.

[23] JACOB S, ANTONI R, GEORGINA V L, et al. Pembrolizumab versus Ipilimumab for advanced melanoma: final overall survival results of a multicentre, randomised, open-label phase 3 study (KEYNOTE-006)[J]. Lancet, 2017, 390(10105): 1853-1862.

[24] ARJUN V B, DANIEL C, PETER H O'DONNELL, et al. First-line Pembrolizumab in cisplatin-ineligible patients with locally advanced and unresectable or metastatic urothelial cancer (KEYNOTE-052): a multicentre, single-arm, phase 2 study[J]. Lancet Oncol, 2017, 18(11): 1483-1492.

[25] ADRA N, EINHORN L H, ALTHOUSE S K, et al. Phase Ⅱ trial of Pembrolizumab in patients with platinum refractory germ-cell tumors: a Hoosier Cancer Research Network Study GU14-206[J]. Annals of Oncology, 2018, 29: 209-214.

[26] GIUSEPPE G, CHUL K, JILLIAN T, et al. Pembrolizumab in patients with thymic carcinoma: a

single-arm, single-centre, phase 2 study[J]. Lancet Oncol, 2018, 19(3): 347-355.

[27] ROGER B C, JEAN-PIERRE D, TOSHIHIKO DOI, et al. Pembrolizumab for the treatment of advanced salivary gland carcinoma findings of the phase 1b KEYNOTE-028 Study[J]. Am J Clin Oncol, 2018, 41: 1083-1088.

[28] CHARLES S F, TOSHIHIKO D, RAYMOND W J, et al. Safety and efficacy of Pembrolizumab monotherapy in patients with previously treated advanced gastric and gastroesophageal junction cancer phase 2 clinical KEYNOTE-059 trial[J]. JAMA Oncol, 2018, 4(5): e180013.

[29] HOPE S RUGO, JEAN-PIERRE D, SEOCK-AH IM, et al. Safety and antitumor activity of Pembrolizumab in patients with estrogen receptor-positive/human epidermal growth factor receptor 2-negative advanced breast cancer[J]. Clin Cancer Res, 2018, 24(12): 2804-2811.

[30] ALEXANDER M M E, CHRISTIAN U B, MARIO M, et al. Adjuvant Pembrolizumab versus placebo in resected stage Ⅲ melanoma[J]. N Engl J Med, 2018, 378(19): 1789-1801.

[31] ANDREW X Z, RICHARD S F, JULIEN E, et al. Pembrolizumab in patients with advanced hepatocellular carcinoma previously treated with sorafenib (KEYNOTE-224): a non-randomised, open-label phase 2 trial[J]. Lancet Oncol, 2018, 19(7): 940-952.

[32] KOHEI S, MUSTAFA Ö, YUNG-JUE B, et al. Pembrolizumab versus paclitaxel for previously treated, advanced gastric or gastro-oesophageal junction cancer(KEYNOTE-061): a randomised, open-label, controlled, phase 3 trial[J]. Lancet, 2018, 392(10142): 123-133.

[33] HANSEN A R, MASSARD C, OTT P A, et al. Pembrolizumab for advanced prostate adenocarcinoma: findings of the KEYNOTE-028 study[J]. Annals of Oncology, 2018, 29: 1807-1813.

[34] EZRA E W COHEN, DENIS SOULIERES, CHRISTOPHE LE TOURNEAU, et al. Pembrolizumab versus methotrexate, docetaxel, or cetuximab for recurrent or metastatic head-and-neck squamous cell carcinoma (KEYNOTE-040): a randomised, open-label, phase 3 study[J]. Lancet, 2019, 393(10167): 156-167.

[35] ANDREA VARGA, SARINA PIHA-PAUL, PATRICK A OTT, et al. Pembrolizumab in patients with programmed death ligand 1-positive advanced ovarian cancer: Analysis of KEYNOTE-028[J]. Gynecol Oncol, 2019, 152(2): 243-250.

[36] MANISH A SHAH, TAKASHI KOJIMA, DANIEL H, et al. Efficacy and safety of Pembrolizumab for heavily pretreated patients with advanced, metastatic adenocarcinoma or squamous cell carcinoma of the esophagus the phase 2 KEYNOTE-180 study[J]. JAMA Oncol, 2019, 5(4): 546-550.

[37] BENJAMIN P LEVY, GIUSEPPE G, BENJAMIN B, et al. Randomised phase 2 study of Pembrolizumab plus CC-486 versus Pembrolizumab plus placebo in patients with previously treated advanced non-small cell lung cancer[J]. Eur J Cancer, 2019, 108: 120-128.

[38] TONY S K MOK, YI-LONG WU, IVETA KUDABA, et al. Pembrolizumab versus chemotherapy for previously untreated, PD-L1-expressing, locally advanced or metastatic non-small-cell lung cancer (KEYNOTE-042): a randomised, open-label, controlled, phase 3 trial[J]. Lancet, 2019, 393(10183): 1819-1830.

[39] YUNG-JUE BANG, YOON-KOO KANG, DANLEL V CATENACCL, et al. Pembrolizumab alone or in combination with chemotheration as first-line therapy for patients with advanced gastric or gastroesophageal junction adenocarcinoma: results from the phase Ⅱ nonrandomized KEYNOTE-059 study[J]. Gastric Cancer, 2019, 22(4): 828-837.

[40] LU SI, XIAOSHI ZHANG, YONGQIAN SHU, et al. APhase Ib study of Pembrolizumab as second-line therapy for Chinese patients with advanced or metastatic melanoma (KEYNOTE-151)[J]. Translational Oncology, 2019, 12: 828-835.

[41] HYUN CHEOL CHUNG, WILLEKE ROS MSC, JEAN-PIERRE DELORD, et al. Efficacy and safety of Pembrolizumab in previously treated advanced cervical cancer: results from the phase II KEYNOTE-158 study[J]. J Clin Oncol, 2019, 37(17): 1470-1478.

[42] FRADET Y, BELLMUNT J, VAUGHN D J, et al. Randomized phase III KEYNOTE-045 trial of Pembrolizumab versus paclitaxel, docetaxel, or vinflunine in recurrent advanced urothelial cancer: results of > 2 years of follow-up[J]. Ann Oncol, 2019, pii: mdz127.

[43] NANDA R, CHOW L Q, DEES E C, et al. Pembrolizumab in patients with advanced triple-negative breast cancer: phase Ib KEYNOTE-012 study[J]. J Clin Oncol, 2016, 34(21): 2460-2467.

[44] EVAN W ALLEY, JUANITA LOPEZ, ARMANDO SANTORO, et al. Clinical safety and activity of Pembrolizumab in patients with malignant pleural mesothelioma (KEYNOTE-028): preliminary results from a non-randomised, open-label, phase 1b trial[J]. Lancet Oncol, 2017, 18(5): 623-630.

[45] JOSHUA BAUML, TANGUY Y SEIWERT, DAVID G PFISTER, et al. Pembrolizumab for platinum-and cetuximab-refractory head and neck cancer: results from a single-arm, phase II study[J]. J Clin Oncol, 2017, 35(14): 1542-1549.

[46] HSU C, LEE S H, EJADI S, et al. Safety and antitumor activity of Pembrolizumab in patients with programmed death-ligand 1-positive nasopharyngeal carcinoma: results of the KEYNOTE-028 study[J]. J Clin Oncol, 2017, 35(36): 4050-4056.

[47] FRENEL J S, LE TOURNEAU C, O'NEIL B, et al. Safety and efficacy of Pembrolizumab in advanced, programmed death ligand 1-positive cervical cancer: results from the phase Ib KEYNOTE-028 trial[J]. J Clin Oncol, 2017, 35(36): 4035-4041.

[48] DOI T, PIHA-PAUL S A, JALAL S I, et al. Safety and antitumor activity of the anti-programmed death-1 antibody Pembrolizumab in patients with advanced esophageal carcinoma[J]. J Clin Oncol, 2018, 36(1): 61-67.

[49] ADAMS S, LOI S, TOPPMEYER D, et al. Pembrolizumab monotherapy for previously untreated,PD-L1-positive, metastatic triple-negative breast cancer: cohort B of the phase II KEYNOTE-086 study[J]. Ann Oncol, 2019, 30(3): 405-411.

[50] SUZANNE L T, MARIO S, DAVID M, et al. Survival, durable tumor remission, and long-term safety in patients with advanced melanoma receiving Nivolumab[J]. J Clin Oncol, 2014, 32(10): 1020-1030.

[51] MATTHEW D H, MARGARET K C, MARK M A, et al. Tumor mutational burden and efficacy of Nivolumab monotherapy and in combination with Ipilimumab in small-cell lung cancer[J]. Cancer Cell, 2018, 33: 853-861.

[52] KATO K, SATOH T, MURO K, et al. A subanalysis of Japanese patients in a randomized, double-blind, placebo-controlled, phase 3 trial of Nivolumab for patients with advanced gastric or gastro-esophageal junction cancer refractory to, or intolerant of, at least two previous chemotherapy regimens (ONO-4538-12, ATTRACTION-2) [J]. Gastric Cancer, 2019, 22(2): 344-354.

[53] SCHERPEREEL A, MAZIERES J, GREILLIER L, et al. Nivolumab or Nivolumab plus Ipilimumab in patients with relapsed malignant pleural mesothelioma (IFCT-1501 MAPS2): a multicentre, open-label, randomised, non-comparative, phase 2 trial[J]. Lancet Oncol, 2019, 20(2): 239-253.

[54] SCHALPER K A, RODRIGUEZ-RUIZ M E, DIEZ-VALLE R, et al. Neoadjuvant Nivolumab modifies the tumor immune microenvironment in resectable glioblastoma[J]. Nat Med, 2019, 25(3): 470-476.

[55] YAMAMOTO N, NOKIHARA H, YAMADA Y, et al. Phase I study of Nivolumab, an anti-PD-1 antibody, in patients with malignant solid tumors[J]. Invest New Drugs, 2017, 35(2): 207-216.

[56] ANAS Y, ARMANDO S, MARGARET S, et al. Nivolumab for classical Hodgkin lymphoma

after autologous stem-cell transplantation and brentuximab vedotin failure: a prospective phase 2 multi-cohort study[J]. Lancet Oncol, 2016, 17(9): 1283-1294.

[57] MARUYAMA D, HATAKE K, KINOSHITA T, et al. Multicenter phase Ⅱ study of Nivolumab in Japanese patients with relapsed or refractory classical Hodgkin lymphoma[J]. Cancer Sci, 2017, 108(5): 1007-1012.

[58] MICHAEL J OVERMAN, RAY MCDERMOTT, JOSEPH L L, et al. Nivolumab in patients with metastatic DNA mismatch repair deficient/microsatellite instability–high colorectal cancer (CheckMate 142): results of an open-label, multicentre, phase 2 study[J]. Lancet Oncol, 2017, 18(9): 1182-1191.

[59] LONG G V, ATKINSON V, LO S, et al. Combination Nivolumab and Ipilimumab or Nivolumab alone in melanoma brain metastases: a multicentre randomised phase 2 study[J]. Lancet Oncol, 2018, 19(5): 672-681.

[60] NAOYA Y, YOSHIO K, HISASHI U, et al. Efficacy and safety of Nivolumab in Japanese patients with previously untreated advanced melanoma: A phase Ⅱ study[J]. Cancer Sci, 2017, 108: 1223-1230.

[61] NISHIO M, HIDA T, ATAGI S, et al. Multicentre phase Ⅱ study of Nivolumab in Japanese patients with advanced or recurrent non-squamous non-small cell lung cancer[J]. ESMO Open, 2017, 1(4): e000108.

[62] HIDA T, NISHIO M, NOGAMI N, et al. Efficacy and safety of Nivolumab in Japanese patients with advanced or recurrent squamous non-small cell lung cancer[J]. Cancer Sci, 2017, 108(5): 1000-1006.

[63] KUDO T, HAMAMOTO Y, KATO K, et al. Nivolumab treatment for oesophageal squamous-cell carcinoma: an open-label, multicentre, phase 2 trial[J]. Lancet Oncol, 2017, 18(5): 631-639.

[64] HAMANISHI J, MANDAI M, IKEDA T, et al. Safety and antitumor activity of anti-PD-1 antibody, Nivolumab, in patients with platinum-resistant ovarian cancer[J]. J Clin Oncol, 2015, 33(34): 4015-4022.

[65] NAIYER A R, JULIEN M, DAVID P, et al. Activity and safety of Nivolumab, an anti-PD-1 immune checkpoint inhibitor, for patients with advanced, refractory squamous non-small-cell lung c ancer (CheckMate 063): a phase 2, single-arm trial[J]. Lancet Oncol, 2015, 16: 257-265.

[66] SANDRA P D'ANGELO, MICHELLE R MAHONEY, BRIAN A VAN TINE, et al. Nivolumab with or without Ipilimumab treatment for metastatic sarcoma (Alliance A091401): two open-label, non-comparative, randomised, phase 2 trials[J]. Lancet Oncol, 2018, 19(3): 416-426.

[67] STEPHEN M A, ALEXANDER M L, IVAN B, et al. PD-1 blockade with Nivolumab in relapsed or refractory hodgkin's lymphoma[J]. N Engl J Med, 2015, 372(4): 311-319.

[68] ORGHAEI H, PAZ-ARES L, HORN L, et al. Nivolumab versus docetaxel in advanced nonsquamous non-small-cell lung cancer[J]. N Engl J Med, 2015, 373(17): 1627-1639.

[69] BRAHMER J, RECKAMP K L, BAAS P, et al. Nivolumab versus docetaxel in advanced squamous-cell non-small-cell lung cancer[J]. N Engl J Med, 2015, 373(2): 123-135.

[70] MOTZER R J, ESCUDIER B, MCDERMOTT D F, et al. Nivolumab versus everolimus in advanced renal-cell carcinoma[J]. N Engl J Med, 2015, 373(19): 1803-1813.

[71] WEBER J S, D'ANGELO S P, MINOR D, et al. Nivolumab versus chemotherapy in patients with advanced melanoma who progressed after anti-CTLA-4 treatment (CheckMate 037): a randomised, controlled, open-label, phase 3 trial[J]. Lancet Oncol, 2015, 16(4): 375-384.

[72] CARBONE D P, RECK M, PAZ-ARES L, et al. First-line Nivolumab in stage IV or recurrent non-small-cell lung cancer[J]. N Engl J Med, 2017, 376(25): 2415-2426.

[73] LARKIN J, CHIARION-SILENI V, GONZALEZ R, et al. Combined Nivolumab and Ipilimumab or monotherapy in untreated melanoma[J]. N Engl J Med, 2015, 373(1): 23-34.

[74] YOON-KOO KANG, NARIKAZU BOKU, TAROH SATOH, et al. Nivolumab in patients with

advanced gastric or gastro-oesophageal junction cancer refractory to, or intolerant of, at least two previous chemotherapy regimens (ONO-4538-12, ATTRACTION-2): a randomised, double-blind, placebo-controlled, phase 3 trial[J]. Lancet, 2017, 390: 2461-2471.

[75] FERRIS R L, BLUMENSCHEIN G, FAYETTE J, et al. Nivolumab for recurrent squamous-cell carcinoma of the head and neck[J]. N Engl J Med, 2016, 375(19): 1856-1867.

[76] ZHAO B, ZHAO H, ZHAO J, et al. Serious adverse events and fatal adverse events associated with Nivolumab treatment in cancer patients : Nivolumab-related serious/fatal adverse events[J]. J Immunother Cancer, 2018, 6(1): 101.

[77] HERBST R S, SORIA J C, KOWANETZ M, et al. Predictive correlates of response to the anti-PD-L1 antibody MPDL3280A in cancer patients[J]. Nature, 2014, 515(7528): 563-567.

[78] MCDERMOTT D F, SOSMAN J A, SZNOL M, et al. Atezolizumab, an anti-programmed death-ligand 1 antibody, in metastatic renal cell carcinoma: long-term safety, clinical activity, and immune correlates from a phase ia study[J]. J Clin Oncol, 2016, 34(8): 833-842.

[79] ARJUN V B, MATTHEW D G, JONATHAN E R, et al. Atezolizumab as first-line treatment in cisplatin-ineligible patients with locally advanced and metastatic urothelial carcinoma: a single-arm, multicentre, phase 2 trial[J]. Lancet, 2017, 389: 67-76.

[80] RITTMEYER A, BARLESI F, WATERKAMP D, et al. Atezolizumab versus docetaxel in patients with previously treated non-small-cell lung cancer (OAK): a phase 3, open-label, multicentre randomised controlled trial[J]. Lancet, 2017, 389(10066): 255-265.

[81] PETER S, GETTINGER S, JOHNSON M L, et al. Phase II trial of atezolizumab as first-line or subsequent therapy for patients with programmed death-ligand 1-selected advanced non-small-cell lung cancer (BIRCH) [J]. J Clin Oncol, 2017, 35(24): 2781-2789.

[82] POWLES T, DURAN I, VAN DER HEIJDEN M S, et al. Atezolizumab versus chemotherapy in patients with platinum-treated locally advanced or metastatic urothelial carcinoma (IMvigor211): a multicentre, open-label, phase 3 randomised controlled trial[J]. Lancet, 2018, 391(10122): 748-757.

[83] PETRYLAK D P, POWLES T, BELLMUNT J, et al. Atezolizumab (MPDL3280A) monotherapy for patients with metastatic urothelial cancer: long-term outcomes from a phase 1 study[J]. JAMA Oncol, 2018, 4(4): 537-544.

[84] SPIGEL D R, CHAFT J E, GETTINGER S, et al. Efficacy, safety, and biomarker analysis of a phase II open-label study of atezolizumab in PD-L1-Selected patients with NSCLC[J]. J Thorac Oncol, 2018, 13(11): 1733-1742.

[85] LUKAS R V, RODON J, BECKER K, et al. Clinical activity and safety of atezolizumab in patients with recurrent glioblastoma[J]. J Neurooncol, 2018, 140(2): 317-328.

[86] HORN L, GETTINGER S N, GORDON M S, et al. Safety and clinical activity of atezolizumab monotherapy in metastatic non-small-cell lung cancer: final results from a phase Ⅰ study[J]. Eur J Cancer, 2018, 101: 201-209.

[87] COLEVAS A D, BAHLEDA R, BRAITEH F, et al. Safety and clinical activity of atezolizumab in head and neck cancer: results from a phase I trial[J]. Ann Oncol, 2018, 29(11): 2247-2253.

[88] FEHRENBACHER L, SPIRA A, BALLINGER M, et al. Atezolizumab versus docetaxel for patients with previously treated non-small-cell lung cancer (POPLAR): a multicentre, open-label, phase 2 randomised controlled trial[J]. Lancet, 2016, 387(10030): 1837-1846.

[89] ENG C, KIM T W, BENDELL J, et al. Atezolizumab with or without cobimetinib versus regorafenib in previously treated metastatic colorectal cancer (IMblaze370): a multicentre, open-label, phase 3, randomised, controlled trial[J]. Lancet Oncol, 2019, 20(6): 849-861.

[90] HOWARD L KAUFMAN, JEFFERY RUSSELL, OMID HAMID, et al. Avelumab in patients with chemotherapy-refractory metastatic Merkel cell carcinoma: a multicentre, single-group, open-label, phase 2 trial[J]. Lancet Oncol, 2016, 17(10): 1374-1385.

[91] JAMES L GULLEY, ARUN RAJAN, DAVID R SPIGEL, et al. Avelumab for patients with previously treated metastatic or recurrent non-small-cell lung cancer (JAVELIN Solid Tumor): dose-expansion cohort of a multicentre, open-label, phase 1b trial[J]. Lancet Oncol, 2017, 18(5): 599-610.

[92] HEERY C R, O'SULLIVAN-COYNE G, MADAN R A, et al. Avelumab for metastatic or locally advanced previously treated solid tumours (JAVELIN Solid Tumor): a phase 1a, multicohort, dose-escalation trial[J]. Lancet Oncol, 2017, 18(5): 587-598.

[93] APOLO A B, INFANTE J R, BALMANOUKIAN A, et al. Avelumab, an anti-programmed death-ligand 1 antibody, in patients with refractory metastatic urothelial carcinoma: results from a multicenter, phase Ib study[J]. J Clin Oncol, 2017, 35(19): 2117-2124.

[94] DIRIX L Y, TAKACS I, JERUSALEM G, et al. Avelumab, an anti-PD-L1 antibody, in patients with locally advanced or metastatic breast cancer: a phase 1b JAVELIN Solid Tumor study[J]. Breast Cancer Res Treat, 2018, 167(3): 671-686.

[95] ATEL M R, ELLERTON J, INFANTE J R, et al. Avelumab in metastatic urothelial carcinoma after platinum failure (JAVELIN Solid Tumor): pooled results from two expansion cohorts of an open-label, phase 1 trial[J]. Lancet Oncol, 2018, 19(1): 51-64.

[96] KELLY K, INFANTE J R, TAYLOR M H, et al. Safety profile of avelumab in patients with advanced solid tumors: A pooled analysis of data from the phase 1 JAVELIN solid tumor and phase 2 JAVELIN Merkel 200 clinical trials[J]. Cancer, 2018, 124(9): 2010-2017.

[97] BANG Y J, RUIZ E Y, VAN CUTSEM E, et al. Phase Ⅲ, randomised trial of avelumab versus physician's choice of chemotherapy as third-line treatment of patients with advanced gastric or gastro-oesophageal junction cancer: primary analysis of JAVELIN Gastric 300[J]. Ann Oncol, 2018, 29(10): 2052-2060.

[98] BARLESI F, VANSTEENKISTE J, SPIGEL D, et al. Avelumab versus docetaxel in patients with platinum-treated advanced non-small-cell lung cancer (JAVELIN Lung 200): an open-label, randomised, phase 3 study[J]. Lancet Oncol, 2018, 19(11): 1468-1479.

[99] LE TOURNEAU C, HOIMES C, ZARWAN C, et al. Avelumab in patients with previously treated metastatic adrenocortical carcinoma: phase 1b results from the JAVELIN solid tumor trial[J]. J Immunother Cancer, 2018, 6(1):111.

[100] HASSAN R, THOMAS A, NEMUNAITIS J J, et al. Efficacy and safety of avelumab treatment in patients with advanced unresectable mesothelioma: phase 1b results from the JAVELIN solid tumor trial[J]. JAMA Oncol, 2019, 5(3): 351-357.

[101] KEILHOLZ U, MEHNERT J M, BAUER S, et al. Avelumab in patients with previously treated metastatic melanoma: phase 1b results from the JAVELIN Solid Tumor trial[J]. J Immunother Cancer, 2019, 7(1): 12.

[102] DISIS M L, TAYLOR M H, KELLY K, et al. Efficacy and safety of avelumab for patients with recurrent or refractory ovarian cancer: phase 1b results from the JAVELIN Solid Tumor Trial[J]. JAMA Oncol, 2019, 5(3): 393-401.

[103] CHUNG H C, ARKENAU H T, LEE J, et al. Avelumab (anti-PD-L1) as first-line switch-maintenance or second-line therapy in patients with advanced gastric or gastroesophageal junction cancer: phase 1b results from the JAVELIN Solid Tumor trial[J]. J Immunother Cancer, 2019, 7(1): 30.

[104] MASSARD C, GORDON M S, SHARMA S, et al. Safety and efficacy of durvalumab

(MEDI4736), an anti-programmed cell death ligand-1 immune checkpoint inhibitor, in patients with advanced urothelial bladder cancer[J]. J Clin Oncol, 2016, 34(26): 3119-3125.

[105] ANTONIA S J, VILLEGAS A, DANIEL D, et al. Durvalumab after chemoradiotherapy in stage III non-small-cell lung cancer[J]. N Engl J Med, 2017, 377(20): 1919-1929.

[106] GARASSINO M C, CHO B C, KIM J H. Durvalumab as third-line or later treatment for advanced non-small-cell lung cancer (ATLANTIC): an open-label, single-arm, phase 2 study[J]. Lancet Oncol, 2018, 19(4): 521-536.

[107] POWLES T, O'DONNELL P H, MASSARD C, et al. Efficacy and safety of durvalumab in locally advanced or metastatic urothelial carcinoma: updated results from a phase 1/2 open-label study[J]. JAMA Oncol, 2017, 3: e172411.

[108] YANG H, SHEN K, ZHU C, et al. Safety and efficacy of durvalumab (MEDI4736) in various solid tumors[J]. Drug Des Devel Ther, 2018, 12: 2085-2096.

[109] ROTMAN J, MOM C H, JORDANOVA E S, et al. DURVIT: a phase-Ⅰ/trial of single low-dose durvalumab (Medi4736) IntraTumourally injected in cervical cancer: safety, toxicity and effect on the primary tumour and lymph node microenvironment[J]. BMC Cancer, 2018, 18(1): 888.

[110] SIU L L, EVEN C, MESIA R, et al. Safety and efficacy of durvalumab with or without tremelimumab in patients with PD-L1-low/negative recurrent or metastatic HNSCC: the phase 2 CONDOR randomized clinical trial[J]. JAMA Oncol, 2019, 5(2): 195-203.

[111] ZANDBERG D P, ALGAZI A P, JIMENO A, et al. Durvalumab for recurrent or metastatic head and neck squamous cell carcinoma: Results from a single-arm, phase II study in patients with ⩾ 25% tumour cell PD-L1 expression who have progressed on platinum-based chemotherapy[J]. Eur J Cancer, 2019, 107: 142-152.

[112] SEGAL N H, OU S I, BALMANOUKIAN A, et al. Safety and efficacy of durvalumab in patients with head and neck squamous cell carcinoma: results from a phase Ⅰ/Ⅱ expansion cohort[J]. Eur J Cancer, 2019, 109: 154-161.

[113] TRIC J SMALL, SIMON T N, BRIAN I R, et al. A Pilot Trial of CTLA-4 Blockade with Human Anti-CTLA-4 in Patients with Hormone-Refractory Prostate Cancer[J]. Clin Cancer Res, 2007, 13(6): 1810-1815.

[114] SLOVIN S F, HIGANO C S, HAMID O, et al. Ipilimumab alone or in combination with radiotherapy in metastatic castration-resistant prostate cancer: results from an open-label, multicenter phase Ⅰ/Ⅱ study[J]. Annals of Oncology, 2013, 24: 1813-1821.

[115] JEFFREY S WEBER, STEVEN O'DAY, WALTER URBA, et al. Phase Ⅰ/Ⅱ study of Ipilimumab for patients with metastatic melanoma[J]. J Clin Oncol, 2008, 26: 5950-5956.

[116] YAMAZAKI N, KIYOHARA Y, UHARA H, et al. Phase Ⅱ study of Ipilimumab monotherapy in Japanese patients with advanced melanoma[J]. Cancer Chemother Pharmacol, 2015, 76: 997-1004.

[117] EGGERMONT A M M, CHIARIO-SILENI V, GROB J J, et al. Prolonged Survival in Stage Ⅲ Melanoma with Ipilimumab Adjuvant Therapy[J]. N Engl J Med, 2016, 375(19): 1845-1855.

[118] ASCIERTO P A, DEL VECCHIO M, ROBERT C, et al. Ipilimumab 10 mg/kg versus Ipilimumab 3 mg/kg in patients with unresectable or metastatic melanoma: a randomised, double-blind, multicentre, phase 3 trial[J]. Lancet Oncol, 2017, 18(5): 611-622.

[119] OMASZ M BEER, EUGENE D KWON, CHARLES G DRAKE, et al. Randomized, double-blind, phase Ⅲ trial of Ipilimumab versus placebo in asymptomatic or minimally symptomatic patients with metastatic chemotherapy-naïve castration-resistant prostate cancer[J]. J Clin Oncol, 2017, 35(1): 40-47.

[120] JASON CHESNEY, IGOR PUZANOV, FRANCES COLLICHIO, et al. Randomized, open-label phase Ⅱ study evaluating the efficacy and safety of talimogene laherparepvec in combination with Ipilimumab

versus Ipilimumab alone in patients with advanced, unresectable melanoma[J]. J Clin Oncol, 2018, 36(17): 1658-1667.

[121] WEBER J, MANDALA M, DEL VECCHIO M, et al. Adjuvant Nivolumab versus Ipilimumab in resected stage Ⅲ or IV melanoma[J]. N Engl J Med, 2017, 377: 1824-1835.

[122] BANG Y J, CHO J Y, KIM Y H, et al. Efficacy of sequential Ipilimumab monotherapy versus best supportive care for unresectable locally advanced/metastatic gastric or gastroesophageal junction cancer[J]. Clin Cancer Res, 2017, 23(19): 5671-5678.

[123] LISA ZIMMER, THOMAS K E, FELIX KIECKER, et al. Open-label, multicenter, single-arm phase Ⅱ DeCOG-study of Ipilimumab in pretreated patients with different subtypes of metastatic melanoma[J]. J Transl Med, 2015, 13: 351.

[124] JEFFREY WEBER, OMID HAMID, ASIM AMIN, et al. Randomized phase Ⅰ pharmacokinetic study of Ipilimumab with or without one of two different chemotherapy regimens in patients with untreated advanced melanoma[J]. Cancer Immunity, 2013, 13: 7.

[125] BIRGIT GEOERGER, CHRISTOPHE BERGERON, LIA GORE, et al. Phase Ⅱ study of Ipilimumab in adolescents with unresectable stage Ⅲ or Ⅳ malignant melanoma[J]. European Journal of Cancer, 2017, 86: 358-363.

[126] EVAN M, HERSH STEVEN J, O'DAY JOHN POWDERLY, et al. A phase Ⅱ multicenter study of Ipilimumab with or without dacarbazine in chemotherapy-naïve patients with advanced melanoma[J]. Invest New Drugs, 2011, 29: 489-498.

[127] KIM MARGOLIN, MARC S ERNSTO, OMID HAMID, et al. Ipilimumab in patients with melanoma and brain metastases: an open-label, phase 2 trial[J]. Lancet Oncol, 2012, 13: 459-465.

[128] MICHAEL A POSTOW, JASON CHESNEY, ANNA C PAVLICK, et al. Nivolumab and Ipilimumab versus Ipilimumab in untreated melanoma[J]. N Engl J Med, 2015, 372(21): 2006-2017.

[129] JAMES LARKIN, VANNA CHIARION-SILENI, RENE GONZALEZ, et al. Combined Nivolumab and Ipilimumab or monotherapy in previously untreated melanoma[J]. N Engl J Med, 2015, 373(1): 23-34.

[130] STEPHEN HODI F, SANDRA LEE, DAVID F MCDERMOTT, et al. Sargramostim plus Ipilimumab vs Ipilimumab alone for treatment of metastatic melanoma: a randomized clinical trial[J]. JAMA, 2014, 312(17): 1744-1753.

[131] STEPHEN HODI F, STEVEN J O'DAY, DAVID F MCDERMOTT, et al. Improved survival with Ipilimumab in patients with metastatic melanoma[J]. N Engl J Med, 2010, 363(8): 711-723.

[132] STEPHEN M ANSELL, SARA A HURVITZ, PATRICIA A KOENIG, et al. Phase I study of Ipilimumab (MDX-010), an anti-CTLA-4 monoclonal antibody, in patients with relapsed and refractory B-cell non-Hodgkin lymphoma[J]. Clin Cancer Res, 2009, 15(20): 6446-6453.

[133] CAROLINE ROBERT, JACOB SCHACHTER, GEORGINA V LONG, et al. Pembrolizumab versus Ipilimumab in advanced melanoma[J]. N Engl J Med, 2015, 372(26): 2521-2532.

[134] RICCARDO DANIELLI, RUGGERO RIDOLFI, VANNA CHIARION-SILENI, et al. Ipilimumab in pretreated patients with metastatic uveal melanoma: safety and clinical efficacy[J]. Cancer Immunol Immunother, 2012, 61: 41-48.

[135] RIBAS A, CAMACHO L H, LOPEZ-BERESTEIN G, et al. Antitumor activity in melanoma and anti-self responses in a phase I trial with the anti-cytotoxic T lymphocyte-associated antigen 4 monoclonal antibody CP-675, 206[J]. J Clin Oncol, 2005, 23(35): 8968-8977.

[136] LUIS H CAMACHO, SCOTT ANTONIA, JEFFREY SOSMAN, et al. Phase Ⅰ/Ⅱ trial of tremelimumab in patients with metastatic melanoma[J]. J Clin Oncol, 2008, 27: 1075-1081.

[137] JOHN M KIRKWOOD, PAUL LORIGAN, PETER HERSEY, et al. Phase Ⅱ trial of tremelimumab (CP-675, 206) in patients with advanced refractory or relapsed melanoma[J]. Clin Cancer Res, 2010, 16(3): 1042-1048.

[138] KI Y CHUNG, IRA GORE, LAWRENCE FONG, et al. Phase Ⅱ study of the anti-cytotoxic T-lymphocyte-associated antigen 4 monoclonal antibody, tremelimumab, in patients with refractory metastatic colorectal cancer[J]. J Clin Oncol, 2010, 28: 3485-3490.

[139] ANTONI RIBAS, RICHARD KEFFORD, MARGARET A MARSHALL, et al. Phase Ⅲ randomized clinical trial comparing tremelimumab with standard-of-care chemotherapy in patients with advanced melanoma[J]. J Clin Oncol, 2013, 31: 616-622.

[140] LUANA CALABRO, ALDO MORRA, ESTER FONSATTI, et al. Tremelimumab for patients with chemotherapy-resistant advanced malignant mesothelioma: an open-label, single-arm, phase 2 trial[J]. Lancet Oncol, 2013, 14(11): 1104-1111.

[141] JOSHUA A M, MONZON J G, MIHALCIOIU C, et al. A phase 2 study of tremelimumab in patients with advanced uveal melanoma[J]. Melanoma Res, 2015, 25(4): 3427.

[142] MAIO M, SCHERPEREEL A, CALABRO L, et al. Tremelimumab as second-line or third-line treatment in relapsed malignant mesothelioma (DETERMINE): a multicentre, international, randomised, double-blind, placebo-controlled phase 2b trial[J]. Lancet Oncol, 2017, 18 (9): 1261-1273.

[143] RUIHUA XU, FENGHUA WANG, QI LI, et al. Recombinant humanised anti-PD-1 monoclonal antibody (JS001) treatment for patients with refractory or metastatic nasopharyngeal carcinoma: preliminary results of an open-label, phase 1b/2, clinical study[J], The Lancet Oncology, 2017, 18(1): 1.

[144] BIXIA TANG, XIEQIAO YAN, XINAN SHENG, et al. Safety and clinical activity with an anti-PD-1 antibody JS001 in advanced melanoma or urologic cancer patients[J]. Journal of Hematology & Oncology, 2019, 12: 7.

[145] ZHANG P, LU M, LI J, et al. Efficacy and safety of PD-1 blockade with JS001 in patients with advanced neuroendocrine neoplasms: A non-randomized, open-label, phase Ib trial[J]. Annals of Oncology, 2018, 29(8): 468.

[146] HUANG J, MO H, ZHANG W, et al. Promising efficacy of SHR-1210, a novel anti-programmed cell death 1 antibody, in patients with advanced gastric and gastroesophageal junction cancer in China[J]. Cancer, 2019, 125(5): 742-749.

[147] NIE J, WANG C, LIU Y, et al. Addition of low-dose decitabine to anti-PD-1 antibody camrelizumab in relapsed/refractory classical hodgkin lymphoma[J]. J Clin Oncol, 2019, 37(17): 1479-1489.

[148] WENFENG FANG, YUNPENG YANG, YUXIANG MA, et al. Camrelizumab (SHR-1210) alone or in combination with gemcitabine plus cisplatin for nasopharyngeal carcinoma: results from two single-arm, phase 1 trials[J]. Lancet Oncol, 2018, 19(10): 1338-1350.

[149] HONGNAN MO, JING HUANG, JIACHEN XU, et al. Safety, anti-tumour activity, and pharmacokinetics of fixed-dose SHR-1210, an anti-PD-1 antibody in advanced solid tumours: a dose-escalation, phase 1 study[J]. Br J Cancer, 2018, 119(5): 538-545.

[150] YUANKAI SHI, HANG SU, YONGPING SONG, et al. Safety and activity of sintilimab in patients with relapsed or refractory classical Hodgkin lymphoma (ORIENT-1): a multicentre, single-arm, phase 2 trial[J]. Lancet Haematol, 2019, 6(1): 12-19.

[151] MIGDEN M R, RISCHIN D, SCHMULTS C D, et al. PD-1 blockade with cemiplimab in advanced cutaneous squamous-cell carcinoma[J]. N Engl J Med, 2018, 379(4): 341-351.

（宋　鹏　张丁丁　崔晓霞　张　力）

索　引

后　记

本书在编写过程中得到了《中国肺癌杂志》编辑部刘谦主任的指导和帮助，百洋健康药房为我们提供了场地支持，崔晓霞女士为组织编写付出了宝贵的精力。赵海涛教授和杨旭博士也为本书的编写提出了宝贵意见。

基于对事业的热爱和在本书撰写过程中形成的新的知识体系，我们还准备完成《多科联动 irAEs 管理建议新进展》一书以填补国内外在这方面的空白！希望读者朋友们持续关注我们在该领域的工作进展。

作　者

2020 年 9 月

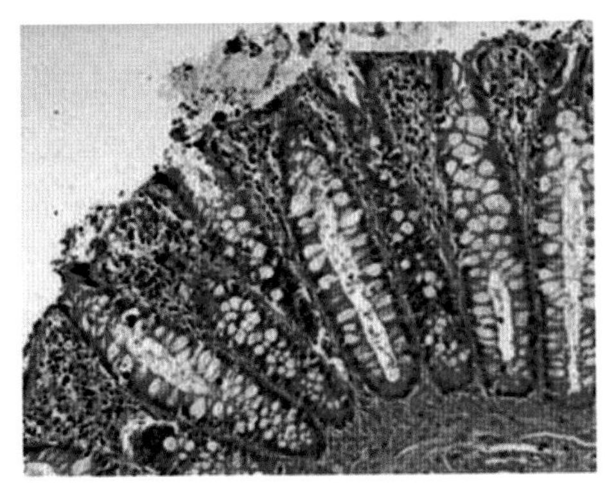

图 15-2　结肠镜下活检

病理报告描述正常结肠黏膜碎片与结肠腺体，没有炎症浸润或溃疡。

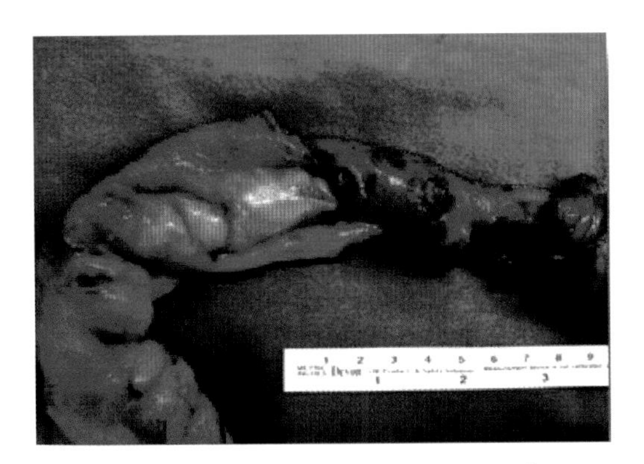

图 15-3　图中显示了手术切除的肠道

小肠出现坏死并在几个点穿孔长度至少 40cm。

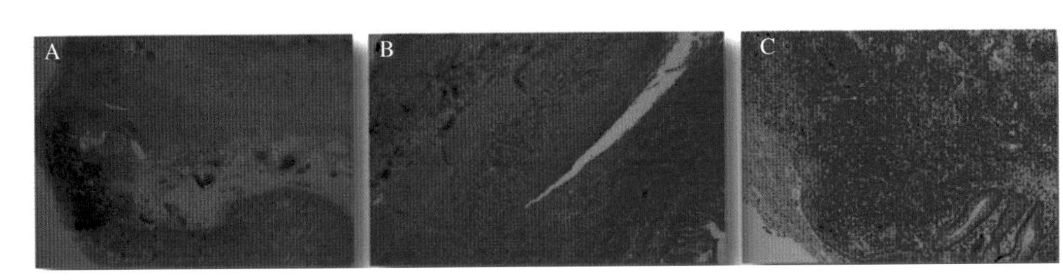

图 15-4　切除的回肠末端活检

病理表现为广泛的浅表溃烂（B）和富含淋巴细胞、粒细胞和嗜酸性粒细胞的全厚度炎性浸润，与急性浆膜炎和血管破裂（A 和 C）有关。

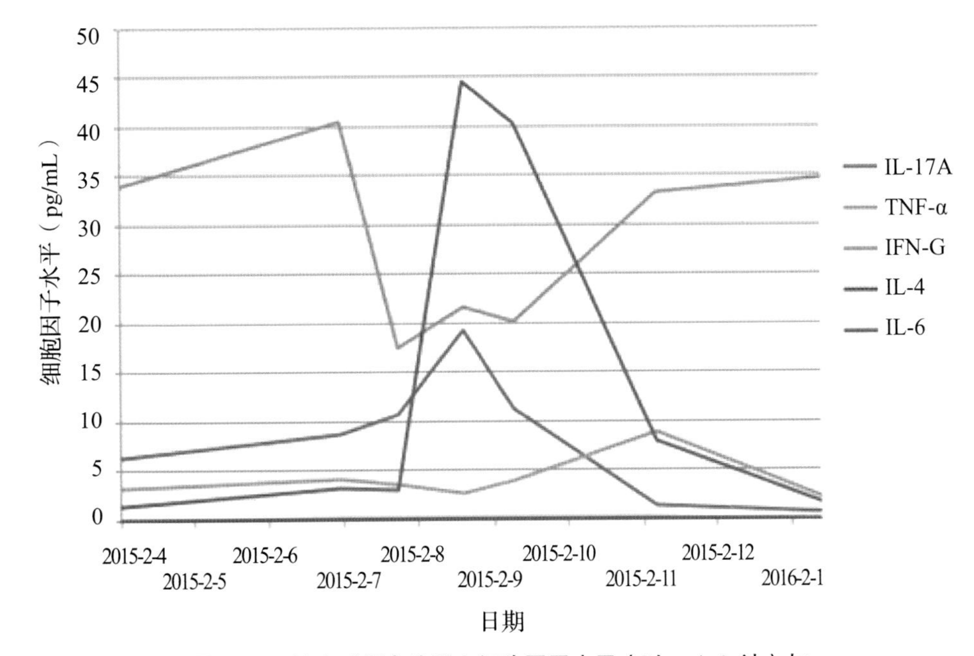

图 35-1　特定时间点外周血细胞因子水平（以 pg/mL 计）与联合治疗涉及 Pembrolizumab 和 Tocilizumab 的关系

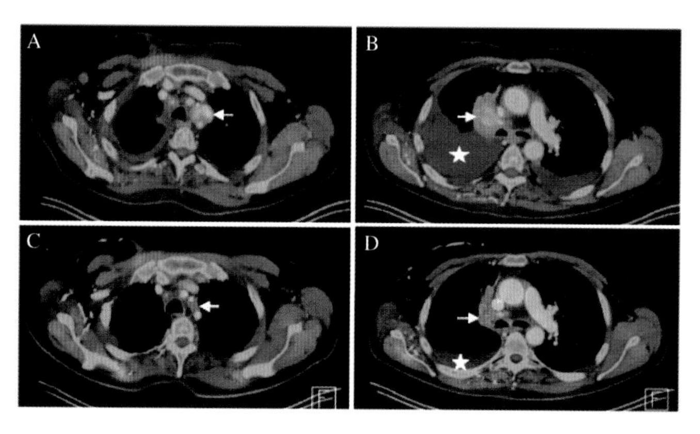

图 37-2 胸腔积液及胸腔穿刺术后影像

2015 年 7 月 PET/CT 显示左侧气管旁软组织影 3.2cm，SUV 6.8（A）右侧气管旁软组织影 4.6cm × 3.1cm，SUV 6.5。（B）同时可见右侧大量及左侧少量胸腔积液。2015 年 12 月 PET/CT 显示左侧气管旁软组织消失，右侧气管旁软组织明显缩小轻度代谢增高（SUV 2.6）（C），以及右侧胸腔积液完全缓解，左侧少量胸腔积液仍存在（D）。

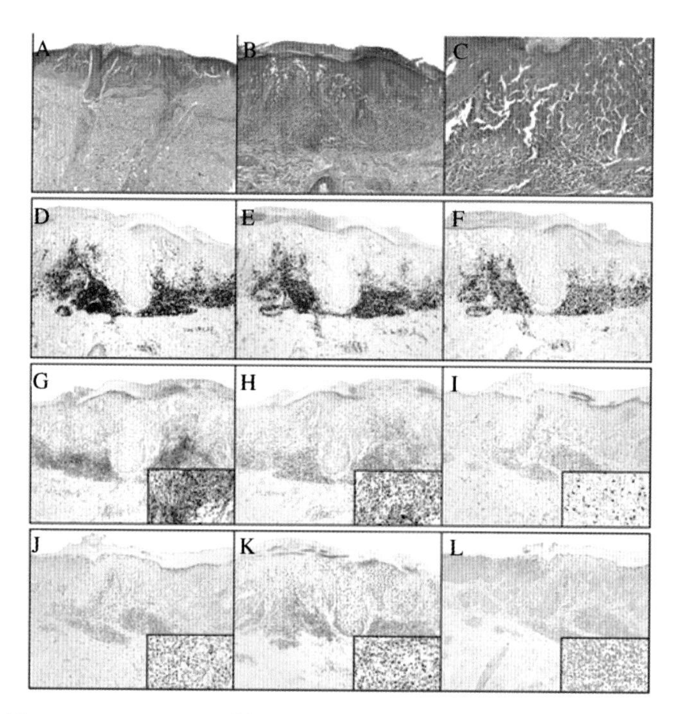

图 38-1 Ipilimumab 引起 Grover 病的组织病理学和免疫表型结果

A ~ C 扫视可见皮肤伴有棘层性角化病（A. HE 染色，20 倍放大）。高倍镜显示皮肤具有基底上棘皮松解和角化型角化病；（B. HE 染色，100 倍放大）和（C. HE 染色，40 倍放大）。免疫组化显示 $CD3^{+}$T（D. 抗 CD3，100 倍放大）细胞占优势，同时 $CD4^{+}$T（E. 抗 CD4，100 倍放大）细胞超过 $CD8^{+}$T（F. 抗 CD8，100 倍放大）细胞。此外，免疫组化证实 PD-L1 高表达的炎症细胞（G. 抗 PD-L1，100 倍放大，小图 400 倍放大）。分散细胞表达 PD-1（H. 抗 PD-1，100 倍放大，小图 400 倍放大）。FoxP3（I. 抗 FoxP3，100 倍放大，小图 400 倍放大）和 T-beta（J. 抗 T-beta，100 倍放大，小图 400 倍放大）分散表达细胞核，但大多数炎症细胞和上覆角质形成细胞核强弥散性表达 Gata-3（K. 抗 Gata-3，100 倍放大，小图 400 倍放大）。RORgT 抗体在浸润液中基本是阴性的。皮肤组织中有很强的背景染色（L. 抗 RORgT，100 倍放大，小图 400 倍放大）。

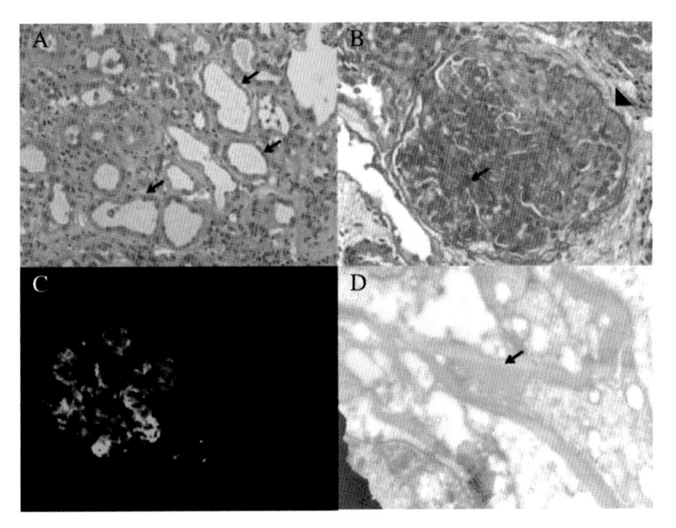

图 39-1　肾脏活检标本的显微镜检查

A、B 对肾脏活检标本的苏木精和苏红染色显示，间质浸润伴肾小管损伤（箭头），肾小球肾炎伴细胞新月体（箭头）和肾小球膜增生（箭头）；C. IgA 沉积物的免疫荧光染色；D. 上皮下沉积物的电子显微镜照片（箭头）。

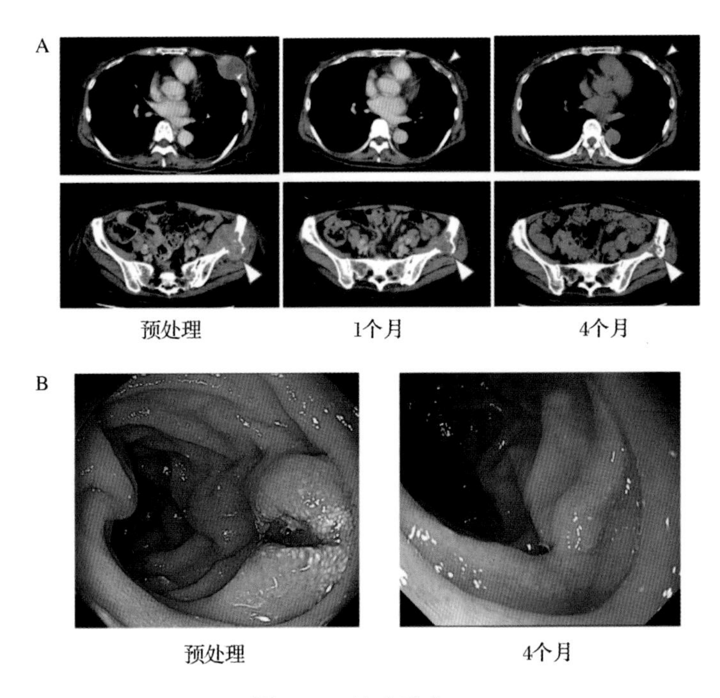

图 40-2　治疗反应

A. 计算机断层扫描（CT），显示骨转移的软组织窗口。第一次治疗后 1 个月，肋骨和回肠病变显示出可接受的减轻，而 4 个月后，几乎恢复为 CR 状态；B. 为治疗前和治疗后 4 个月的内镜图像。

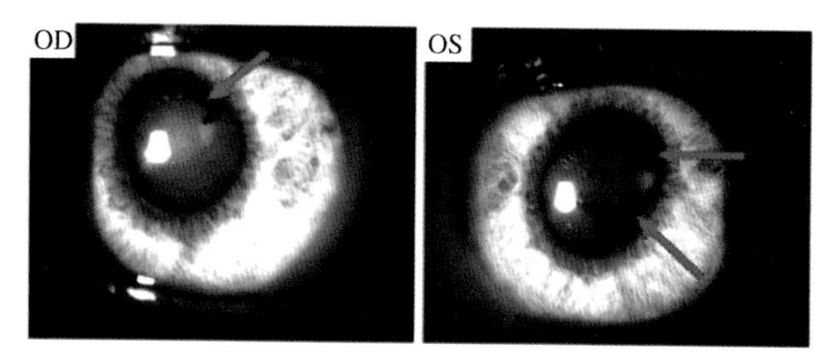

图 83-1　双边裂隙灯检查

OD 和 OS：后粘连（红色箭头）。

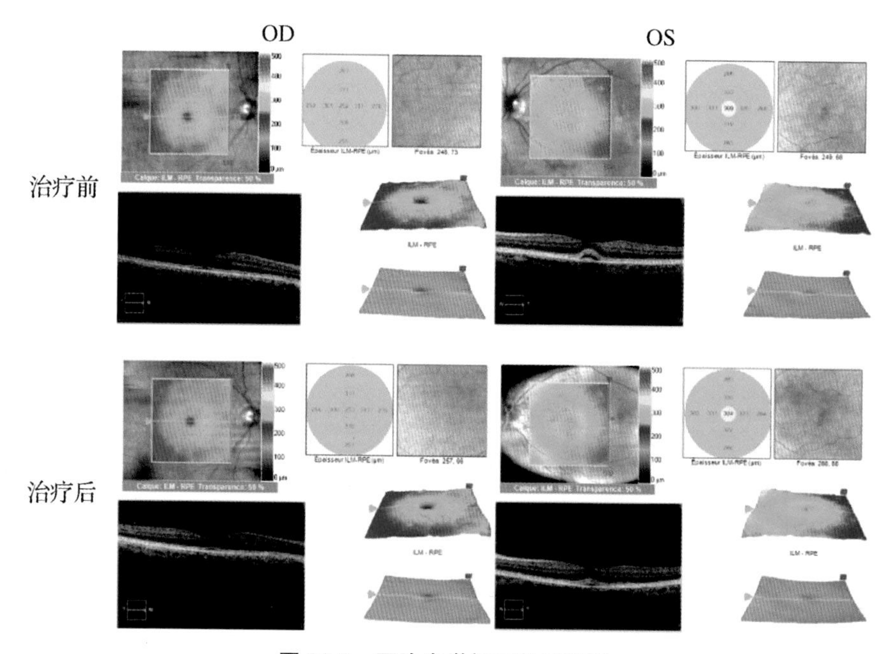

图 83-3　双边光学相干断层扫描

OD：治疗前后的正常小叶轮廓；OS：治疗前后的中央凹后视网膜脱离。

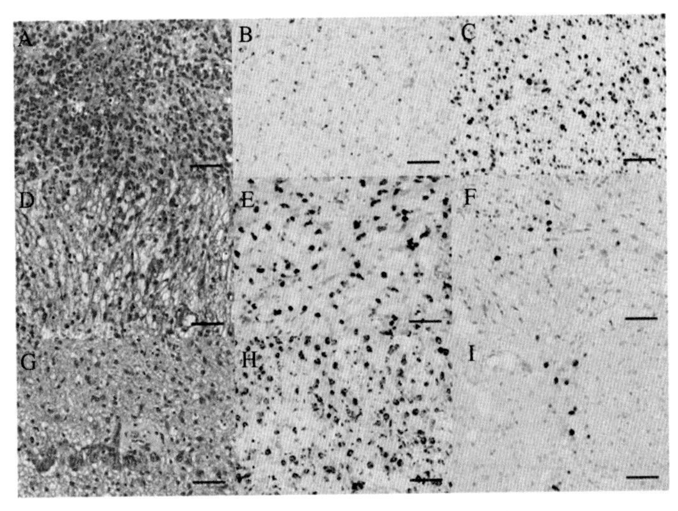

图 106-1　患者 P1 的肿瘤组织学

初诊时 HE 染色（A. 200×）显示高级别胶质瘤，细胞性增加，多形性肿瘤细胞（箭头），有丝分裂图形（箭头）和坏死区域（星星）增加。组织细胞数量最小，如 KP-1（B. 200×）染色，MIB-1 染色（C. 200×）检测到较高的增殖率。在接受 Nivolumab 治疗后 3.5 个月，肿瘤活检显示 HE 染色（D. 200×）的细胞病变要少得多，非典型细胞较少，并标记 KP-1（E. 200×）突出的组织细胞浸润，提示反应性改变。MIB-1 染色（F. 200×）增殖率指数低得多，在 7 个月时，新的活检显示了类似的发现：在 HE（G. 200×）上，细胞性和细胞异型性有所增加，仍然比治疗前少得多。KP-1 染色（H. 200×）突出了大量的组织细胞，MIB-1（I. 200×）继续显示低增殖率指数。

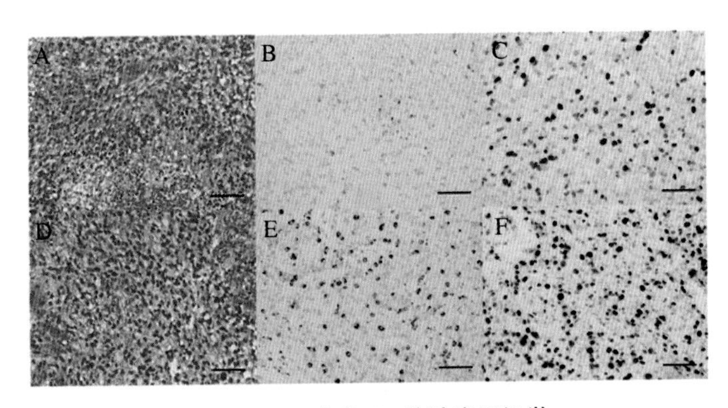

图 106-2　患者 P3 的肿瘤组织学

在最初的诊断中，HE 染色（A. 200×）显示一种具有多形性肿瘤细胞（箭头）、有丝分裂图形（箭头）增加和坏死区域（星星）的高级胶质瘤。细胞数量最小，如 KP-1（B. 200×）染色。MIB-1 显示高增殖率指数（C. 200×）。在 Ipilimumab 使用后 8.5 个月，肿瘤的一个新的活检仍然显示在 HE（D. 200×）上的一个高级别的胶质瘤，其细胞性和有丝分裂增加。反应性变化存在，大量的组织细胞被鉴定为 KP-1 染色（E. 200×）。MIB-1 表现出高增殖率指数（F. 200×），在某些区域高达 40%。

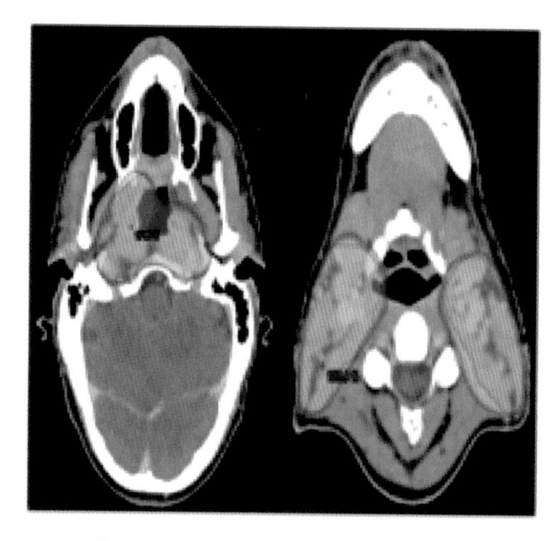

图 111-2　2010 年的调强放疗计划

显示双侧颈淋巴结的等剂量覆盖率达到 95%，同时对原发性肿瘤和转移性淋巴结的整合增强（SIB）为 70Gy。

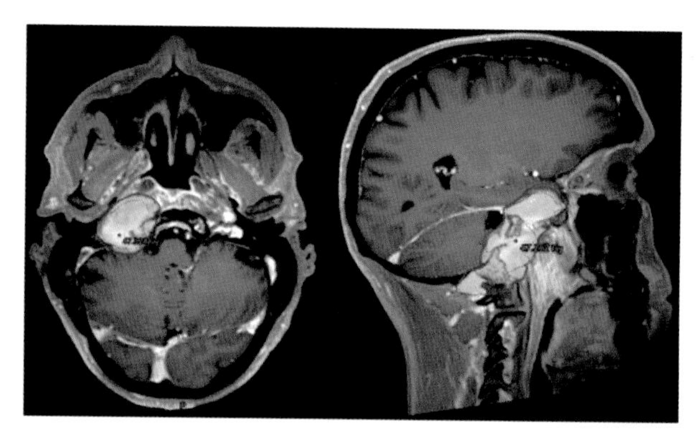

图 111-4　使用调强放射疗法（体积调制弧光疗法：VMAT）进行立体定向再照射的治疗计划

融合的 MRI 在轴向和矢状平面上显示了规定的 45Gy 的 95% 等剂量覆盖率，后者显示了广泛的颅尾（包括椎骨前）肿瘤转移。

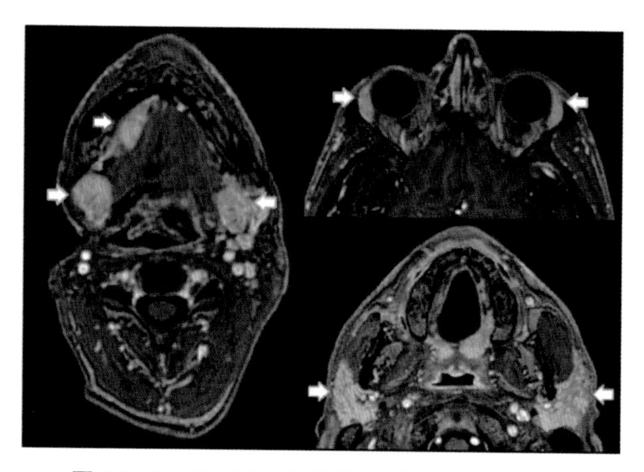

图 111-6　2016 年 12 月的 T1 加权 MRI（二）

显示炎症迹象，唾液腺（舌下，红色箭头；下颌，蓝色箭头；腮腺，橘色箭头）以及泪腺（绿色箭头）明显肿胀。

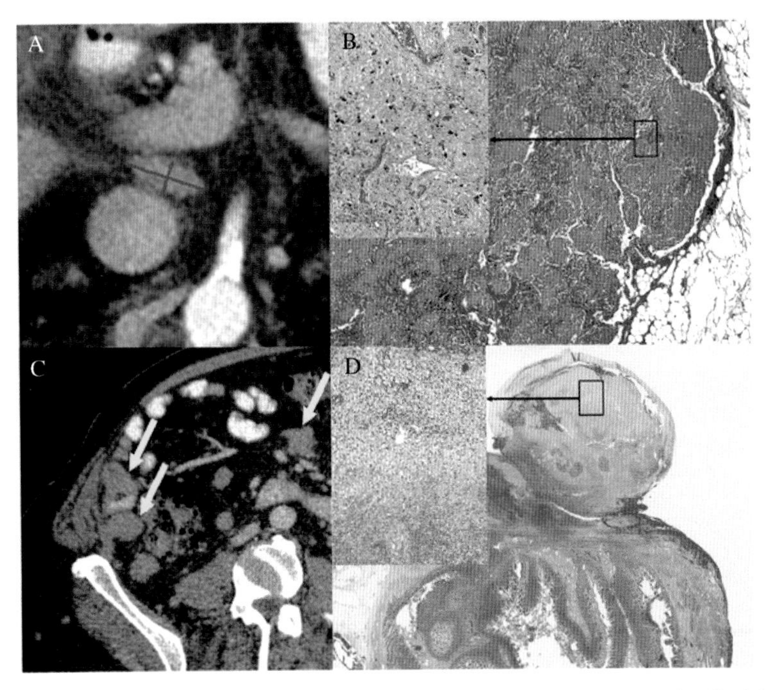

图 114-1　CT 扫描显示用检查点抑制剂治疗后的转移性疾病以及相应的无靶病灶评估

在患者 1 中，转移性黑色素瘤在检查点抑制剂治疗后最初观察到部分缓解。然后，再次淋巴结转移进展（根据 Recist 1.1 评估，进展为 28%；（图 A）。在因心力衰竭而死亡后的尸检中，这些结节未显示出肿瘤组织的证据（图 B）。在患者 2 中，发现肠系膜脂肪和肠附近的多个肿瘤结节增大（图 C 箭头）。如回肠的代表性病变所示，由于病理性骨折和穿孔而进行的组织学分析显示没有活的肿瘤组织（图 D）。

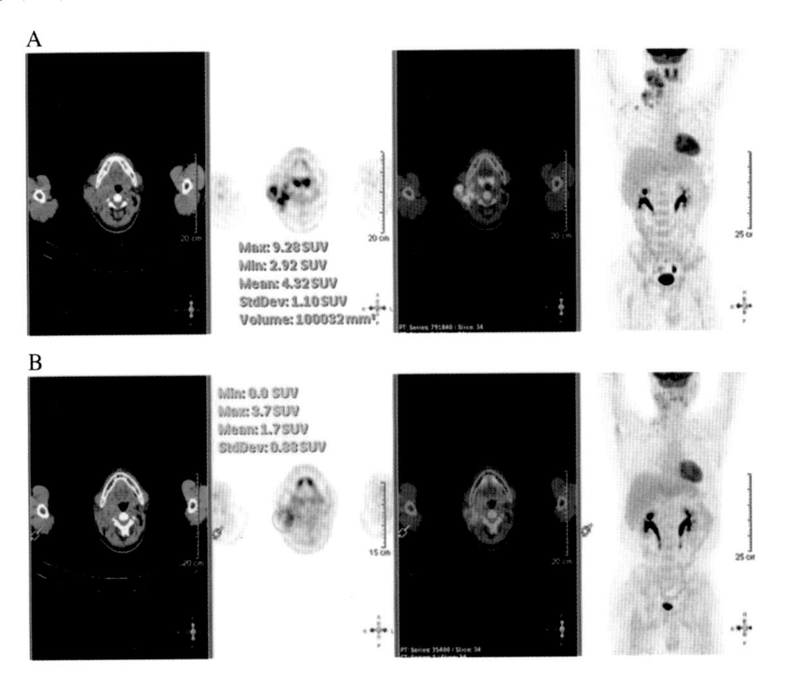

图 117-1　PD-1 治疗前后的 PET/CT 扫描结果

A. 显示 PD-1 治疗前（基线扫描）右颈、锁骨上、腋窝和胸间淋巴结有高代谢病变。B. 在经过 3 次 PD-1 治疗后，病变的代谢活性较低（5-PS 评分为 3），这表明患者获得了完全的代谢反应。

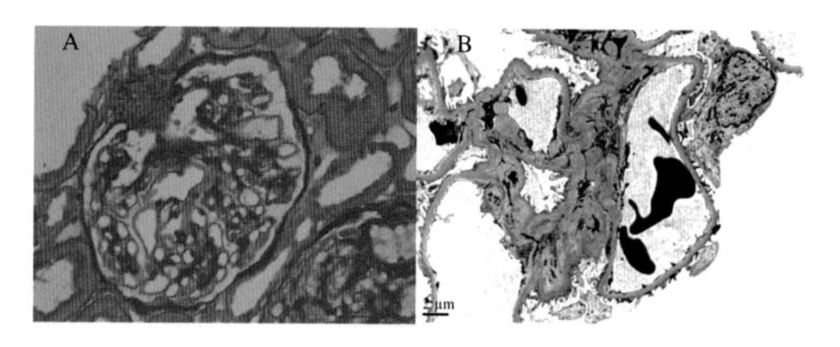

图 117-2　肾脏活检的代表性图像

A. 肾脏活检的光学显微镜。高碘酸 - 席夫染色显示肾小球无明显变化。B. 从肾脏活检获得的代表性电子显微照片。足细胞的足突弥漫性消失。

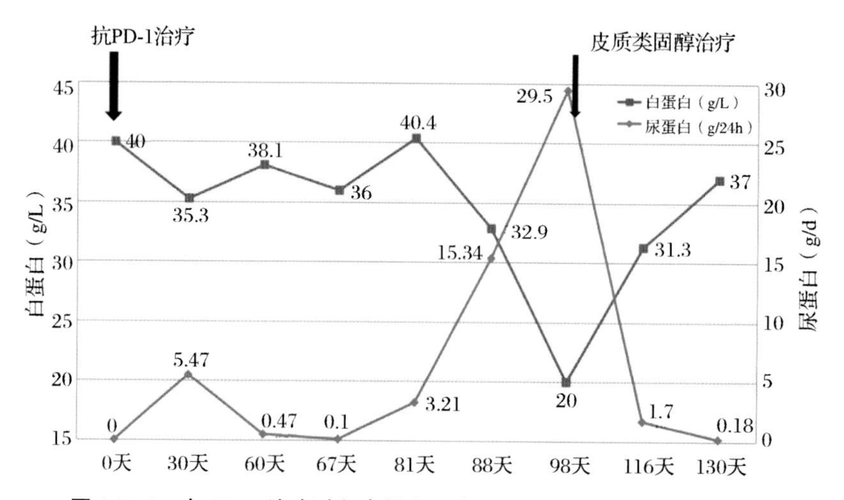

图 117-3　在 PD-1 治疗过程中纵向观察白蛋白和 24 小时尿蛋白排泄

白蛋白：主要 y 轴，带有趋势线的红色方块；24 小时尿蛋白排泄：具有次要 y 轴，蓝色菱形的趋势线。

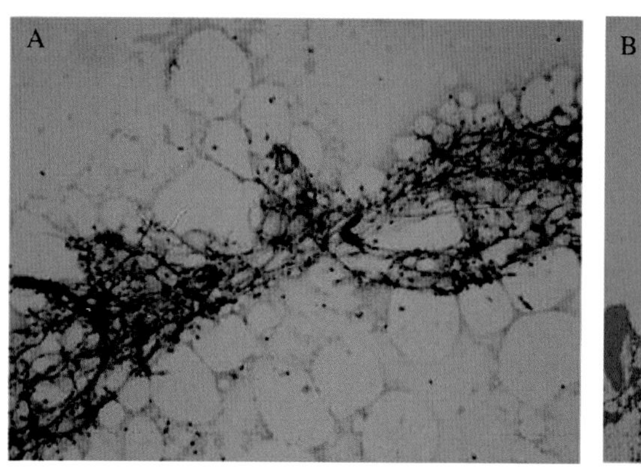

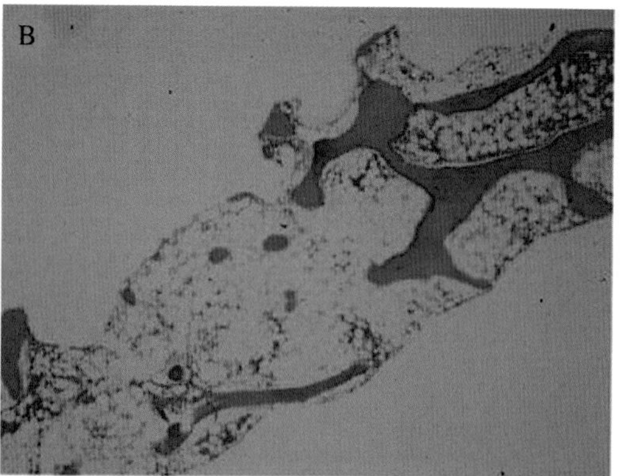

图 120-1　患者骨髓穿刺和活检

A. 穿刺。吸出物显示由基质成分组成的针状，但缺乏三系骨髓成分；B. 活检。活检显示具有三联性全系增生的骨髓下垂。